増刊 レジデントノート

Vol.17-No.14

皮膚診療ができる！
診断と治療の公式44

外来でも病棟でも一瞬で答えにたどりつく、虎の巻・龍の巻！

梅林芳弘／編

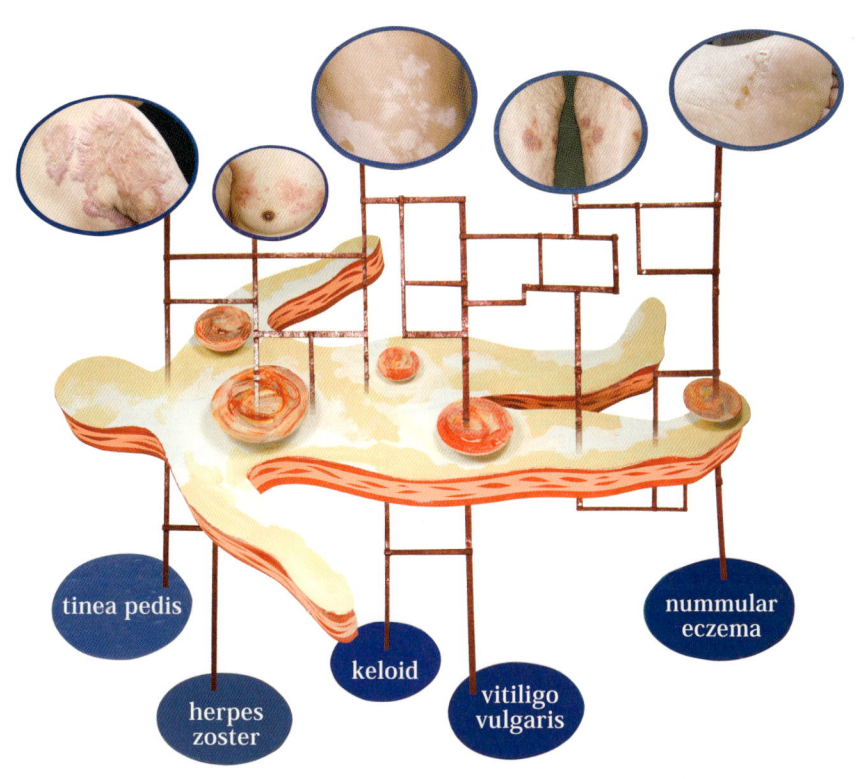

tinea pedis

herpes zoster

keloid

vitiligo vulgaris

nummular eczema

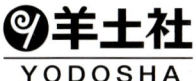
羊土社
YODOSHA

謹告

　本書に記載されている診断法・治療法に関しては，発行時点における最新の情報に基づき，正確を期するよう，著者ならびに出版社はそれぞれ最善の努力を払っております．しかし，医学，医療の進歩により，記載された内容が正確かつ完全ではなくなる場合もございます．

　したがって，実際の診断法・治療法で，熟知していない，あるいは汎用されていない新薬をはじめとする医薬品の使用，検査の実施および判読にあたっては，まず医薬品添付文書や機器および試薬の説明書で確認され，また診療技術に関しては十分考慮されたうえで，常に細心の注意を払われるようお願いいたします．

　本書記載の診断法・治療法・医薬品・検査法・疾患への適応などが，その後の医学研究ならびに医療の進歩により本書発行後に変更された場合，その診断法・治療法・医薬品・検査法・疾患への適応などによる不測の事故に対して，著者ならびに出版社はその責を負いかねますのでご了承ください．

序

　皮膚疾患にいかに対処するか，という問題は，その問いを発しているのが非専門医という前提なら答えは簡単です．皮膚科医に紹介する，それで解決です．冗談ではなく実際にそうしている先生もいるでしょうし，それがあながち間違いだとも思いません．しかし，そういう方はそもそも皮膚疾患を特集した雑誌や本を繙こうとは思われないでしょうから，すでに本書を手にしている読者諸氏には，何らかの理由により，皮膚科疾患を診たい／診ざるを得ないという積極的／消極的理由が存在する，と思惟されます．

　そのような事情下で，皮膚疾患を診る際に出来する問題点を列挙してみましょう．

1．どこ（どの疾患）まで診るか
2．どのように診断するか
3．どのように治療するか
4．注意すべき落とし穴は何か
5．皮膚科医との連携をどうするか

　これらについては，まず「**総論　皮膚科医の頭のなかはこんな感じ！〜皮膚病変の記載から治療まで〜**」を読んでいただければ，ざっくりとした見通しが得られると思います．そこを読むのも面倒，という方のため（序文と総論は同じ者が書いていますから）さらにエッセンスを抽出して以下に述べましょう．

　皮膚の変化は眼に見えるものがほとんどです．逆に，眼で見える皮膚の変化には悉く皮膚疾患としての病名がついていると考えていいと思います．外表の変化は眼にとまりやすく，よって皮膚疾患の数は膨大なものになります．そのすべてをお伝えすることは困難ですが，幸い皮膚科を受診する患者の約85％は頻度の高い20疾患で占められるという調査結果[1]がありますから，まずはこれらから学んでいくのが効率的です（すべて本書でカバーしていますのでご安心下さい）．

　眼で見える皮膚の変化の診断法は，第一に視診です．見た瞬間に診断が閃く「見る技術」を身につけたい，という方もいるかと思います．そういう直観的技術を磨くために，本書はクイズ形式にしました．扱う疾患は国家試験出題基準レベルなのですが，解答は五肢択一より難度を上げ，ズバリ診断名を当ててもらう趣向です．写真を見てパッと疾患名が口をついて出て来るようになるまでくり返しトレーニングすれば，皮膚疾患を抱えた患者の9割程度についてはパターン認識で診断できるようになっているはずです．

　一方，直観的思考には，後付け的にでも論理の裏打ちが必要です．そこは「**診断のパターンはこれだ！〜診断の考え方・進め方**」として言語化しました．さらに，治療法

についても，同様に「**治療のパターンはこれだ！～治療の考え方・進め方**」として簡潔にまとめてあります．

　ところで，それぞれの疾患にまつわる診断・治療のピットフォールについては，おそらく経験がものをいうところがあって，初心者は思わぬ陥穽に足をとられたり地雷を踏んでしまったりします．非専門領域に踏み込む際は，特にリスクに対する意識は必要であり，皮膚科医と連携する際，こういう場合は紹介するという見極めと，やってはいけないことは絶対に避ける，という点が重要です．本書では「**ここが落とし穴！**」という一項目をもうけ，診療についてまわるピットフォールについて意識的に記述しました．これは類書にあまりない視点だと自負しております．

　なお，本書は主に研修医向けですが，皮膚科医が読んでも何かしら得るところがあるよう，「**より深い話（Advanced Lecture）**」を追加しました．また，本書で扱う疾患は全部で44疾患ですが，二等分して，基本中の基本ともいうべき疾患を集めた「**虎の巻**」と，やや難度の高い疾患をあげた「**龍の巻**」に分けました．各項の末尾に「**虎のひとこと**」「**龍のひとこと**」と題したミニ知識を入れましたので，「**より深い話**」とともに龍虎の"呟き"を楽しんでいただけたらと思います．

　執筆は，編者の経歴上，筑波大学と秋田大学におけるかつての仕事仲間を中心に，最適の書き手を選んで依頼しました．そのなかで，筑波大学の畏友，市川栄子先生が，執筆を快諾された翌月に急逝されたことほど，近年悲嘆に暮れたことはありません．告別式の日，本書のために準備された写真があると伺って，それを無にすることがどうしてもできませんでした．取り寄せたものを2枚掲載したのは，読者には関係のない私心の範疇かもしれませんが，諒としていただければ倖いです．

2015年10月

東京医科大学　皮膚科学分野

梅林芳弘

文献

1) 古江増隆, 他：本邦における皮膚科受診患者の多施設横断四季別全国調査. 日皮会誌, 119：1795-1809, 2009

増刊 レジデントノート
Vol.17-No.14

皮膚診療ができる！
診断と治療の公式44

外来でも病棟でも一瞬で答えにたどりつく、虎の巻・龍の巻！

序 ……………………………………………………………… 梅林芳弘　3（2545）
執筆者一覧 ………………………………………………………… 8（2550）

総論　皮膚のみかた・対応の基本

皮膚科医の頭のなかはこんな感じ！
～皮膚病変の記載から治療まで～ ………………………………… 梅林芳弘　10（2552）
1. 発疹？ 皮疹？ 皮膚病変？　2. どう表現すれば皮膚科医は満足するのか？　3. 発疹名の簡単な覚え方　4. 発疹の表現に迷うのは何故か？　5. 皮膚科医は一瞬で診断しているのか？　6. 鑑別診断へのアプローチ法　7. 皮膚疾患のざっくりとした治療方針　8. 断定的に語る重症皮膚疾患のサイン

第1章　基本編　虎の巻：
　　　　　救急外来・内科で出会う　これだけは押さえたい皮膚疾患

症例1	四肢の痒い発疹 …………………………… 梅林芳弘	19（2561）
症例2	下腿の痒い発疹 …………………………… 梅林芳弘	23（2565）
症例3	全身の痒い発疹 …………………………… 梅林芳弘	27（2569）
症例4	手の発疹 …………………………………… 梅林芳弘	31（2573）
症例5	腕の結節 …………………………………… 梅林芳弘	35（2577）
症例6	体幹の痒い発疹 …………………………… 古田淳一	39（2581）
症例7	顔面の発疹 ………………………………… 井上多恵	43（2585）

症例 8	陰部の発疹	井上多恵	47 (2589)
症例 9	頭部の脱毛斑	井上多恵	51 (2593)
症例 10	全身に多発する白斑	古田淳一	55 (2597)
症例 11	顔面の色素斑	井上多恵	59 (2601)
症例 12	爪周囲の疼痛と結節	伊藤周作	63 (2605)
症例 13	臀部の潰瘍	野口奈津子	67 (2609)
症例 14	顔面に多発する丘疹	井上多恵	71 (2613)
症例 15	顔面の褐色結節	赤間智範	75 (2617)
症例 16	顔面の常色結節	赤間智範	79 (2621)
症例 17	上背部の紅色腫瘤	神﨑美玲	83 (2625)
症例 18	足底の鱗屑	能登 舞	87 (2629)
症例 19	足底に多発する結節	野口奈津子	91 (2633)
症例 20	臀部の発疹	田口詩路麻	95 (2637)
症例 21	体幹に多発する小結節	田口詩路麻	99 (2641)
症例 22	鼻と口唇の発疹	田口詩路麻	103 (2645)

第2章　上級編 龍の巻：
皮膚科医でなくてもさらに知っておきたい皮膚疾患

症例 23	全身の紅斑，口唇のびらん	古田淳一	107 (2649)
症例 24	全身の紅斑，口囲の膿疱	古田淳一	111 (2653)
症例 25	全身の紅斑，水疱，びらん	古田淳一	115 (2657)
症例 26	全身の鱗屑を伴う紅斑	古田淳一	119 (2661)
症例 27	下腿の難治性潰瘍	井上多恵	123 (2665)
症例 28	下腹部の紅色結節	神﨑美玲	127 (2669)

症例 29	耳前部の鱗屑を伴う紅斑	中村泰大	131 (2673)
症例 30	大腿の鱗屑を伴う紅色局面	寺本由紀子	135 (2677)
症例 31	外陰部のびらんを伴う紅色局面	中村泰大	139 (2681)
症例 32	頤(おとがい)部の黒色結節	中村泰大	143 (2685)
症例 33	頰部の紅色結節	寺本由紀子	147 (2689)
症例 34	頰部の黒色斑	佐藤さゆり,中村泰大	151 (2693)
症例 35	足底の黒色斑と黒色腫瘤	寺本由紀子	155 (2697)
症例 36	上肢に多発する紅色丘疹	伊藤周作	159 (2701)
症例 37	全身の著しく痒い発疹	伊藤周作	163 (2705)
症例 38	爪の肥厚と白濁	能登 舞	167 (2709)
症例 39	頭部の著しく痒い発疹	井上多恵	171 (2713)
症例 40	全身に多発する小水疱と痂皮	伊藤周作	175 (2717)
症例 41	頸部と胸部に多発するびらん	伊藤周作	179 (2721)
症例 42	全身の潮紅とびらん	神﨑美玲	183 (2725)
症例 43	顔面の紅斑と腫脹	伊藤周作	187 (2729)
症例 44	下肢の疼痛,腫脹,紫斑,水疱	伊藤周作	191 (2733)

- 参考文献一覧〜もっと学びたい人にオススメ〜 ……… 196 (2738)
- 疾患名一覧(Answer) ……… 199 (2741)
- 索引 ……… 200 (2742)
- 編者・執筆者プロフィール ……… 202 (2744)

執筆者一覧

■編　集

梅林芳弘　　　東京医科大学皮膚科学分野

■執筆（掲載順）

梅林芳弘　　　東京医科大学皮膚科学分野

古田淳一　　　筑波大学医学医療系皮膚科

井上多恵　　　さいたま赤十字病院皮膚科

伊藤周作　　　（株）日立製作所日立総合病院皮膚科

野口奈津子　　秋田大学大学院医学系研究科皮膚科学・形成外科学講座

赤間智範　　　秋田大学大学院医学系研究科皮膚科学・形成外科学講座

神﨑美玲　　　水戸済生会総合病院皮膚科

能登　舞　　　秋田大学大学院医学系研究科皮膚科学・形成外科学講座

田口詩路麻　　筑波大学附属病院水戸地域医療教育センター総合病院水戸協同病院皮膚科

中村泰大　　　埼玉医科大学国際医療センター皮膚腫瘍科・皮膚科

寺本由紀子　　埼玉医科大学国際医療センター皮膚腫瘍科・皮膚科

佐藤さゆり　　札幌医科大学附属病院皮膚科学講座

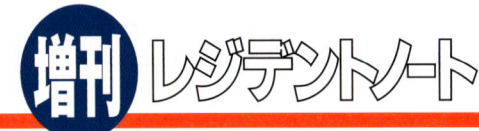

皮膚診療ができる！
診断と治療の公式44

外来でも病棟でも一瞬で答えにたどりつく、虎の巻・龍の巻！

総論　皮膚のみかた・対応の基本

皮膚科医の頭のなかはこんな感じ！
～皮膚病変の記載から治療まで～

梅林芳弘

1. 発疹？ 皮疹？ 皮膚病変？

- 皮膚科教科書では，皮膚病変に関する症候学を「発疹学」と称している．皮膚科医が**発疹**というとき，皮膚に現れる変化の総称として使っていると考えてよい
- 「発疹」，「皮疹」，「皮膚病変」は，ほぼ同義である
- 皮膚疾患の数は2,000〜3,000以上あるといわれている[1, 2]
- これに対して，発疹の数は，せいぜい50程度である
- そこで，皮膚科医はこう考える．皮膚疾患をすべて把握して診断することは，非専門医には困難であろう．一方，発疹の数は少ないのだから，覚えるのは比較的容易なはず．皮膚科をめざさないのなら発疹の正確な記載を心掛けてくれればそれでよい．その先（診断）はわれらに任せよ（図1）
- 皮膚疾患を「文章」に譬えるなら，発疹は文を構成する「文字」に当たる．発疹（文字）を習得しただけで病気（文章）がわかるようになる訳ではないが，発疹（文字）を学ぶことは必要である

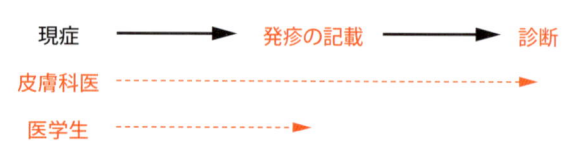

図1　皮膚科医は，非専門医（図では「医学生」としている）は発疹の記載まででいい，と考えている

2. どう表現すれば皮膚科医は満足するのか？

- 皮膚病変の診察は，視覚情報（視診）によるところが大きい
- その記載は，まず**部位**と**発疹名**を必須とし，以下重要な順に**大きさ**，**色**，**形**と覚えるとよい
- 病変の大きさは，原則的に実測して数値で示す．計測する機器や時間がないときは，米粒大，豌豆大，小指頭大，母指頭大，胡桃大，鶏卵大等々の慣用的表現を用いることもある．多発している場合は，最大径のものを測って「〜までの」と表現する
- 「形」には，さまざまな要素を含めている．離れて見た分布・配列，個疹を俯瞰したときの輪郭，側方から見たときの立体的形状，接近・拡大して観察される表面の細かい変化など，時間的余裕に応じて，より精緻に記載していけばよい
- さらに，目に見えない情報（皮下の病変に対する触診の所見，自覚症状の有無）も必要があれば加える

3. 発疹名の簡単な覚え方

- 発疹名は，本書の内容を理解するためにも必要な基本的術語である
- 発疹名は，皮面に対し，**平坦**，**隆起**，**陥凹**，の3つに分類して覚えるといい

1 平坦な発疹

- 平坦（皮面と同高）な発疹を**斑**（macule）と総称する．斑の変化は色調の変化のみである
- 圧迫（駆血）により色が消褪するものは，血管内の病変であり，**紅斑**（erythema）である．紅斑は，血管拡張，充血，鬱血，還元ヘモグロビンの増加（チアノーゼ）によって齎される
- 一方，圧迫によって色が消褪しないのは，血管外病変だからである．血管外に漏れた赤血球（すなわち出血）によるものは**紫斑**（purpura）である
- 赤血球以外の色素（多くはメラニン）により色調が濃くなる斑は**色素斑**（pigmented spot）である
- 逆にメラニンが減少し色調が薄くなる斑は**白斑**（leukoderma）である

2 隆起する発疹

- 皮面より隆起し充実性の病変は，簡単にはその大きさによって**丘疹**（papule），**結節**（nodule），**腫瘤**（tumor）に分ける．0.5 cm未満が丘疹，3 cm以上が腫瘤である
- 一方，病変の病理学的性状（大きく分けて炎症か腫瘍）を加味して表現することもある．それに従えば，丘疹は炎症に対し用いられる術語で，0.5 cm未満の腫瘍は**小結節**と表現する．結節以上は炎症でも腫瘍でも生じうるが，腫瘤の属性に増大傾向を加えることがある〔そうすると，腫瘤（tumor）のほとんどは腫瘍（tumor）ということになる〕
- 非充実性の隆起性病変のうち，表皮下までの深さにおいて，漿液を容れるものは**水疱**（bulla）である．0.5 cm未満のものは**小水疱**，血液を容れるものは**血疱**，膿を納めるものは**膿疱**（pustule）である
- 真皮以下において，液体ないし半固形物を含む空洞は**嚢腫**（cyst）である（嚢胞といってもよいが，同音の膿疱と区別するため皮膚科では嚢腫ということが多い）．内容物が膿の場合は，**膿瘍**（abscess）である
- 直径2 cm以上の扁平隆起性病変は，**局面**（plaque）である．0.5〜2 cmのものを**小局面**という（0.5 cm未満は丘疹ということになる）
- 丘疹が集簇するものを**苔癬**（lichen），小水疱ないし小膿疱が集簇するものを**疱疹**（herpes）という
- 慢性湿疹で皮膚が肥厚し皮丘が著明となると丘疹の集簇（＝苔癬）に似るため，これを**苔癬化**（lichenification）と称する．苔癬化した病変は軽度隆起した領域を形成するため，苔癬化局面とも表現しうる
- 24時間以内に隆起が消えるものを**膨疹**（wheal）といい，蕁麻疹の発疹である

3 陥凹する発疹

- 皮面より陥凹する病変で，組織欠損が表皮にとどまるものは**びらん**（erosion），真皮に至るものは**潰瘍**（ulcer）である（粘膜では，粘膜上皮に留まる欠損がびらん，粘膜固有層に及ぶものが潰瘍である）
- 搔破・外傷による組織欠損は，特に**表皮剥離**（excoriation）と称する

- 真皮に及ぶ線状の裂隙は**亀裂**（fissure）である（亀裂は皮膚の離断であって，組織欠損を伴わない）
- 皮膚の退行性変化・菲薄化により陥凹するものは**萎縮**（atrophy）である

4 皮膚表面に付着する発疹
- 滲出液や血液がびらん・潰瘍面に乾固したものは**痂皮**（crust）である．血液によるものを特に**血痂**と称する
- 堆積した角層が大小の薄板となって付着しているものを**鱗屑**（scale）という

5 その他の発疹
- 瘙痒のみあって他の皮疹を伴わないものは，**瘙痒症**（pruritus）である
- 紅斑と鱗屑が全身皮膚の90％以上に及ぶものは**紅皮症**（erythroderma）である

4. 発疹の表現に迷うのは何故か？

- 発疹学を学んでも，実際に発疹を表現しようとすると，戸惑うことがありうる
- 例えば，圧迫して消えれば紅斑，消えなければ紫斑，というのは頭で考えるとクリアカットであるが，実際に発疹を押してみると一部褪色し一部は色が残ることがある．これは紅斑というべきか？紫斑と呼ぶべきか？
- ここで，病理組織像を思い浮かべれば充血と出血が同時に生じているだけであろうから，紅斑と紫斑が同居しても何ら不思議はなくなる
- このように，発疹を表現する場合，皮膚科医は病理組織像から考えていることが多い
- 皮膚科医の表現が理解しがたく感じられるとすれば，原因の一端はここにある
- 丘疹は炎症性の隆起である，という考えも，発疹を見て病理組織像を想起できるからこそ可能である．病理組織像を想起できなければ，大きさ（0.5 cm未満）のみで分類するしかない
- 「結節か囊腫か膿瘍か」，「びらんか潰瘍か」も，病理組織像を想起できないと表現しにくい
- 囊腫の代表的疾患は粉瘤であり，ありふれた疾患であるから一瞥で診断がつくことが多い．粉瘤の診断が立てば，その病理組織像は表皮囊腫であるから，発疹名としても「囊腫」と表現しているのが実状である（図2）

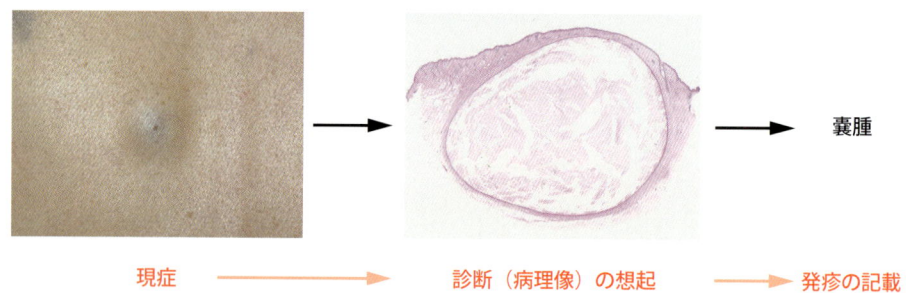

図2 皮膚科医はしばしば，現症から病理組織像（診断そのもの）を思い浮かべ，発疹を表現している

- ここでは診断を経て症状（発疹）の記載が行われている．診断できなくとも症状の記載までは正確に行うべき，と教えている場合，脳裏にひらめく病理組織像および診断をあえて無視して「結節」と表現することもある

5. 皮膚科医は一瞬で診断しているのか？

- 一般に診断法として，**徹底的検討法，アルゴリズム法，パターン認識，仮説演繹法**の4つがあげられる[3]
- 徹底的検討法は，すべての可能性を「総当たり」で検討する方法で，いわゆる「しらみつぶし」である．熟練した医師はまずこの方法をとらないが，ときに診断の見当がつかない症例に遭遇した場合や，いったん診断を下した後に見落としがないか点検する目的でこの方法を使うことがある
- アルゴリズム法は，分岐によって診断に導く方法で，一見最も論理的に感じられる．熟練者の作業工程を非熟練者にマニュアルとして示す場合に有効である．よって，教育の場で頻用される（本項における発疹の分類も一種のアルゴリズムとして示している）
- アルゴリズムに登場する「⇒」は，融通の効かない一方通行の思考過程を思わせる．しかし，間違った分岐に入ってしまったら，引き返して考え直すべきであるから，「⇒」は「⇔」に替えた方がよい．本書各項目の「診断のパターン」では，「⇔」により診断過程における思考の往還を含意させた
- 皮膚科の診断は視覚情報に拠るところが大きく，診断法としてはパターン認識〜仮説演繹法が用いられる
- パターン認識による診断は，いわゆるsnap diagnosis（一瞥診断）に当たる．粉瘤を一目見て病理組織像（図2）や診断名が思い浮かぶ，というのはこれに相当する
- 仮説演繹法では，パターン認識により得られた診断を「仮説」として措定する．その「仮説」下では如何なる所見が得られるかを「演繹」し，実際にその所見があるか否かにより「仮説」の確からしさ（尤度）を検証する
- snap diagnosisが可能な疾患の場合，上記は診断の「裏を取る」ということに等しい．例えば，「粉瘤」という診断仮説のもと，面皰様黒点の有無を探したり，超音波検査を行ったり，内容物を圧出して性状を見たり，最終的には摘出して病理組織像を確認したりする（図3）．以上は，仮説演繹法の後半の作業（演繹と検証）に相当する
- 診断仮説が複数の場合は，それぞれの診断仮説（通常，鑑別診断という）から演繹した所見の有無によって，尤度の比較を行う（図4）
- パターン認識でも診断の「裏を取る」なら仮説演繹法になる．仮説演繹法においても，診断仮説を得る前半の工程ではパターン認識が使われている．とすれば，この2つは一連のものと考えうる[4]
- 仮説演繹法の前半はパターン認識（図3，4の➡），後半は演繹（図3，4の⬅）と検証（図3，4の➡）である．診断過程はしばしば，図3，4の➡・➡を辿って進むように説明される．人間の思考システムには，このように直観的前者と論理的後者の二重の過程があるとされている（二重過程理論）[5]

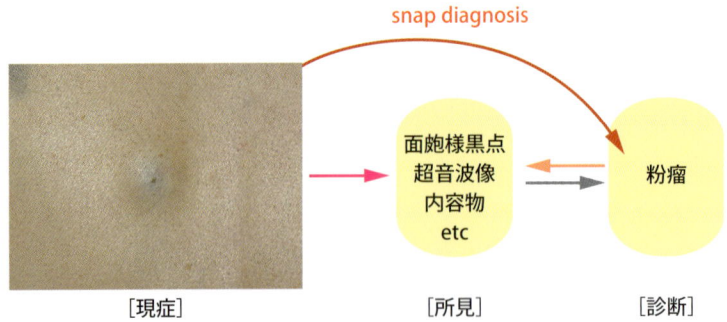

図3　パターン認識
現症からsnap diagnosisで診断がひらめく（➡），その裏付けとなる所見を探して（⬅），診断を確認する（➡）．ところが診断過程を語るときには，現症 ➡ 所見 ➡ 診断，という方向で示されることが多い

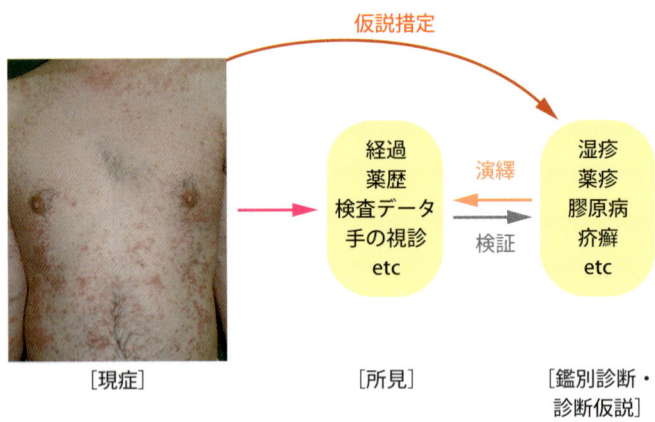

図4　仮説演繹法
現症から直ちに診断できない場合も，いくつかの鑑別診断はひらめくであろう．それぞれの鑑別診断を診断仮説として，そこから演繹した所見の有無を検討し，仮説の確からしさを検証する．この形式は，パターン認識（図3）と同型である

6. 鑑別診断へのアプローチ法

- 鑑別診断の優先順位のつけかたには，**possibilistic, probabilistic, prognostic, pragmatic** の4つのアプローチ法があげられている[6]
- **possibilistic approach** は，すべてを等比重で考える方法である．敷衍すれば，3,000以上あるという皮膚疾患すべての徹底的検討法になる．現実的ではない
- **probabilistic approach** は，疾患の頻度から考える方法である．日本皮膚科学会の本邦全国調査[7]によると，頻度の高い20疾患（表1）で皮膚科受診患者の約85％を占めるという．これらからおさえていくのが，診断においても学習においても効率的である．なお，本書はこれらのcommon diseaseを網羅するよう企画した

表1　頻度の高い皮膚疾患ベスト20

順位	疾患	割合（%）
1	その他の湿疹*	18.67
2	アトピー性皮膚炎	9.98
3	足白癬	6.49
4	蕁麻疹・血管浮腫	4.99
5	爪白癬	4.79
6	ウイルス性疣贅	4.49
7	乾癬	4.43
8	接触皮膚炎	3.92
9	痤瘡	3.60
10	脂漏性皮膚炎	3.28
11	手湿疹	3.00
12	その他の皮膚良性腫瘍**	2.47
13	円形脱毛症	2.45
14	帯状疱疹・疱疹後神経痛	2.39
15	皮膚潰瘍（糖尿病以外）	1.98
16	痒疹	1.82
17	粉瘤	1.77
18	尋常性白斑	1.68
19	脂漏性角化症	1.62
20	薬疹・中毒疹	1.51

*アトピー性皮膚炎，接触皮膚炎，脂漏性皮膚炎，手湿疹を除くもの
**粉瘤，脂漏性角化症のほか，軟線維腫・アクロコルドン，色素性母斑，脂肪腫，皮膚線維腫を除くもの
文献7より転載，Ⓒ日本皮膚科学会

- prognostic approachは，予後と重症度から考える方法で，頻度は高くなくとも見逃すと怖い落とし穴的疾患を銘記することに相当する．本書では，これらについても筆を尽くした
- pragmatic approachは，砕いていえば，「できることから考える」方法である．その診断仮説のもとで作業（検査ないし治療）しやすい疾患を想起する．習熟した検査・治療法を増やすほどに，診断可能な領域が拡大していくのは，まさに実践者の強みであろう

7. 皮膚疾患のざっくりとした治療方針

- 皮膚疾患全体をざっくり4つのカテゴリ（アレルギー，感染症，腫瘍，外傷）に分けると，全国調査の対象疾患の95％はここに含めることができる[8]
- その内訳は，**アレルギー** 53％，**感染症** 25％，**腫瘍** 11％，**外傷** 6％である[8]
- より大雑把であるが，皮膚疾患の1/2がアレルギー，1/4が感染症，1/8が腫瘍，1/16が外傷である．これに，その他1/16を加えると100％になる
- 上記の各カテゴリに対する大まかな治療方針を示すと，アレルギーにはステロイド，感染症に

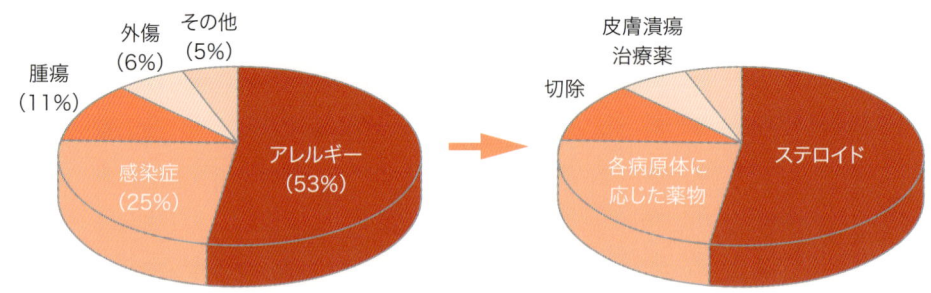

図5 全国調査[7]に基づいて皮膚疾患を大雑把にカテゴリ分類し，それぞれに治療法を対応させると，皮膚科治療の大まかな絵図が見える
文献9より

表2　ステロイドが有効な疾患と，無効・禁忌の落とし穴的疾患

ステロイド有効	ステロイド無効・禁忌
薬疹	ツツガムシ病
アトピー性皮膚炎	Kaposi（カポジ）水痘様発疹症＊
湿疹	
痒み	疥癬＊
頭部	ケルスス禿瘡（カビ＊）
顔面	日光角化症 ─┐
陰部	Paget（パジェット）病 ├ Carcinoma in situ＊
どこでも	Bowen（ボーエン）病 ─┘

＊はステロイド外用薬の落とし穴（4つの「か」）

は各病原体に応じた薬物，腫瘍は切除，外傷には皮膚潰瘍治療薬，ということになる[9]（図5）
- これを，「ステロイド」という観点から見ると，皮膚疾患の半数では有効であるが，残り半数では無効，ないし悪化させるため禁忌とすべきである
- つまり，ステロイドを処方する際には，鑑別診断上の落とし穴として，（外傷は診断に迷うところが少ないので除くと）感染症と腫瘍に注意する必要がある（表2）
- 「皮膚疾患の半数（アレルギー）はステロイド有効」の公式は，「皮膚疾患の半数（アレルギー）は**ステロイド外用薬**有効」でもほぼ成立する（例外は蕁麻疹）．よって，皮膚科ではステロイド外用薬が最も使用頻度が高い
- ステロイド外用薬処方時の落とし穴も，感染症と腫瘍である

8. 断定的に語る重症皮膚疾患のサイン

- 以下は例外もあるから断定的に語りすぎ，と思われるかもしれないが，診断仮説を立てる段階で有用と考える．違うと思ったら引き返してくればよい（アルゴリズムは「⇒」ではなく「⇔」で考える）．なお，すべて皮膚病変の存在（皮膚科の診療対象であること）が前提である
- 救急車で来院するのは，外傷（熱傷）か循環障害（ショック）である

表3 バイタルサイン（体温と血圧）による皮膚疾患の4分表

	発熱あり	発熱なし
血圧低下	Toxic shock syndrome Toxic shock-like syndrome	アナフィラキシーショック
血圧正常	重症炎症 ・重症感染症 ・重症薬疹 ・膠原病 ・Sweet症候群 ・汎発性膿疱性乾癬 etc	緊急性のない疾患 ・中等症以下の炎症 ・皮膚腫瘍 etc

緊急性がある疾患は赤・橙・ピンクで示した
文献10より

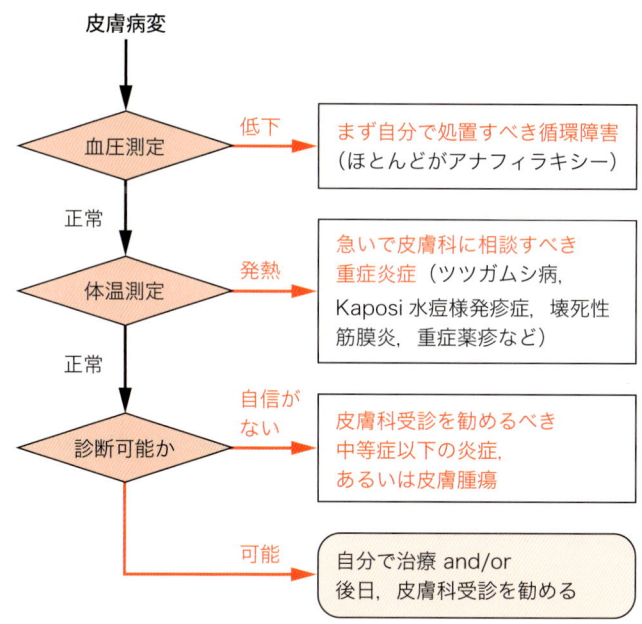

図6 発疹に対する初期対応のアルゴリズム
外傷は除いている
文献10より

- 血圧低下をきたすのは，ほとんどアナフィラキシーショックである．直ちに処置が必要
- 発熱をきたすのは，重症アレルギー（薬疹，膠原病など）か重症感染症（壊死性筋膜炎，ツツガムシ病，ウイルス感染症など）である．皮膚科医に連絡を取り，入院を考慮する
- 発熱と血圧低下を伴うのは，toxic shock syndrome か toxic shock-like syndrome である．集中治療室での管理が必要
- 以上を，4分表（表3）とフローチャート（図6）で示す[10]

文献

1) Burns DA & Cox NH：Introduction and Historical Bibliography.「Rook's Textbook of Dermatology 8th ed」(Burns T, et al, eds), pp1.1-1.10, Blackwell, 2010

2) Naldi L : The Field and Its Boundaries.「Evidence-Based Dermatology 2nd ed」(Williams HC, et al, eds), pp3-7, Blackwell, 2009
3) 「Clinical epidemiology A basic science for clinical medicine 2nd ed」(Sackett DL, et al, eds), Little, Brown and Company, 1991
4) 梅林芳弘：パターン認識，仮説演繹法，二重過程理論.「皮膚科医の「見る技術」! 一瞬で見抜く疾患100」(梅林芳弘/編・著), pp117-118, 秀潤社, 2014
5) 「The robot's rebellion. Finding meaning in the age of Darwin」(Stanovich KE, eds), The University of Chicago Press, 2004
6) Stern DC, et al : I have a patient with a problem. How do I figure out the possible cause?「Symptom to diagnosis 3rd ed」, pp1-8, McGraw-Hill Medical, 2014
7) 古江増隆, 他：本邦における皮膚科受診患者の多施設横断四季別全国調査. 日皮会誌, 119：1795-1809, 2009
8) 梅林芳弘：発疹. 日本医事新報, 4715：40-45, 2014
9) 梅林芳弘：ざっくりわかる，皮膚外用薬の選び方. 日本医事新報, 4760：19-44, 2015
10) 「あらゆる診療科で役立つ皮膚科の薬 症状からの治療パターン60」(梅林芳弘/著), 羊土社, 2013

| 第1章 | 基本編 虎の巻：救急外来・内科で出会う これだけは押さえたい皮膚疾患 |

症例1　四肢の痒い発疹

77歳女性．昨夜から，四肢に痒い発疹が出現．一部の発疹は消え，別な箇所に新しい発疹が現れているという．

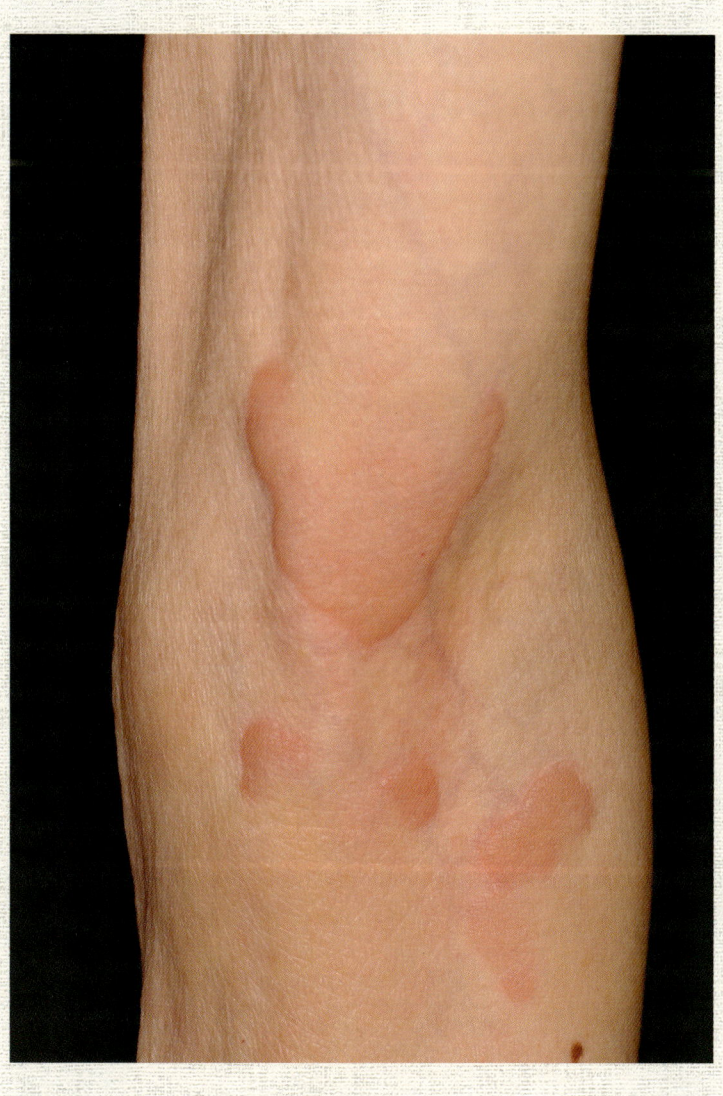

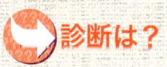

 蕁麻疹

■ 蕁麻疹とはこういう病気

- 真皮浅層の**一過性**・限局性の浮腫を，発疹学的に**膨疹**という．膨疹の出現する病態が**蕁麻疹**である
- この場合の**一過性**とは，24時間以内をさす．すなわち，**蕁麻疹の個疹は，通常24時間以内に消褪する**
- この**一過性**という点が，蕁麻疹の診断上，最も重要である
- 蕁麻疹の7割以上は，誘因の特定・回避が困難な特発性の蕁麻疹である[1]
- 発症1カ月以内の特発性の蕁麻疹を**急性蕁麻疹**，1カ月以上続いているものを**慢性蕁麻疹**という[2]

■ 診断のパターンはこれだ！ 〜診断の考え方・進め方

> 皮膚の限局性隆起 ＋ 痒み ＋ 一過性の個疹 ⇔ 蕁麻疹

- 症例1は，「昨夜発症」「一部の発疹は消えている」という点から，個疹が一過性であると考えることができる
- 一過性であることの確認は，病歴聴取で行うため，患者自身の観察・表現能力が頼りである
- 個疹の消失後に紫斑・色素沈着・落屑が残らないことも，診断のポイントとなる
- 蕁麻疹は個疹が一過性であるが故に，診察時点では発疹がない，という場面がありうる
- 皮膚科を受診した患者で，発疹がない場合は，**表1**のものを考える

■ 治療のパターンはこれだ！ 〜治療の考え方・進め方

> 蕁麻疹 ⇒ 抗ヒスタミン薬（非鎮静性のもの）内服

- 表皮の炎症である湿疹・皮膚炎に対しては外用薬が基本であるが，真皮の病変である**蕁麻疹には内服薬が原則**となる．湿疹と蕁麻疹の違いを**表2**に示す
- 内服薬は**抗ヒスタミン薬が第一選択**となる
- 抗ヒスタミン薬は非鎮静性のものが勧められる（**表3**）
- ステロイドは，重症ないし難治の場合に限り使用し，短期間にとどめる

表1　皮膚科を受診しながら，一見発疹がない（！）場合

① 発疹が一過性	⇔	蕁麻疹
② 痒みだけある	⇔	皮膚瘙痒症
③ 触診するとわかる	⇔	皮下腫瘤

ちなみに，発疹がなく痛みだけある場合は，神経痛など皮膚疾患でないことが多い

- 蕁麻疹に外用薬を塗っても，病変の主座である真皮までは届かない，という理屈で，ほとんどの外用薬は蕁麻疹に適応がない
- 例外的にクロタミトン（オイラックス®）クリームとジフェンヒドラミン（レスタミンコーワ）クリームは蕁麻疹に保険適応があるので，どうしても何か塗りたいという患者にはこれらを処方しても保険診療上は誤りではない
- グリチルリチン製剤（強力ネオミノファーゲンシー®）の静注は，日本だけの方法であり，高いレベルのエビデンスもない．どうしても何か注射してほしいという患者に使ってもよい，という程度に考えておく．もちろん，抗ヒスタミン薬抜きでこれだけ注射しても治療にはならない

表2　湿疹と蕁麻疹の対比

	湿疹	蕁麻疹
時間経過	持続性	一過性
病変の深さ	表皮（浅い）	真皮（深い）
原因	外から	内から
治療	外用	内服

表3　抗ヒスタミン内服薬（鎮静作用による分類）

	代表的な商品名	一般名
非鎮静性	アレグラ®	フェキソフェナジン
	アレジオン®	エピナスチン
	エバステル®	エバスチン
	ジルテック® 10 mg	セチリジン
	アレロック®	オロパタジン
	タリオン®	ベポタスチン
	クラリチン®	ロラタジン
	ザイザル®	レボセチリジン
軽度鎮静性	アゼプチン®	アゼラスチン
	ニポラジン®，ゼスラン®	メキタジン
	ジルテック® 20 mg	セチリジン
	ダレン®，レミカット®	エメダスチン
鎮静性	ポララミン®	クロルフェニラミン
	レスタミンコーワ	ジフェンヒドラミン
	ペリアクチン®	シプロヘプタジン
	アタラックス®	ヒドロキシジン
	ホモクロミン®	ホモクロルシクリジン
	タベジール®	クレマスチン
	ザジテン®	ケトチフェン
	セルテクト®	オキサトミド

文献3，4を参考に作成

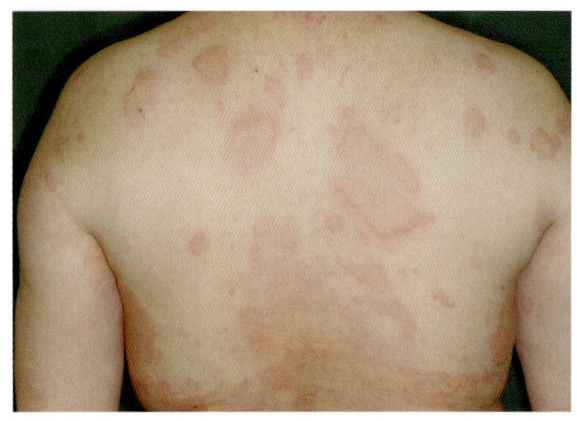

図　皮疹が広汎な蕁麻疹

表4　膨疹・紅斑を呈する疾患と個疹の持続時間

個疹の持続時間	疾患
数時間	蕁麻疹
4〜5日	蕁麻疹様紅斑
1〜2週	滲出性紅斑
2〜3週	環状紅斑

■ ここが落とし穴！

- 急性蕁麻疹では，**アナフィラキシー**の一症状である可能性に留意する．図のように皮疹が広汎な場合は，診察中に倒れてしまうこともあるので，まずベッドに横臥してもらって血圧を測定する
- アナフィラキシーの場合，アドレナリン（0.3〜0.5 mg）の筋肉注射，気道確保，酸素投与，静脈ラインの確保，補液を迅速に同時進行で施行し，しかるのちにステロイドの全身投与を行う

■ より深い話（Advanced Lecture）

- 浮腫がより深い組織（真皮深層から皮下組織）に生じると，**血管性浮腫**（あるいはQuinckeの浮腫）と呼ぶ．この場合の持続時間は2，3日である
- 蕁麻疹様の紅斑で，持続時間が24時間を超えるものを**蕁麻疹様紅斑**という．発疹消失後に紫斑を残す場合，**蕁麻疹様血管炎**を考えて皮膚生検を行う
- 膨疹・紅斑を呈する疾患と個疹の持続時間の関係[5]を表4に示す

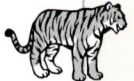

虎のひとこと
蕁麻疹に発熱を伴う場合は，急性感染性蕁麻疹かクリオピリン関連周期性症候群を考える．

引用文献

1) 秀 道広：蕁麻疹・血管性浮腫の治療ガイドライン．臨床皮膚科，60：119-124，2006
2) 秀 道広，他：蕁麻疹診療ガイドライン．日皮会誌，121：1339-1388，2011
3) 古江増隆，他：アトピー性皮膚炎診療ガイドライン．日皮会誌，119：1515-1534，2009
4) 森田栄伸：湿疹・皮膚炎群に対する抗ヒスタミン薬の使い方．「1冊でわかる最新皮膚科治療」（五十嵐敦之，他/編），pp82-83，文光堂，2013
5) 西山茂夫：滲出性紅斑のスペクトラム．皮膚病診療，7：491，1985

（梅林芳弘）

症例2　下腿の痒い発疹

65歳男性．毎年，冬になると，脚や体が痒くなる．

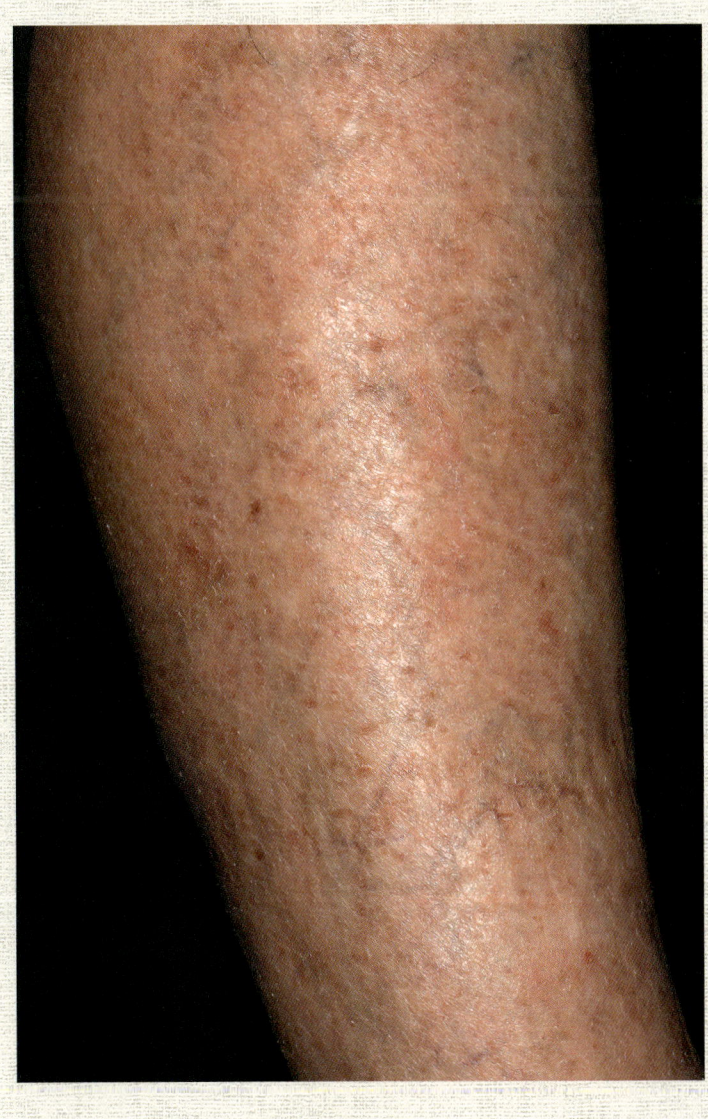

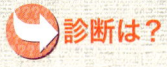

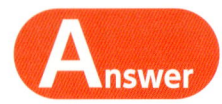 皮脂欠乏性皮膚炎

■ 皮脂欠乏性皮膚炎とはこういう病気

- 皮脂の減少により皮膚が乾燥した状態を，**乾皮症**，あるいは**皮脂欠乏症**という
- 皮膚の乾燥状態は，皮膚のバリア機能を低下させ，痒みの閾値を下げる
- 乾燥した皮膚を掻破することにより，湿疹を形成する．これが**皮脂欠乏性皮膚炎**である
- 好発部位は**下腿**であるが，上肢・体幹にも及ぶ
- 乾燥により皮膚は粗糙化し，粃糠様鱗屑を付着する
- ときに，さざなみ状ないし網目状の亀裂を呈することがあり，これをeczema craqueléと称する（図1）
- 掻破により，**貨幣状皮膚炎**（図2），さらに自家感作性皮膚炎の原因となる
- 皮膚の乾燥を齎す要素は，**年齢**，**季節**，**生活習慣**の3つである
- すなわち，**冬季**，**中高年**に好発する
- 生活習慣としては，入浴時の**擦り過ぎ**が誘因となっていることが多い

■ 診断のパターンはこれだ！　〜診断の考え方・進め方

> 冬季 ＋ 中高年 ＋ 下腿 ＋ 鱗屑・亀裂 ＋ 痒み　⇔　皮脂欠乏性皮膚炎

- 症例2は，上記のパターンから，診断は容易である
- 病歴聴取で，入浴時**ナイロンタオル**で擦り洗いしている，という生活習慣が聞き出せれば，診断はさらに確実である

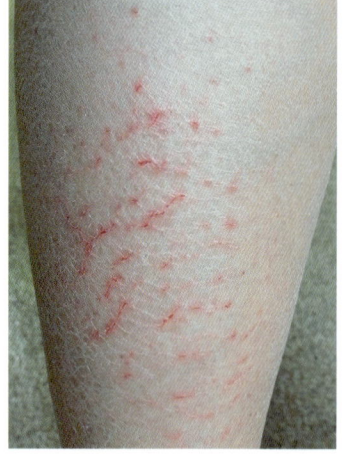

図1　eczema craquelé
下腿前面にさざなみ状の亀裂を生じている

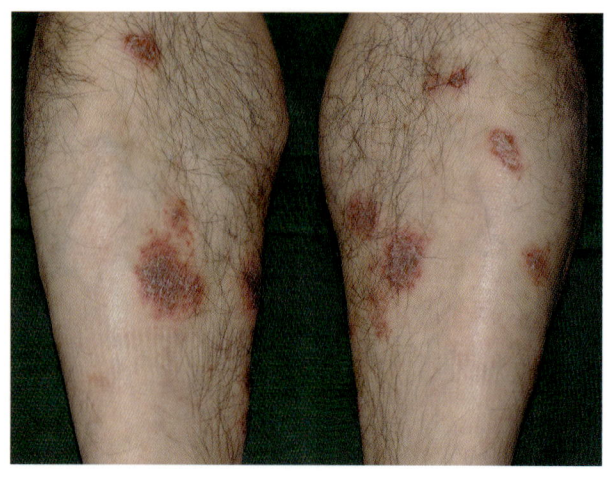

図2　貨幣状皮膚炎
両下腿に類円形の湿潤性紅斑が散在している

■ 治療のパターンはこれだ！ ～治療の考え方・進め方

> 皮脂欠乏性皮膚炎　⇒　保湿薬・ステロイド外用薬 ＋ 生活指導

- 皮膚の乾燥に対しては，**保湿薬**を塗布する
- 保湿薬としては，ヘパリン類似物質（ヒルドイド®ソフトなど）を用いることが多い
- 表皮のアレルギー性疾患である湿疹・皮膚炎に対しては，**ステロイド外用薬**が有効である
- 保湿薬とステロイド外用薬の併用は，混合するか，重ね塗りするか，である
- 混合する目的の1つは，保険診療上許容される範囲内で，十分な量を処方することである（例えば，保険上ステロイド外用薬の処方量は1カ月250gが上限とされている場合，保湿薬と等量混合すれば，ステロイドとしては150gの処方で，外用薬全体として300gの処方が可能である）
- 痒みに対して，抗ヒスタミン内服薬を処方してもよい．ただし，必須の処方ではなく，飲めばぴたっと痒みが止まるという訳でもないので，あらかじめ説明しておいた方がよい．また，高齢者に多い疾患なので，非鎮静性のものを選ぶ（p21，表3）
- 以上の薬物療法に加え，皮膚乾燥を齎す因子の除去を試みる．ただし，加齢と地球の公転（季節因子）は止められないので，行えるのは生活習慣の改善のみとなる
- 本症の治療に**生活指導**は必須である．逆に薬物療法のみで改善しない場合，生活指導が十分でないことが多い
- 生活指導の要点は，「**掻く，擦る，温める**」の3つを禁止することである
- 湿疹は，人体で最も外表に近く刺激を受けやすい表皮の炎症であり，掻破で悪化する．つまり，湿疹→瘙痒→掻破→湿疹悪化→瘙痒増強→ますます掻破→…という**悪循環（itch-scratch cycle）**が存在する（**図3**）
- 悪循環を断ち切るためには掻破をやめなければならないが，掻くことをただ我慢するのは難しく，冷やすか，瘙痒の自覚ないし掻破のたびに外用薬を塗布するように指導する
- それでも，「**夜間**掻いている」「**習慣**で掻いている」「掻くと**快感**がある」場合は，なかなか止めがたく（3つのカン），慢性化の一因となっている

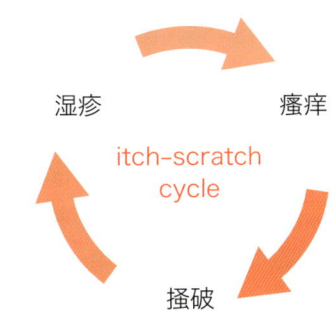

図3　湿疹に内在する悪循環（vicious cycle）
湿疹は瘙痒と掻破により悪化し，さらなる瘙痒と掻破によりますます悪化する，という悪循環（itch-scratch cycle）が存在する

- 入浴時のナイロンタオル（その他硬い素材のもの）使用の有無を必ず確認する
- 石鹸を手で泡立て，顔を洗うようにやさしく手で洗うよう指導する
- 体が温まると痒くなるので，湯温はぬるめ（39℃前後）に設定し，長風呂もやめさせる
- 電気毛布など過度の暖房にも注意させる
- アルコールは体を温めるのみならず，酔うと掻かないようにという注意も守れなくなるので，控えさせるのがよい

■ ここが落とし穴！

- 痒みのある疾患では疥癬の除外が必須である．皮疹全体を見ているだけでは，区別しがたいことも多い
- 外用薬の混合には，主剤の安定性や細菌感染のリスクなど，さまざまなピットフォールが指摘されている[1]．また，半分に薄めたから効果も半分になる，という訳でもない．アンテベート®軟膏は，16倍に希釈しても効果はあまり変化しないといわれている[2]

■ より深い話（Advanced Lecture）

- ナイロンタオルのパッケージには，「同一部位をあまりにも強く長時間こすりすぎますと，稀にお肌をいためたり，色素沈着が起きることがあります」などと注意書きされている
- 「お肌をいためたり」が皮脂欠乏性皮膚炎に相当する．一方，「色素沈着」にあたるのは，**タオルメラノーシス**である
- タオルメラノーシスでは，鎖骨や脊椎，肩甲部など骨直上の皮膚が，ナイロンタオルの摩擦で汚穢な色素沈着をきたす．つまり，きれい好きが仇となって皮膚を汚くしているのである
- この色素沈着があれば，「タオルで擦っている→皮脂欠乏性皮膚炎もあるだろう」と考えることができる

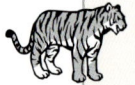
虎のひとこと
混合軟膏で，査定される懸念は薄まっても，効果は必ずしも薄まらない．

Question の写真撮影：筑波大学医学医療系　市川栄子先生

引用文献
1) 大谷道輝：軟膏剤の混合の問題点　混合使用における後発医薬品の注意点．「軟膏・クリーム配合変化ハンドブック」（大谷道輝，他/編），pp50-67，じほう，2009
2) 江藤隆史：外用薬混合処方時の注意点―3つのメリットと4つのピットフォール―．MB Derma，132：102-107，2007

（梅林芳弘）

第1章　基本編 虎の巻：救急外来・内科で出会う これだけは押さえたい皮膚疾患

症例3　全身の痒い発疹

45歳男性．幼少時から，全身に痒い発疹があり，よくなったり悪くなったりをくり返している．

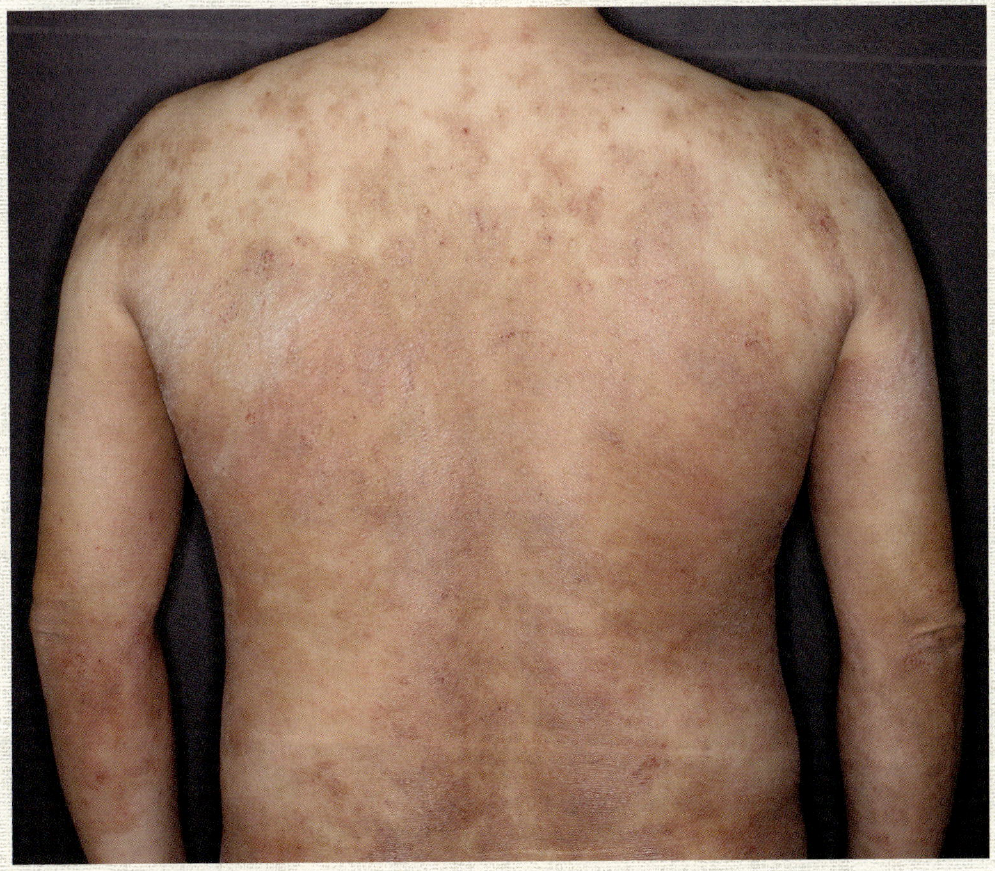

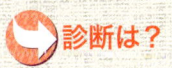
診断は？

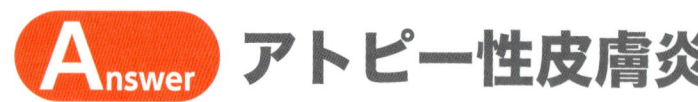 アトピー性皮膚炎

■ アトピー性皮膚炎とはこういう病気

- 日本皮膚科学会（日皮会）の診断基準[1]におけるアトピー性皮膚炎の定義（概念）は「**増悪・寛解をくり返す，瘙痒のある湿疹を主病変とする疾患**」である
- 同診断基準では，①瘙痒，②皮疹（対側性の湿疹），③経過（慢性・反復性）の3項目を満たすものを，「症状の軽重を問わずアトピー性皮膚炎と診断する」としている
- 言葉を換えると，主訴ないし自覚症状（瘙痒），現病歴（経過），現症（皮疹）の3つにより診断する

■ 診断のパターンはこれだ！ ～診断の考え方・進め方

> 瘙痒 ＋ 対側性の湿疹 ＋ 慢性・反復性の経過 ⇔ アトピー性皮膚炎

- 日皮会の定義では，上記に加え「**患者の多くはアトピー素因をもつ**」とされている
- アトピー素因とは，「(1) 家族歴・既往歴（気管支喘息，アレルギー性鼻炎・結膜炎，アトピー性皮膚炎のうちのいずれか，あるいは複数の疾患），または (2) IgE抗体を産生しやすい素因」である
- ただし，日皮会の診断基準では，①瘙痒，②皮疹，③経過の3つが必須で，アトピー素因は参考項目に過ぎない

■ 治療のパターンはこれだ！ ～治療の考え方・進め方

> アトピー性皮膚炎 ⇒ 皮脂欠乏性皮膚炎の治療 ＋ 免疫抑制薬

- 前項目（皮脂欠乏性皮膚炎）の治療はすべて有効である
- **保湿薬**は，アトピー性皮膚炎の発症[2]，あるいは炎症の再燃[3]を抑制するとされ，推奨される
- **ステロイド外用薬**の一覧を**表1**に示す．4つのランクを部位，年齢，症状によって使い分ける．顔面にはmildを用い，strong以上のものは用いない．体幹・四肢では，炎症の程度に応じてmildからvery strongを用いるが，小児・高齢者では，これよりワンランク下げる
- 抗ヒスタミン薬の内服は，蕁麻疹には必須かつ有効であるが，湿疹には奏効し難い．アトピー性皮膚炎に対しても，補助療法の位置づけになる[1]
- これらに加えて，**免疫抑制薬**の内服〔シクロスポリン（ネオーラル®）〕，外用〔タクロリムス（プロトピック®）〕が選択肢に入る
- ネオーラル®は，16歳以上で，既存の治療で十分な効果が得られない最重症（強い炎症を伴う皮疹が体表面積の30％以上に及ぶ）のアトピー性皮膚炎に用いる
- プロトピック®軟膏は，strongクラスのステロイド外用薬とほぼ同様の効果を有する[4]．strong

クラスのステロイド外用薬は原則顔面に使用できないので，それに匹敵する効力を有しながらステロイド外用薬の副作用を欠く本剤は顔面にはよい適応となる
- プロトピック®軟膏は，①年齢制限（2歳以上），②1回塗布量の制限（5gまで），③潰瘍や局面を形成しているびらん・魚鱗癬様紅皮症・妊婦に対し「禁忌」である点，④日光曝露への注意，⑤使用にあたっての刺激感，⑥マウス塗布がん原性試験においてリンパ腫の増加が認められていることや本剤使用例においてリンパ腫・皮膚がんの発現が報告されていることを説明しなければいけないことなど，ステロイド外用薬と比較すると注意すべき点が数多く存在する
- ネオーラル®，プロトピック®とも，「アトピー性皮膚炎の治療法に精通している医師のもとで行うこと」と，添付文書で「警告」されている

■ ここが落とし穴！

- 日皮会の診断基準[1]において，「除外すべき診断」あるいは「重要な合併症」と書かれている疾患群（表2）がピットフォールになる．そのなかから，いくつかあげる
- 疥癬は，痒みを訴える場合，常に念頭におくべき鑑別疾患である
- 皮膚リンパ腫は，このなかで唯一の悪性腫瘍であり，特段の注意が必要である．若年発症の菌状息肉症（紅斑期，丘疹を主体とする扁平浸潤期）は，アトピー性皮膚炎と誤診されやすい[5]．多形皮膚萎縮や充実性丘疹の集簇・播種を見た場合は，皮膚生検を考慮する
- 皮膚筋炎では掻破に一致した線状紅斑（flagellate erythema）を呈し，一見アトピー性皮膚炎を思わせることがある

表1　主なステロイド外用薬とランク

ランク	主な商品名	一般名
Strongest	デルモベート®	クロベタゾールプロピオン酸エステル
	ダイアコート®	ジフロラゾン酢酸エステル
Very strong	アンテベート®	ベタメタゾン酪酸エステルプロピオン酸エステル
	リンデロン®-DP	ベタメタゾンジプロピオン酸エステル
	トプシム®	フルオシノニド
	フルメタ®	モメタゾンフランカルボン酸エステル
	マイザー®	ジフルプレドナート
	ネリゾナ®	ジフルコルトロン吉草酸エステル
Strong	ベトネベート®	ベタメタゾン吉草酸エステル
	リンデロン®-V	
	メサデルム®	デキサメタゾンプロピオン酸エステル
	エクラー®	デプロドンプロピオン酸エステル
	ボアラ®	デキサメタゾン吉草酸エステル
Mild*	キンダベート®	クロベタゾン酪酸エステル
	リドメックス®	プレドニゾロン吉草酸エステル酢酸エステル
	アルメタ®	アルクロメタゾンプロピオン酸エステル
	ロコイド®	ヒドロコルチゾン酪酸エステル

*Mediumともいう

表2　アトピー性皮膚炎の鑑別診断，合併症

1．除外すべき診断（合併することはある）	
・接触皮膚炎	・手湿疹（アトピー性皮膚炎以外のもの）
・脂漏性皮膚炎	・皮膚リンパ腫
・単純性痒疹	・乾癬
・疥癬	・免疫不全による疾患 （Wiskott-Aldrich症候群，高IgE症候群）
・汗疹	・膠原病（SLE，皮膚筋炎）
・魚鱗癬	・Netherton症候群
・皮脂欠乏性皮膚炎	
2．重要な合併症	
・眼症状（白内障，網膜剥離など）	・伝染性軟属腫
・Kaposi水痘様発疹症	・伝染性膿痂疹

文献1より転載，Ⓒ日本皮膚科学会

- **Kaposi水痘様発疹症**は，単純疱疹ウイルス感染症の重症化したものである．アトピー性皮膚炎に合併しやすいため，アトピー性皮膚炎の単なる悪化と誤解されやすい．本症では，ほぼ同じ大きさの小水疱・小膿疱・びらんが同時期に多発・集簇する．発熱をきたすことが多い
- **伝染性膿痂疹**は，黄色ブドウ球菌によることが多い．ときに，化膿性レンサ球菌が混合感染することがあり，この場合発熱などの全身症状を伴いやすい
- アトピー性皮膚炎の眼合併症（**白内障，網膜剥離**など）は，眼囲の掻破，叩打が関連している
- 上記の眼合併症およびステロイド緑内障のチェックのため，定期的眼科受診が勧められる

■ より深い話（Advanced Lecture）

- アトピー性皮膚炎にみられる色素沈着は，炎症後の色素沈着であり，ステロイド外用薬によるものではない[1]．が，しばしば誤解されている
- プロトピック®軟膏の外用時のリンパ腫，皮膚がんの発生リスクは，自然発生率を超えるものではない[1]

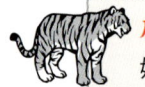

> **虎のひとこと**
> 妊婦に禁忌の外用薬は，PPD（プロトピック®，プロスタンディン®，ディフェリン®）．

引用文献

1) 古江増隆，他：アトピー性皮膚炎診療ガイドライン．日皮会誌，119：1515-1534, 2009
2) Horimukai K, et al：Application of moisturizer to neonates prevents development of atopic dermatitis. J Allergy Clin Immunol, 134：824-830, 2014
3) 川島　眞，他：アトピー性皮膚炎の寛解維持における保湿剤の有用性の検討．日皮会誌，117：1139-1145, 2007
4) 大槻マミ太郎：タクロリムス外用療法の適応と治療法．「アトピー性皮膚炎―湿疹・皮膚炎パーフェクトマスター」（中村晃一郎，他/編），中山書店，53-60, 2011
5) 島内隆寿，他：アトピー性皮膚炎―悪性リンパ腫（菌状息肉症）．「誤診されている皮膚疾患」（宮地良樹/編），メディカルレビュー社，44-47, 2013

（梅林芳弘）

第1章　基本編 虎の巻：救急外来・内科で出会う これだけは押さえたい皮膚疾患

症例4　手の発疹

22歳男性．飲食店勤務．両手の発疹が続いている．

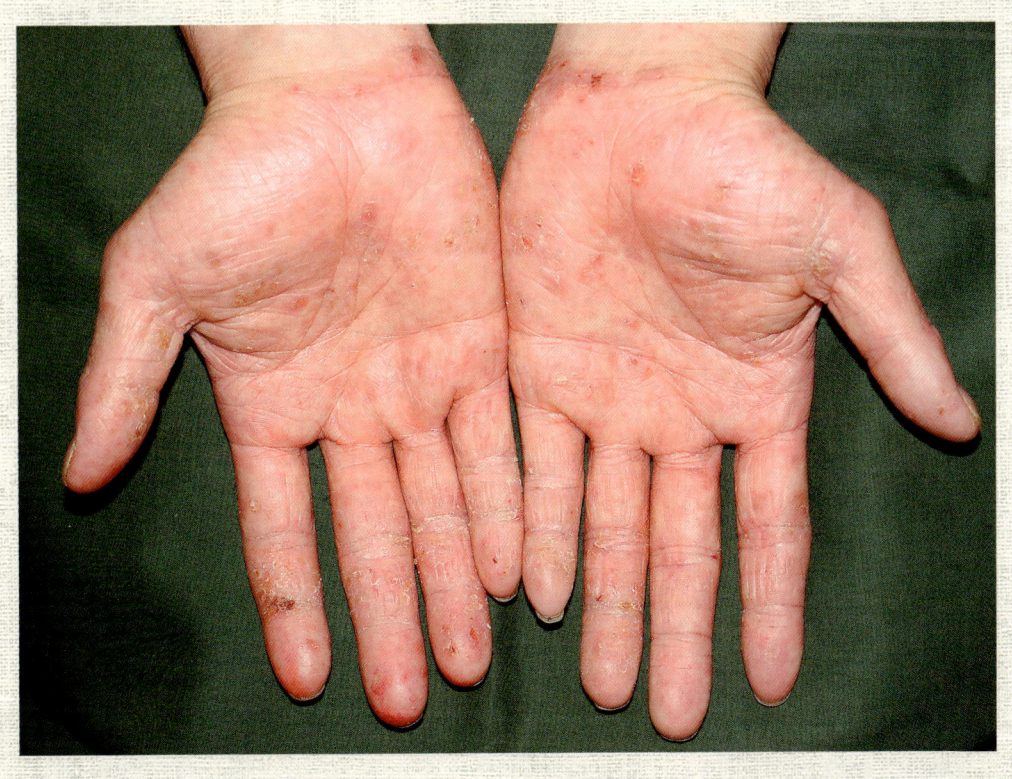

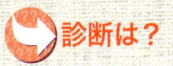

症例4

Answer 手湿疹

■ 手湿疹とはこういう病気

- 広義には，文字通り「手」の「湿疹」と考えてよい
- 広義の「手湿疹」から，他の「湿疹」病名が相応しいものを除くと，狭義の「手湿疹」になる
- 日本皮膚科学会のアトピー性皮膚炎診断基準[1]には，「除外すべき診断」として，「手湿疹」があげられ，「アトピー性皮膚炎以外の手湿疹を除外するため」とある
- アトピー性皮膚炎においては，手にも湿疹が生じうる（図1）が，他部位にも湿疹病変が存在するのが通常である
- また，接触源が明確な場合も，「アレルギー性接触皮膚炎」としてとらえるのが普通である
- すなわち，狭義の「手湿疹」は手に病変が限局し，原因を単一物質のアレルギーに帰することが困難である
- その典型的イメージは，手作業の多い者に生じる，いわゆる「手荒れ」である
- 「手荒れ」の誘因の1つは，洗剤や石鹸による手洗いで手の脂質が除去され，皮膚のバリアが低下することである
- そこにさまざまな物理的刺激，化学的刺激が加わり，湿疹（＝皮膚炎）を形成する
- 症状としては，紅斑，鱗屑，亀裂，小水疱，瘙痒を呈する
- 手洗いによるバリア低下の要素が強い症例では，皮膚炎の強さは**手掌＞手背**になる
- 手作業による悪化の要素の強い症例では，**利き手側＞反対側**になる（図2）
- **手背＞手掌**の症例は，手作業・手洗いによる「手荒れ」

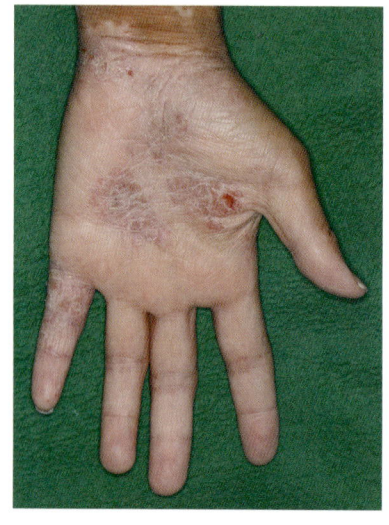

図1　**アトピー性皮膚炎患者の手湿疹**
手首にも湿疹がある
写真撮影：筑波大学医学医療系
市川栄子先生

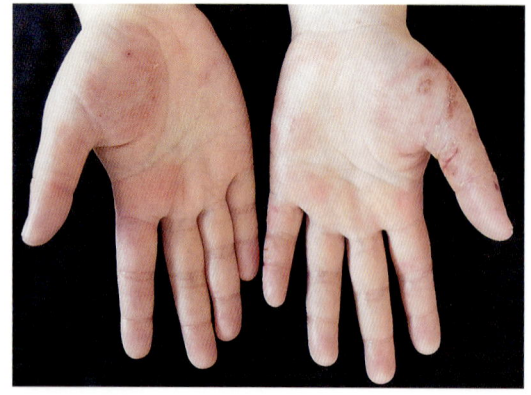

図2　**左利き患者の手湿疹**
病変は，左＞右

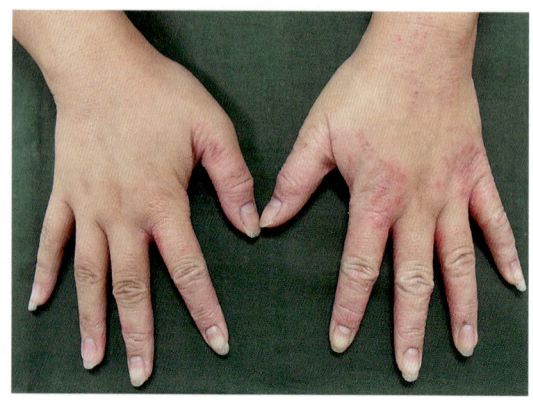

図3　**痒みがあり掻破している症例**
病変は，手背＞手掌

よりも，掻破が原因のことが多い（図3）

■ 診断のパターンはこれだ！　～診断の考え方・進め方

> 手掌に限局した湿疹 ＋ 手の負担（手作業・手洗い） ⇔ 手湿疹

- 手荒れをきたすのは家事を受け持つ主婦が多いことから，「主婦手湿疹」ともいう．この病名からジェンダーを除くと「手湿疹」になる
- 家事以外でも，職業柄，手洗いや手作業が多いと手が「荒れ」る．つまり，「手湿疹」は本質的にジェンダーと無関係である
- 手洗い・手作業が多い職業の代表は，医療関係者と飲食店の店員である
- 職業，家事以外では，スポーツ，釣り，植物栽培，ゲーム機，自転車での通勤・通学などが刺激の原因になっていることがある
- 上記の手作業をしない者では，石鹸で手を洗い過ぎていることが原因のこともある

■ 治療のパターンはこれだ！　～治療の考え方・進め方

> 手湿疹 ⇒ 手洗い・手作業の制限 ＋ ステロイド外用薬

- 手にかかる負担（手洗い・手作業）を，可能な限り制限する
- 個人の裁量で変えられるものについては，生活指導は比較的容易である
- 家庭内の問題であれば，家事を分担し減らせるかどうか，家族と相談してもらう
- 家事分担の担い手は，家族（食器洗いは夫にやってもらうなど），でなければ機械（食器洗い乾燥機など）である
- 分担者がいなければ，個人の裁量の範囲で家事を「さぼる」ことである
- 職業柄，手洗い・手作業が多い場合，可能なら上司に相談してもらう．が，手を使わない配慮など難しいことが多い．家事と違って「さぼり」の慫慂は無論できない
- 手洗い回数を減らす，水（特に温水）との接触時間を減らす，石鹸や洗剤の使用を減らす，保湿薬（ヒルドイド®ローションなど）の外用や手袋の装着，が比較的容易にとれる対策である
- 炎症がある場合は，ステロイド外用薬が必要である
- ステロイドのランクは，手背については前腕の延長と考えてvery strongまでとする
- 手掌は角質が厚く経皮吸収率が低いため，strongest（デルモベート®）を用いることも多い
- 亀裂がある場合，ステロイドと亜鉛華（単）軟膏を併用する（混合，あるいは重ね塗り）か，**ステロイド含有テープ剤**（ドレニゾン®テープなど）を使う
- 亀裂がなく，角化と鱗屑が強い場合は，サリチル酸ワセリンとステロイドを併用する

■ ここが落とし穴！

- 鑑別診断として，**手白癬**と**掌蹠膿疱症**がある

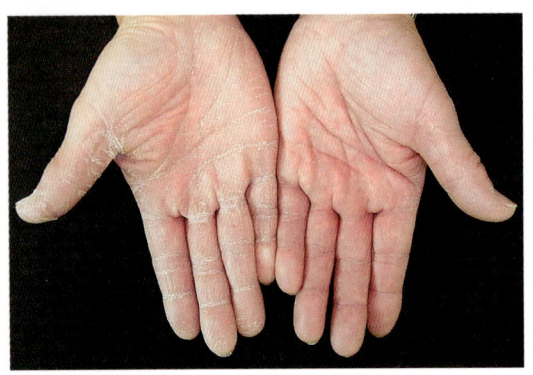

図4　手白癬
右手だけに鱗屑

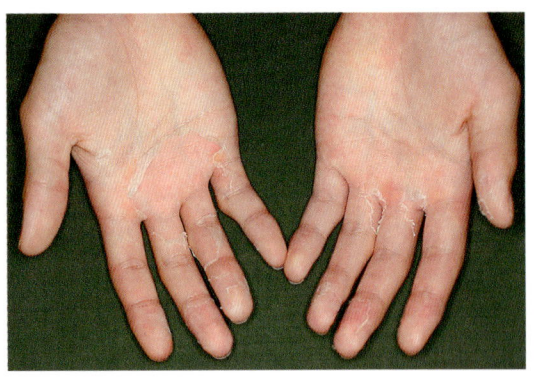

図5　汗疱
両手に鱗屑

- 鱗屑があればKOH直接鏡検で真菌の有無を確認した方がいい．特に片側性の場合は手白癬がより疑われるため，要注意である（図4）
- 膿疱がある場合は，無菌性であることを確認する．無菌性膿疱であれば掌蹠膿疱症と考える

■ より深い話（Advanced Lecture）

- 鱗屑，亀裂が主体のものを，**進行性指掌角皮症**ともいう．この場合，**手掌＞手背**で，**利き手側＞反対側**となる
- 小水疱，鱗屑が主体のものを**汗疱**（図5），これに瘙痒を伴うものを**異汗性湿疹**という．この場合，**手掌＞手背**で，**利き手側≒反対側**である
- 手湿疹の3～20％が異汗性湿疹といわれる[2]
- 異汗性湿疹の原因の1つに金属アレルギーがいわれている
- 掌蹠膿疱症の原因にも金属アレルギーがいわれている．その他原因に擬せられているものとしては，病巣感染と喫煙が有名である

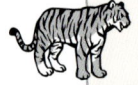

虎のひとこと
日本人の喫煙率は約2割，掌蹠膿疱症患者の喫煙率は約8割（診断の参考になる）．

引用文献

1) 古江増隆，他：アトピー性皮膚炎診療ガイドライン．日皮会誌，119：1515-1534，2009
2) 窪田泰夫：異汗性湿疹の診断と鑑別診断．「アトピー性皮膚炎，湿疹・皮膚炎パーフェクトマスター」（中村晃一郎，他／編），pp167-170，中山書店，2011

（梅林芳弘）

第1章　基本編 虎の巻：救急外来・内科で出会う これだけは押さえたい皮膚疾患

症例5　腕の結節

68歳男性．2年以上前から，四肢・体幹に痒みを伴う結節が多数あり，難治である．

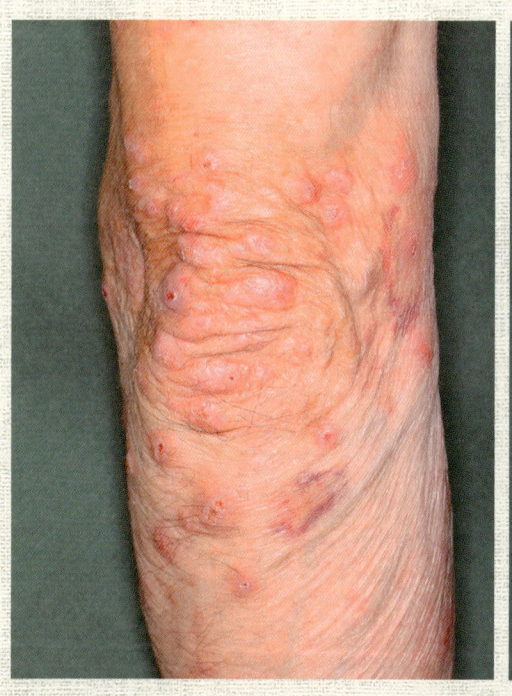
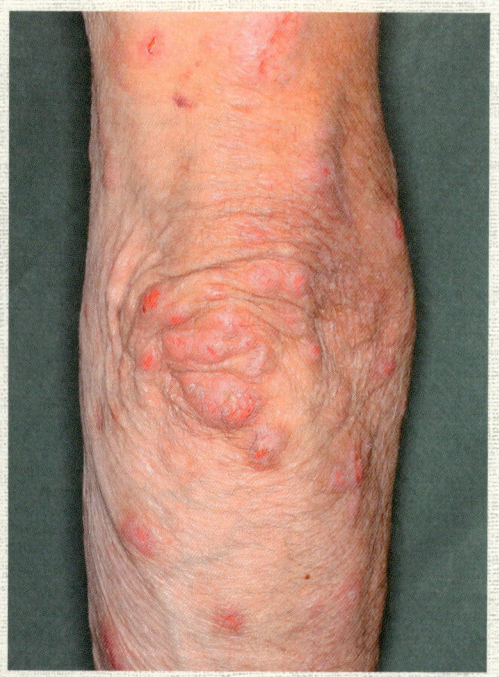

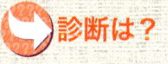

症例5

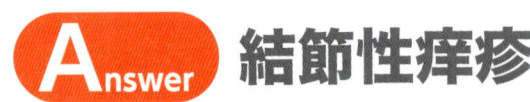 結節性痒疹

■ 結節性痒疹とはこういう病気

- 痒い発疹を呈する疾患はいろいろあるが，そのうち孤立性の丘疹・結節を主体とするものを**痒疹**という
- 日本皮膚科学会（日皮会）の慢性痒疹診療ガイドライン[1]では，「痒疹は痒みを伴う孤立性丘疹に特徴づけられる反応性皮膚疾患である」とされている
- この「孤立性丘疹」を「痒疹丘疹」という
- 痒疹丘疹は，「原則として集簇しても融合しない」とされている
- 上記ガイドラインでは，急性痒疹，亜急性痒疹，慢性痒疹の3つに分けられている
- 慢性痒疹は，さらに結節性痒疹と多形慢性痒疹に分けられる
- 結節性痒疹のイメージは明確である（後述）

■ 診断のパターンはこれだ！ 〜診断の考え方・進め方

> 四肢伸側 ＋ 痒み ＋ 孤立性の結節 ＋ 慢性の経過 ⇔ 結節性痒疹

- 急性痒疹は，「虫刺症ないし虫刺症に擬せられるもの」と考えてよい
- これに対し，結節性痒疹は，「虫刺症のこじれたもの」というイメージである
- すなわち，結節性痒疹は，孤立性に散在する痒い結節（ここまでは急性痒疹と同じ）であるが，経過は慢性で数カ月におよび，個疹は硬いドーム状または疣状を呈する
- 結節性痒疹は四肢伸側に好発するが，体幹に広範囲にみられることもある[1]（図）

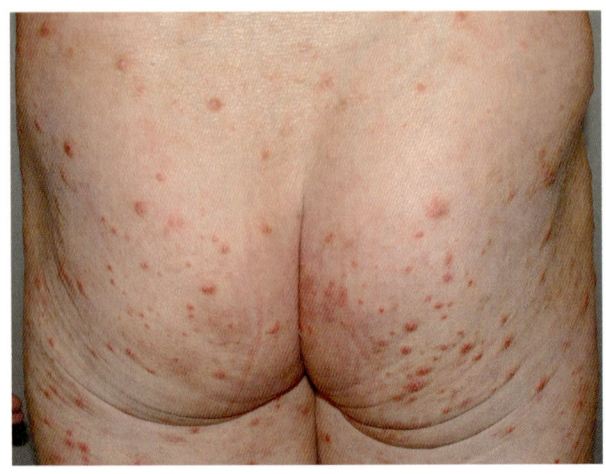

図　症例5の臀部の痒疹

- 病理組織学的には，不規則な表皮肥厚を伴い，慢性単純性苔癬（Vidal苔癬）と同じく，慢性湿疹の像である

■ 治療のパターンはこれだ！ 〜治療の考え方・進め方

> 結節性痒疹 ⇒ ステロイド外用薬（特にテープ剤）

- 皮脂欠乏性皮膚炎に対する治療（生活指導，保湿薬，ステロイド外用薬：p25参照）はすべて行ってよい
- ステロイド外用薬を使用する場合，結節局所にピンポイントに塗らないと，周囲の皮膚に萎縮や紫斑といった局所副作用をきたす
- ピンポイントに作用させるという点では，手湿疹の亀裂に対するのと同様，ステロイド含有テープ剤（ドレニゾン®テープなど）が適している
- ステロイド含有テープ剤は一種の**密封療法**（ODT：occlusive dressing technique）であり，経皮吸収をよくして効果を高める
- 欠点は，結節に合わせて切り貼りするのが面倒，ということであるが，長年患っている疾患を大きな副作用もなく治療するためには，ある程度手間暇かけるのは致し方ないところであろうと，説明している
- 抗ヒスタミン薬の内服は，皮脂欠乏性皮膚炎，アトピー性皮膚炎と同様，蕁麻疹に対するほどの効果はない．用いるなら，なるべく非鎮静性のものが望ましい
- 慢性痒疹の65〜80％にアトピー性皮膚炎が存在するといわれる[1]．アトピー性皮膚炎に合併した痒疹（アトピー性痒疹）に対しては，シクロスポリン（ネオーラル®）が使用可能である
- その他の治療として，ステロイド局注，液体窒素による凍結療法，紫外線療法などがあげられる

■ ここが落とし穴！

- 鑑別ではまず疥癬を否定する必要がある
- その他，後天性反応性穿孔性膠原線維症，アミロイド苔癬などが鑑別にあがる
- 後天性反応性穿孔性膠原線維症は，糖尿病などで合併しやすい．痒みのある結節中央に角栓を有し，組織学的に変性した膠原線維の排出をみる．結節性痒疹とほとんど変わらない，という見方もある[2]
- アミロイド苔癬は，四肢伸側や背部に痒くて硬い丘疹が集簇し，おろし金のような局面を形成する．病理組織学的にアミロイドの沈着が証明される
- 主に経産婦の妊娠初期以降にみられる痒疹を**妊娠性痒疹**という．母体や胎児に重篤な影響は生じないが，ステロイド外用薬のなかには，妊婦に対し「使用しないことが望ましい」と添付文書に書かれているものがあるので知っておく（表）

表　妊婦に「使用しないことが望ましい」ステロイド外用薬

ランク	主な商品名	一般名
Strongest	デルモベート®	クロベタゾールプロピオン酸エステル
	ダイアコート® ジフラール®	ジフロラゾン酢酸エステル
Very strong	リンデロン®-DP	ベタメタゾンジプロピオン酸エステル
	フルメタ®	モメタゾンフランカルボン酸エステル

■ より深い話（Advanced Lecture）

- 日皮会ガイドライン[1]では，亜急性痒疹は，「急性痒疹・慢性痒疹のいずれにも属さないものの総称」とされている．すなわち，亜急性痒疹には特異的な所見がない
- 多形慢性痒疹の丘疹は，結節性痒疹よりも小型である．日皮会ガイドライン[1]では「皮内に埋没したような」と表現されている
- 多形慢性痒疹は「慢性の臨床経過をたどる」が「個疹は亜急性の病変である」とされる．一方，亜急性痒疹も慢性の経過をたどる，ともいう[3]．要するに両者とも個疹は「亜急性」で，経過は「慢性」である．両者の区別は明確でない[4]
- 痒疹丘疹は「原則融合しない」のだが，多形慢性痒疹では，「集簇・融合し苔癬化を呈する」とされている．多形慢性痒疹と湿疹との境界は線引きするのは困難で，米国では多形慢性痒疹は湿疹に含めていると考えられる[3]
- つまり，亜急性痒疹と多形慢性痒疹は，湿疹と明確な区別が困難，というカテゴリにまとめた方が理解しやすい
- 非専門医であれば，痒疹とは，①**虫刺症（急性痒疹）**，②**結節性痒疹**，③**湿疹と区別困難なもの（亜急性痒疹，多形慢性痒疹）**，の3つに分けられるととらえておけばよい
- つまり，すでにある虫刺症と湿疹の概念に，結節性痒疹のイメージを追加すれば十分である

> **虎のひとこと**
> 痒疹には長い分類の歴史があり，「深い話」をし出すと迷宮に入りこんでしまう．

引用文献

1) 佐藤貴浩, 他：慢性痒疹診療ガイドライン．日皮会誌，122：1-16, 2012
2) 片桐一元, 他：痒疹はなぜ起こる？ 皮膚アレルギーフロンティア，13：94-101, 2015
3) 戸倉新樹：痒疹はどのようにしてできるのか〜ヒトのデータから〜．皮膚アレルギーフロンティア，13：83-86, 2015
4) 椛島健治：慢性痒疹の病態と発症メカニズム．「紅斑と痒疹」（横関博雄, 他/編），pp184-188, 中山書店，2013

（梅林芳弘）

症例6　体幹の痒い発疹

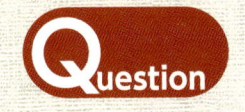

Question

60歳男性．2年前，腹部に痒い発疹が出現．種々の外用薬を塗布するも，次第に拡大して胸部・腰背部にまで及ぶ広範囲の発疹となった．

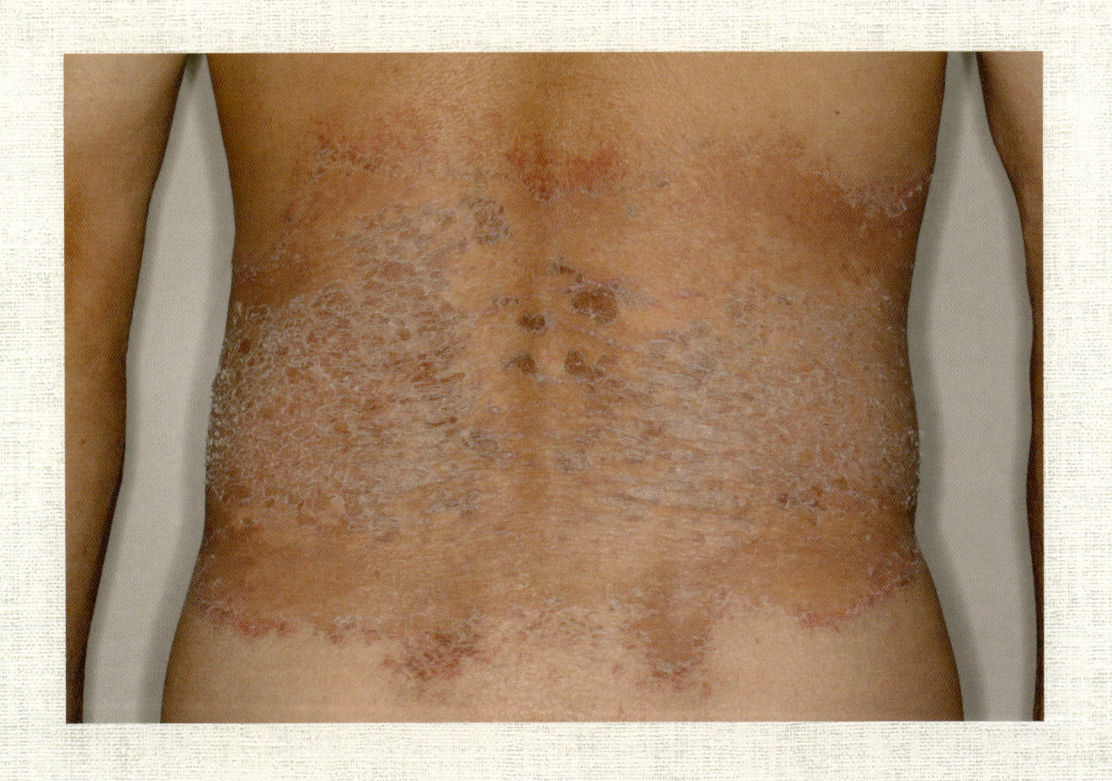

診断は？

症例6

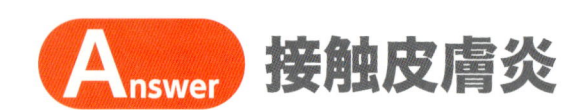

Answer 接触皮膚炎

■ 接触皮膚炎とはこういう病気

- 皮膚に到達した物質による**一次刺激**，あるいは**アレルギー性**反応により起こった皮膚炎である
- 皮膚に加わった刺激が皮膚の恒常性を超えたときに起こる湿疹・皮膚炎群と総称される疾患群のうち，接触によると明らかになったものを特に接触皮膚炎と称する．他の湿疹・皮膚炎群と同様に**紅斑**や**丘疹**を呈し，**痒み**を伴うことが多いが，原因物質が到達した部位だけに限局して比較的**境界明瞭な皮膚炎**が生ずることが，診断上重要なポイントである
- 一次刺激性接触皮膚炎は，皮膚が耐えられる一定の閾値を超えた刺激で生じ，初回接触でも，誰でも起こりうるものである．アレルギー性接触皮膚炎は，アレルゲンとしての感作成立後に再度接触した場合に起こるものである

■ 診断のパターンはこれだ！ ～診断の考え方・進め方

> 境界明瞭な紅斑・丘疹 ＋ 痒み ＋ 接触源曝露の病歴 ⇔ 接触皮膚炎

- 日常遭遇する痒みを伴う紅斑と丘疹は湿疹であることが多く，接触皮膚炎は原因物質が到達した部位だけに生ずることから**境界明瞭**な分布を示すことが診断のきっかけになる（**図1，2**）
- そこから接触皮膚炎を疑って，その部位に何か物質が接触するようなことがなかったか**心当たりを確認**することになる．例えば，発症する数～十数時間前に湿布を貼った，山歩きで藪に入った，などの心当たりがあれば，患者も医師も納得ということになる
- 一方で，接触源が付着した時点では特に自覚症状を感じないことが多いため，あとから患者に病歴聴取しても心当たりがないと**否定**することも珍しくない
- 症例6は，「2年間いろいろな外用薬を試されたが治癒しない」として受診したが，臨床像から

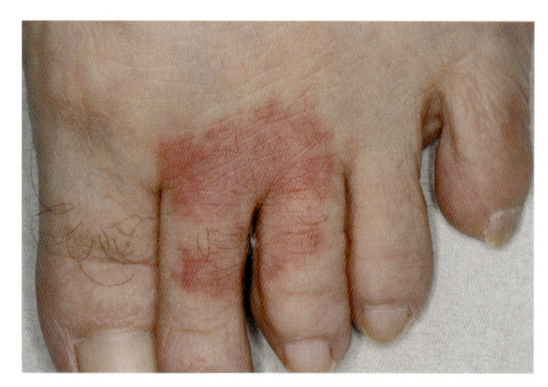

図1 抗真菌外用薬による接触皮膚炎
趾間の鱗屑に対して真菌鏡検を行わずに抗真菌外用薬を処方したところ，塗布部位に一致した紅斑が出現した

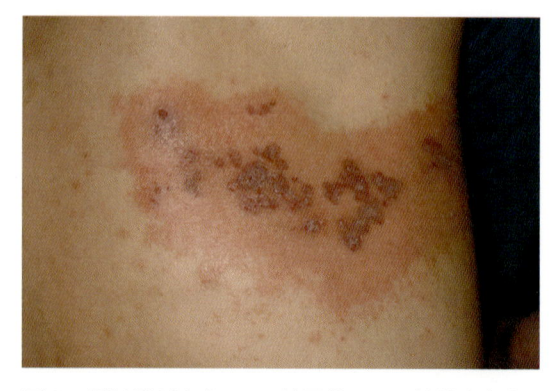

図2 活性型ビタミンD3外用薬による接触皮膚炎
汗孔角化症（中央の褐色斑）に対して処方した（保険適応外）したところ，塗布部位に一致した紅斑が出現した

接触皮膚炎と考え病歴聴取をしたところ，痒み止めとして当初から市販の外用薬を塗布していた．そこで，この外用薬を原因として疑った

■ 治療のパターンはこれだ！　～治療の考え方・進め方

> 接触皮膚炎　⇒　原因回避 ＋ 対症療法（ステロイド外用 ＋ 抗ヒスタミン薬内服）

- 急性に発症したもので推定される接触源からすでに遠ざかっている場合には，患者に今後の注意を促すとともに，症状をすみやかに軽快させて苦痛を除去する．湿疹・皮膚炎群の治療原則に従い，炎症の強さと塗布部位の吸収を考慮した適切なランクの**ステロイド外用薬**を処方し，苦痛軽減と掻破による悪化を抑制するための**非鎮静性抗ヒスタミン薬（内服）**を必要に応じて処方する
- 成人では一般的には，体にはモメタゾンフランカルボン酸エステル（フルメタ®）などの**very strong**クラス，顔にはアルクロメタゾンプロピオン酸エステル（アルメタ®）などの**medium (mild)** クラスのステロイド軟膏を1日2回外用する．しかし，接触皮膚炎はしばしば高度の皮膚炎を起こすため，その場合には，体にはクロベタゾールプロピオン酸エステル（デルモベート®）などの**strongest**クラス，顔にはデキサメタゾン吉草酸エステル（ボアラ®）などの**strong**クラスのステロイド軟膏を外用することもある．連用により副作用が生じやすいため，急性で一過性の場合にだけ，およそ1週間以内にとどめた方がよい
- 慢性あるいは反復性のものでは，**接触源を同定**して接触皮膚炎の**確定診断**をつけることが，**根治的な治療**になる．外用薬を接触源として疑った症例6では，外用薬すべてを中止させたところ，それだけで2週間後に治癒した（図3）
- 接触皮膚炎が疑われるが原因がはっきりしない場合には，皮膚科医に精査を依頼する．皮膚科医は，日常接触するもの（装身具，洗剤，医薬品など）を注意深く聴取してパッチテストを行う．また，原因として比較的頻度が高いアレルゲン22種類を一括したパッチテストパネル®（S）が佐藤製薬から最近発売され（図4），検索しやすくなった．パッチテストは貼布後2，3，7日後にICDRG（International Contact Dermatitis Research Group）基準（表）により判定する．その実施にはさまざまなノウハウがあるので，**パッチテストについては皮膚科専門医にお任せいただきたい**
- 症例6では，原因と考えた市販外用薬の成分別パッチテストを実施したところ，防腐剤として医薬品に広範囲に含まれている塩化ベンザルコニウムが陽性であった

■ ここが落とし穴！

- 慢性湿疹として片付けられているもののなかに，**接触皮膚炎が隠れている**．症例6も，これまで慢性湿疹や乾癬として治療されていた
- ただし，湿疹は外的刺激と内なる恒常性のバランスが崩れて起こる皮膚炎であるから，**湿疹の多くが接触皮膚炎の要素をもっている**．何か1つの決定的な原因があるはず，という思い込みがあてのない原因検索の連続になることもある

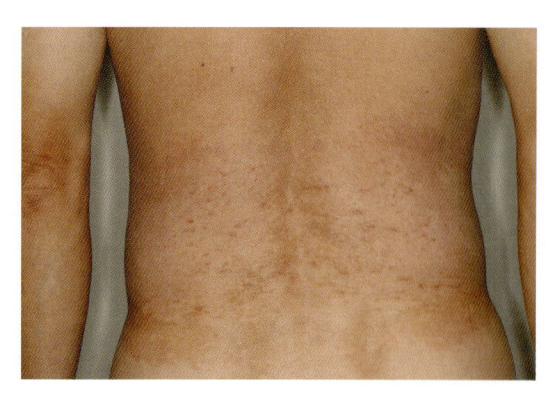

図3　症例6，初診から2週間後
前医の処方薬，OTCなど外用薬すべてを中止したところ，速やかに治癒した

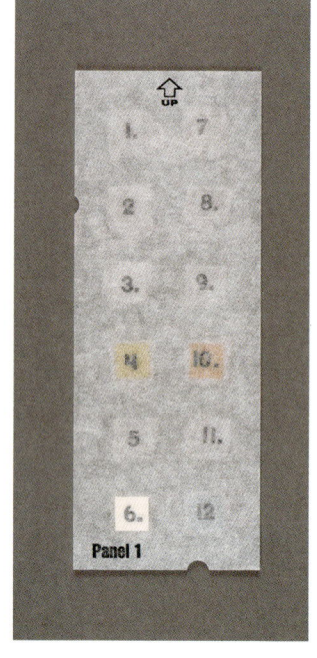

表　ICDRGによるパッチテスト判定基準

略号	判定	反応
−	negative	反応なし
+?	doubtful reaction	紅斑のみ
+	weak reaction	紅斑＋浸潤，丘疹
++	strong reaction	紅斑＋浸潤＋丘疹＋小水疱
+++	extreme reaction	大水疱

図4　パッチテストパネル®（S）（佐藤製薬）製品写真
背部に貼布し，2日後に剥がして判定する
佐藤製薬医療関係者向け情報サイト（http://med-info-sato.com/products/patch_test_panel/index.html）より転載

■ より深い話（Advanced Lecture）

- 経皮感作された抗原が，経口・注射・吸入など非経皮的に体内に入り全身の皮膚に接触皮膚炎を起こすことがあり，全身性接触皮膚炎と呼ぶ．痔疾用薬や腟錠，湿布薬などによることが多い（前2者は粘膜からの吸収により，後者は湿布薬成分の内服による）
- 全身性接触性皮膚炎の例として，水銀皮膚炎（破損した水銀体温計から水銀蒸気を吸入することによって生じる）が有名だったが，水銀体温計が廃れたことでめったに見なくなった．代わって，手足に小水疱が目立つ異汗性湿疹を呈し全身性にも湿疹が遷延するもののなかに，金属の経口摂取による全身性金属アレルギーがあることが知られてきている

> **虎のひとこと**
> 全身に皮疹が出る場合，抗原吸収が非経皮ルートなら「全身性接触皮膚炎」，経皮ルートなら「接触皮膚炎症候群」．別言すると，前者は湿疹型薬疹，後者は自家感作性皮膚炎．

（古田淳一）

症例7　顔面の発疹

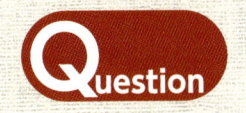

第1章　基本編 虎の巻：救急外来・内科で出会う これだけは押さえたい皮膚疾患

Question

72歳男性．以前からいつも顔面が赤いとのことで来院した．

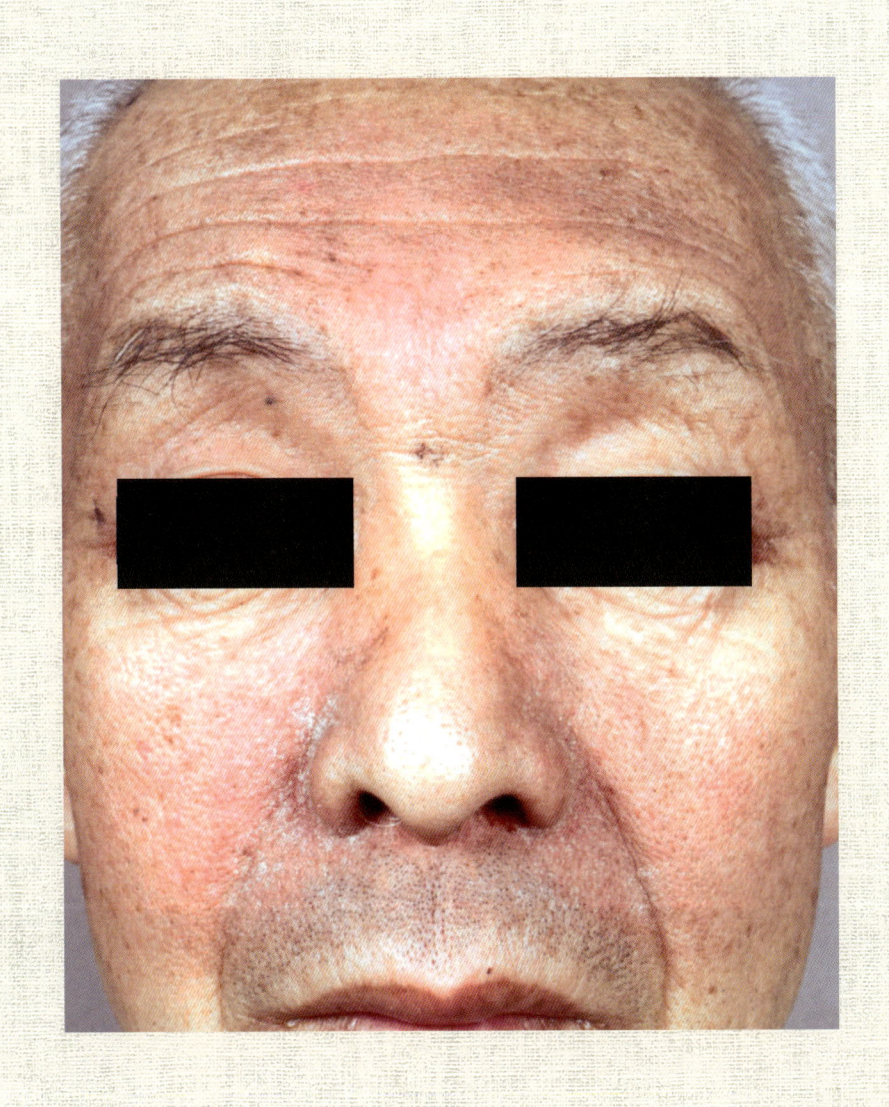

診断は？

症例7

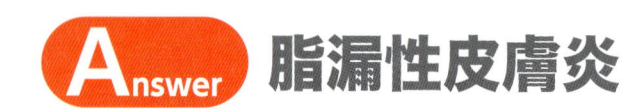

Answer 脂漏性皮膚炎

■ 脂漏性皮膚炎とはこういう病気

- **乳児期**と**思春期以降の成人**に好発する
- 成人期脂漏性皮膚炎は**頭部**の粃糠様鱗屑（フケ）の増加（図1）と，**顔面の脂漏部位**〔特に眉毛付近の前額部と眉間（いわゆる"Tゾーン"），鼻唇溝など〕に**鱗屑と紅斑**を生じ，瘙痒はあっても軽度である[2]
- 発生機序としては，皮膚に常在する好脂性の*Malassezia*属（*Malassezia restricta*など）の菌体が産生するリパーゼが皮脂を遊離脂肪酸に分解し起炎症性を示すとされている[3]

■ 診断のパターンはこれだ！ 〜診断の考え方・進め方

> 頭部，顔面の脂漏部位（Tゾーン，鼻周辺）＋紅斑，粃糠様鱗屑 ⇔ 脂漏性皮膚炎

- 成人型は男性が多く，皮脂分泌が活発な70歳頃までみられる
- 以下に診断のポイントを示す
    ① 紅斑の分布が**脂漏部位**（前額部・眉間のいわゆる"Tゾーン"）
    ② 紅斑は**左右対称**
    ③ 紅斑の表面に白色〜淡黄色の**脂性鱗屑**が付着するが湿潤傾向は少ない
    ④ **瘙痒は軽度**
- **慢性**かつ**再発性**の経過をとる

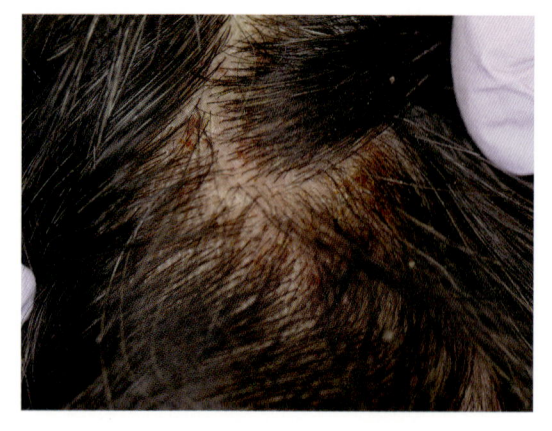

図1　頭部の脂漏性皮膚炎
紅斑と痂皮，鱗屑（フケ）を認める

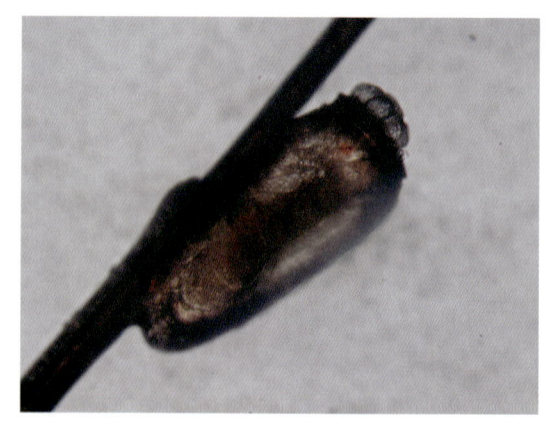

図2　頭じらみの虫卵（顕微鏡写真）
患者の頭髪に付着している

■ 治療のパターンはこれだ！　〜治療の考え方・進め方

> 脂漏性皮膚炎　⇒　強い炎症にはステロイド外用，軽快したらケトコナゾール（ニゾラール®）外用

- 本症には *Malassezia* 属真菌が関与している．抗真菌外用薬としては，保険適応がある**ニゾラール®** のみを用いることができる．被髪頭部はニゾラール® ローション，顔面にはニゾラール® クリームを使う
- 炎症（赤み，痒み）が強い場合には**ステロイド**〔被髪頭部はベタメタゾン吉草酸エステル（リンデロン®-V）ローションやベタメタゾン酪酸エステルプロピオン酸エステル（アンテベート®）ローション，モメタゾンフランカルボン酸エステル（フルメタ®）ローション，顔面ならクロベタゾン酪酸エステル（キンダベート®）軟膏などmildクラスのもの〕を用いる
- 顔面はステロイドの副作用が出やすいので，病変が落ち着いたらニゾラール® クリームによるコントロールに切り替える[4]．
  例；〔朝〕ニゾラール® クリーム・〔夕〕キンダベート® 軟膏，さらに落ち着いたら〔朝夕〕ニゾラール® クリームなど

■ ここが落とし穴！

- 頭皮の慢性的なフケは脂漏性皮膚炎と診断することが多いが，頭皮に限局する乾癬でもありうる．鑑別に迷うこともあるが，初期治療はstrongクラス程度のステロイド外用薬でよい
- 頭皮のフケをみたときの落とし穴は**感染症**である（ステロイド外用薬で悪化する）．病変部の毛が容易に抜ける場合には，**頭部白癬**，**Celsus禿瘡**（ケルスス）を疑う
- フケが毛に付着してとれにくい場合は，**頭じらみ**を疑う．フケの固着した毛髪を鏡検し，虫卵の有無を確認する（図2）

■ より深い話（Advanced Lecture）

- 本症における *Malassezia* の菌糸はほとんどなく，胞子のみだが，通常のKOH直接鏡検ではなかなか検出しにくい．病変部のテープストリッピング後のパーカーKOH（あるいはズームブルー®）を用いた直接鏡検法，真菌DNAを抽出する手法などで検出される[3]
- アトピー性皮膚炎の顔面紅斑では激しい痒みを伴う．体幹・四肢にも紅斑，苔癬化などの皮疹がみられる．血清IgE値高値，アレルギー疾患の既往歴や家族歴などから鑑別する
- 酒皶様皮膚炎（図3）は30歳代から50歳代の女性に多く，ほてりを伴う顔面紅斑が特徴的で，ダーモスコピーで拡張した表在性の血管がみられる．顔面にステロイド外用薬を長期に連用していた場合に発症しやすい
- ゲフィチニブ（イレッサ®），エルロチニブ（タルセバ®）などの分子標的治療薬使用患者の顔面に脂漏性皮膚炎様発疹が発症することがある（図4）
- AIDS患者に脂漏性皮膚炎がしばしば生じる．HIV感染に伴う免疫学的異常と本疾患の関連が指摘されている

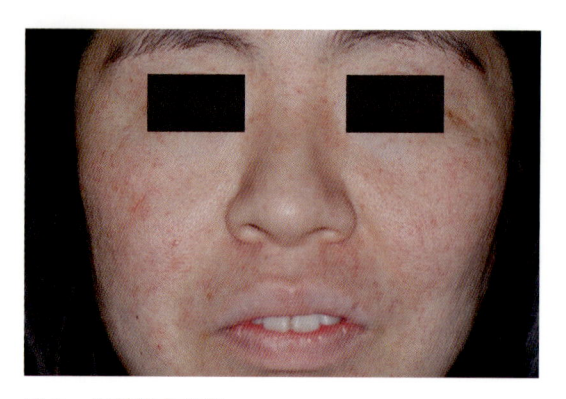

図3　酒皶様皮膚炎
顔面の血管拡張主体の紅斑である

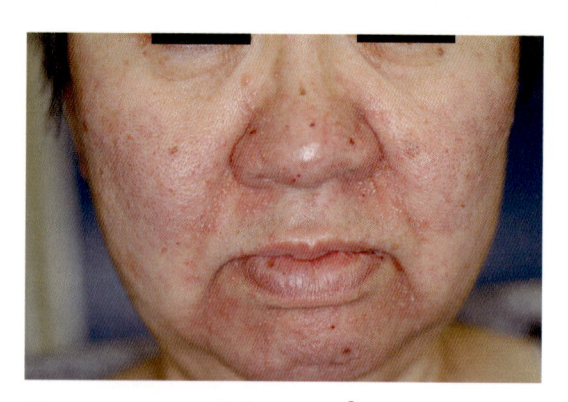

図4　エルロチニブ（タルセバ®）による脂漏性皮膚炎様発疹
鼻唇溝・口囲に，紅斑・小膿疱を伴う

> **虎のひとこと**
> 脂漏性皮膚炎では *Malassezia restricta*，癜風では *Malassezia globosa* が優位である[5]．

Questionの写真は「山田勝裕：湿疹・皮膚炎．シンプル皮膚科学（眞鍋 求，梅林芳弘編），p.61，2014，南江堂」より許諾を得て転載

引用文献

1) 山田勝裕：湿疹・皮膚炎．「シンプル皮膚科学」（眞鍋 求，梅林芳弘/編），p61，南江堂，2014
2) 清 佳浩：脂漏性皮膚炎−臨床症状と各種外用剤の治療効果−．日本医真菌学会雑誌，44：77-80，2003
3) Dawson TL Jr：Malassezia globosa and restricta; Breakthrough understanding of the etiology and treatment of dandruff and seborrheic dermatitis through whole-genome analysis. J Investig Dermatol Symp Proc, 12：15-19, 2007
4) 梅林芳弘：ふけが出やすい，「ふけ症」だ．「あらゆる診療科で役立つ皮膚科の薬　症状からの治療パターン60」，pp117-118，羊土社，2013
5) 杉田 隆：*Malassezia*関連皮膚疾患の原因菌種．「皮膚真菌症を究める」（望月隆他/編），pp164-168，中山書店，2011

（井上多恵）

症例8 陰部の発疹

Question

38歳男性．19歳時に事故で脊髄損傷をきたし，以後両下肢対麻痺の状態である．心筋梗塞，糖尿病，仙骨部褥瘡がある．陰部の紅斑・びらんが悪化し続けている．

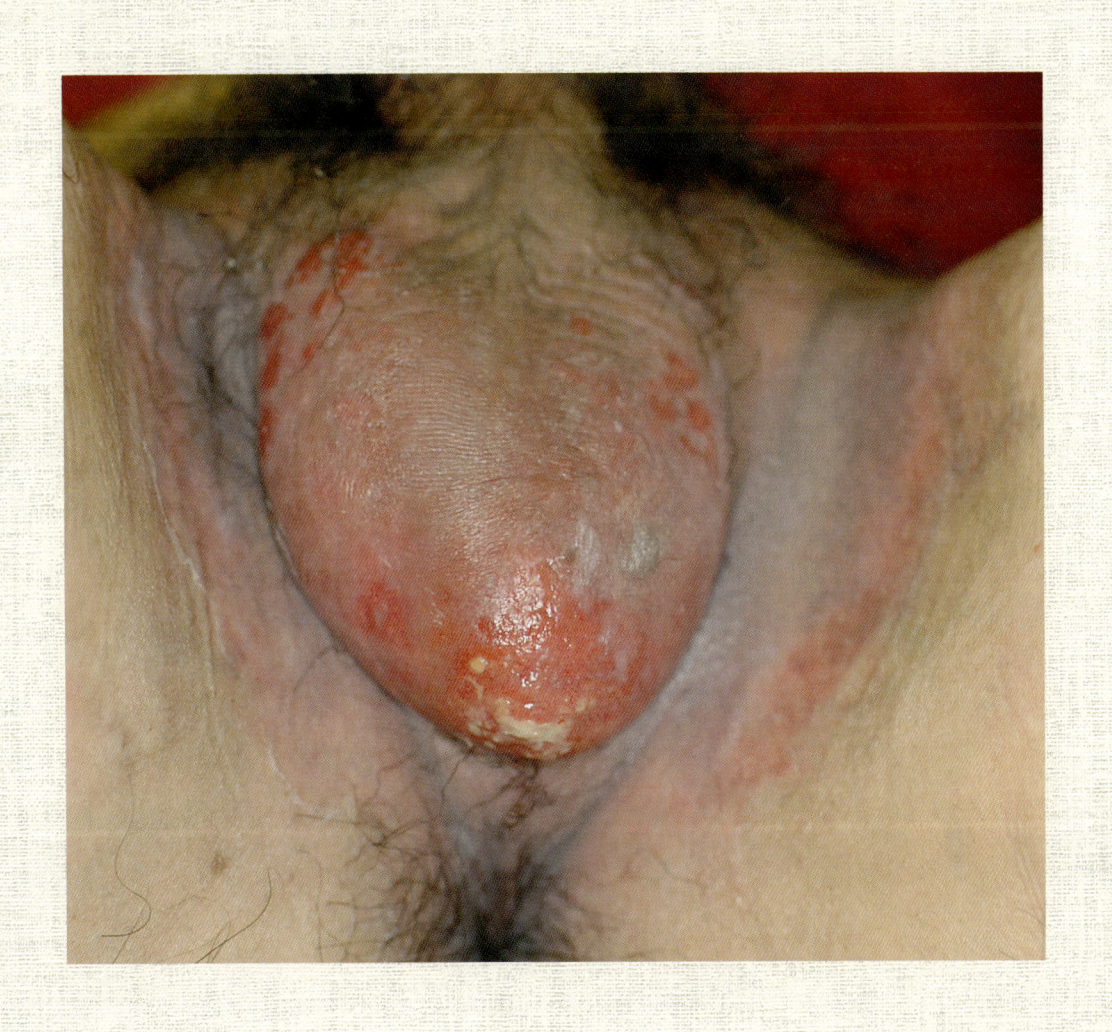

診断は？

症例8

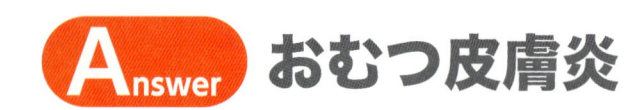

Answer おむつ皮膚炎

■ おむつ皮膚炎とはこういう病気

- おむつのあたるところ（肛囲や陰部）に尿や便による刺激で紅斑やびらんを生ずるもの．下痢が続いたあとや，発熱して入浴ができなかった後に生じやすい[1]
- 1歳未満の乳児では約70％がおむつ皮膚炎（図1）を経験し，おむつがとれる2歳以上ではほとんど経験しなくなる[2]
- 乳児以外では下半身不随の病人，高齢者に生じる

■ 診断のパターンはこれだ！ 〜診断の考え方・進め方

> おむつ使用部 ＋ 紅斑・びらん ＋ 尿や便の汚染 ⇔ おむつ皮膚炎

- おむつのあたる外陰部・下腹部・臀部・恥骨部・上大腿部の凸面に，紅斑・腫脹・漿液性丘疹・びらん・粃糠様の落屑を生じる
- おむつ使用と皮疹により診断する．介護者や保護者からの病歴の聴取を十分に行い，おむつ皮膚炎の背景を探る必要がある

■ 治療のパターンはこれだ！ 〜治療の考え方・進め方

> おむつ皮膚炎 ⇒ 頻繁なおむつ交換 ＋ 清潔ケア ＋ 亜鉛華単軟膏を厚めに外用

- おむつのあたる部位の皮膚を清潔に保ち，乾燥させ，むれないようにおむつ交換を頻繁に行う
- おむつ交換時に微温湯と刺激の少ない石鹸で患部周辺を洗うか，軽く清拭する

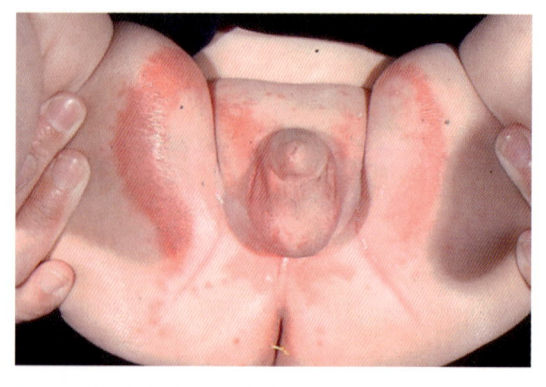

図1　乳幼児のおむつ皮膚炎
皮膚の襞の溝の部分は侵されない
文献3より転載

- 中等症以上の場合，亜鉛華単軟膏を厚めに塗り，尿や下痢便から局所を保護する．亜鉛華単軟膏の拭き取りにオリブ油を用いると，拭き取りやすく刺激も少ない
- 炎症が強い場合，短期間mildクラスのステロイド外用薬（ロコイド®軟膏など）を塗布し，改善したら中止する
- 抗真菌薬（アスタット®軟膏など）を外用することもあるが，原則KOH直接鏡検により真菌（この場合はカンジダ）が検出されることが必須条件である．抗真菌外用薬の基剤が乳剤性基剤（クリーム）だと刺激性皮膚炎を起こすことがある

■ ここが落とし穴！

- 陰部カンジダ症（図2）との鑑別のため，KOH直接鏡検を行う．膜状の角質，鱗屑あるいは膿疱をメスか剪刀で採取し，スライドグラスにのせ，KOH（あるいはズーム®）液を滴下し，カバーグラスをかぶせて顕微鏡で観察する．多数の球形の胞子と糸状の仮性菌糸が確認できる（図3）

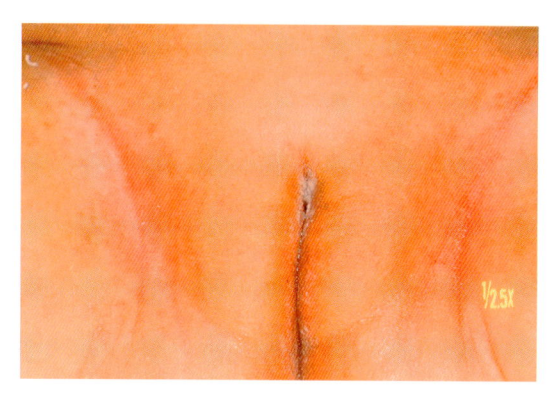

図2　2歳女児，おむつ部皮膚カンジダ症
鱗屑を伴う紅斑，びらん，辺縁に膿疱が散在
文献4より転載

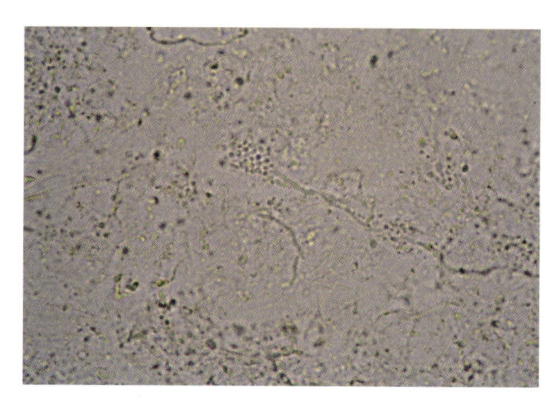

図3　鱗屑内のカンジダ（KOH直接鏡検写真）
多数の球形の胞子と糸状の仮性菌糸
文献3より転載

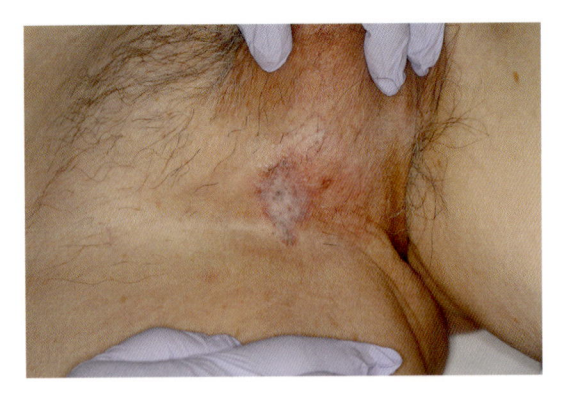

図4　鼠径部の乳房外Paget病
中央部に白色萎縮局面，周囲に紅斑がある

- 患部の清潔を保ち，外用薬で数日様子をみても悪化する場合は，別疾患（下記）の可能性も考え，専門医を紹介した方がよい

■ より深い話（Advanced Lecture）

- 低出生体重児に対する特殊ミルクや経腸栄養剤使用時，長期の経静脈栄養時にビタミン，**微量元素欠乏症**をきたし，肛門・陰部周辺皮膚炎を起こすことがある．そのため病歴聴取で特殊ミルク使用の有無等をチェックするよう心がける
- 成人例では本症や陰部カンジダ症に**乳房外Paget病**（パジェット）を合併していることがときにある．このような場合にはステロイドや抗真菌薬の外用である程度改善は得られたように見えても，乳房外Paget病自体は治癒しない（図4）
- 疥癬患者では全身の瘙痒，丘疹を伴い，**おむつのゴム部などに疥癬トンネル**がみられることがある．トンネル部の角質を採取して鏡検し，疥癬虫・虫卵の有無を調べる

> **虎のひとこと**
> ひらがなでかくと「おむつかぶれ」，漢字で書くと「襁褓皮膚炎」

引用文献

1) 角田孝彦, 他：おむつ皮膚炎. 治療, 86：99-101, 2004
2) 神田奈緒子：乳児期の殿部の病変.「新生児・小児・高齢者の皮膚疾患 最新皮膚科学大系　特別巻1」（玉置邦彦/編）, pp120-123, 中山書店, 2004
3) 成田多恵：皮膚カンジダ症.「内科で出会う見た目で探す皮膚疾患アトラス」（出光俊郎/編）, pp130-132, 羊土社, 2012
4) 津田昌明：皮膚カンジダ症. 治療, 92：2169-2171, 2010

（井上多恵）

第1章

基本編 虎の巻：救急外来・内科で出会う これだけは押さえたい皮膚疾患

症例9　頭部の脱毛斑

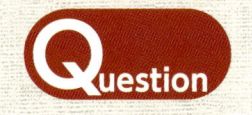

Question

39歳女性．特に自覚はなかったが，美容院で脱毛斑を指摘された．

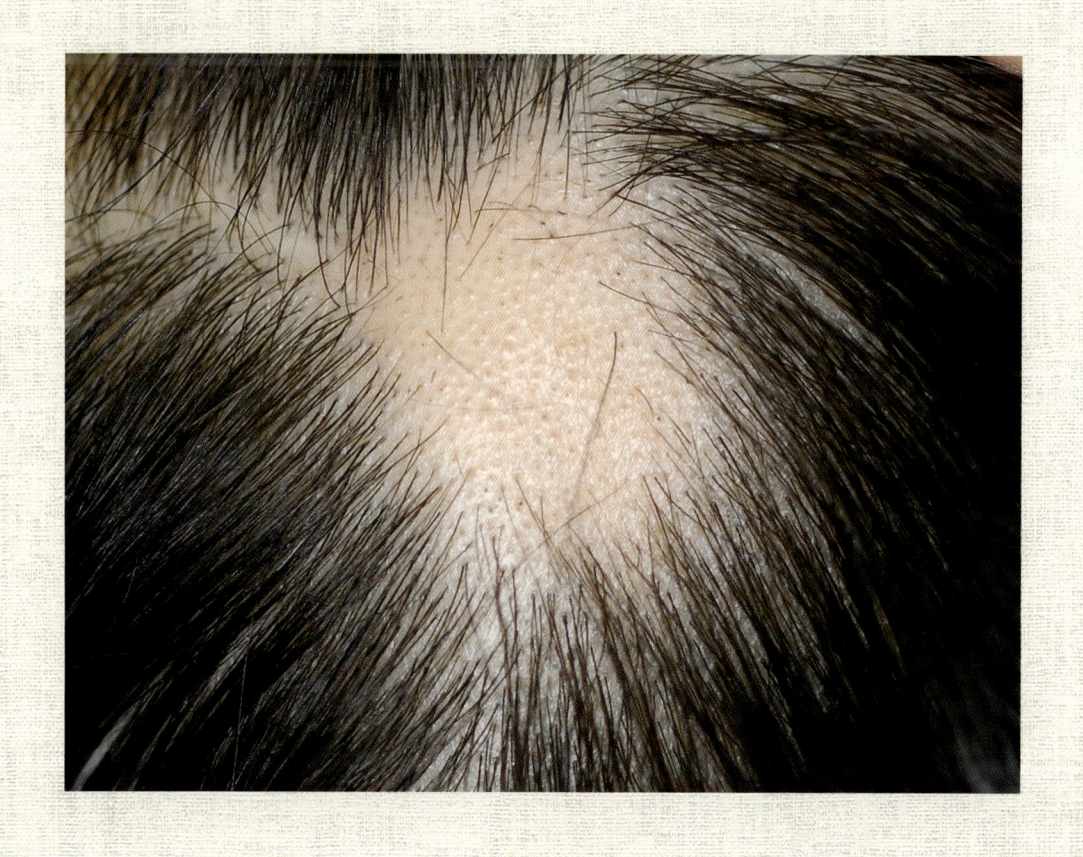

診断は？

Answer 円形脱毛症

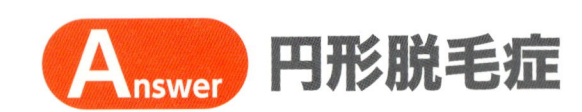

■ 円形脱毛症とはこういう病気

- **原因不明の後天性脱毛症**である．自覚症状や前駆症状等を欠き，円形から斑状の脱毛斑が頭部のみならず毛髪が存在するあらゆる部位に生じうる
- 病因として精神的ストレスなどさまざまな説が提唱されているが，近年は**毛包組織に対する自己免疫疾患**と考えられている[1]

■ 診断のパターンはこれだ！ 〜診断の考え方・進め方

> 円形〜不整形の脱毛巣 ＋ 自覚症状・先行病変なし ⇔ 円形脱毛症

- 病初期には脱毛巣の皮膚表面から断ち切られたように見える**切断毛**や，毛包内に**黒い点状の屍毛**を見ることが多い
- **病毛は鑷子等で容易に抜去できる**（易脱毛性）
- 中央の完成した脱毛部は"つるっ"としており，皮膚の構造的変化がない点も診断のポイントとなる
- 円形脱毛症の臨床的分類は脱毛斑の数，範囲，形態などにより**表**のように大きく分類される[2]

■ 治療のパターンはこれだ！ 〜治療の考え方・進め方

> 円形脱毛症 ⇒ ステロイド外用

- 日本皮膚科学会（日皮会）の円形脱毛症診療ガイドライン[2]では**ステロイド外用薬**を「全病型の第一選択としてよい」としている．very strong以上のステロイドである，ベタメタゾン酪酸エステルプロピオン酸エステル（アンテベート®），モメタゾンフランカルボン酸エステル（フルメタ®），フルオシノニド（トプシム®），クロベタゾールプロピオン酸エステル（デルモベート®）などに円形脱毛症の保険適応がある．副作用としてニキビや毛包炎には注意が必要である

表　円形脱毛症の臨床的分類[2]

通常型円形脱毛症	単発型	脱毛斑が単発のもの
	多発型（図1）	脱毛斑が複数のもの
全頭脱毛症		脱毛が全頭部に拡大したもの
汎発性脱毛症		脱毛が全身に拡大したもの
蛇行状脱毛症（図2）		頭髪の生え際が帯状に脱毛したもの

- 症状が固定した円形脱毛症（発症6カ月以上，拡大傾向や易脱毛性のないもの）には，ステロイド局注や局所免疫療法が勧められている．日皮会のガイドライン[2]における推奨度B以上の治療は，この2つだけである．前者では皮膚萎縮，後者では接触皮膚炎の発生という局所の問題があるので，専門医に任せた方がよい
- アトピー素因をもつものにはフェキソフェナジン（アレグラ®）などの第2世代抗ヒスタミン薬の内服を併用してもよい
- タマサキツヅラフジ抽出アルカロイド（セファランチン®）の内服を併用してもよい
- 冷却療法（液体窒素，雪状炭酸を水疱形成や強い疼痛を生じない程度に圧抵する）を併用してもよい[2]

■ ここが落とし穴！

- 本症には橋本病を中心とする甲状腺疾患，全身性エリテマトーデス（SLE，図3），関節リウマチ，白斑などの自己免疫性疾患の合併がよく知られている

■ より深い話（Advanced Lecture）

- 円形脱毛症の診断や治療効果の判定には，非接触型ダーモスコープを用いて頭皮を観察するトリコスコピーを活用すると非常に有用である[4]
- トリコチロマニアは一種の癖で自分の毛を抜いてしまうために脱毛状態となる．円形脱毛症に似て黒点や切れ毛が見られ，円形脱毛症との鑑別が難しい場合がある．易脱毛性はなく，抜毛行為をやめれば自然に毛が生えてくる

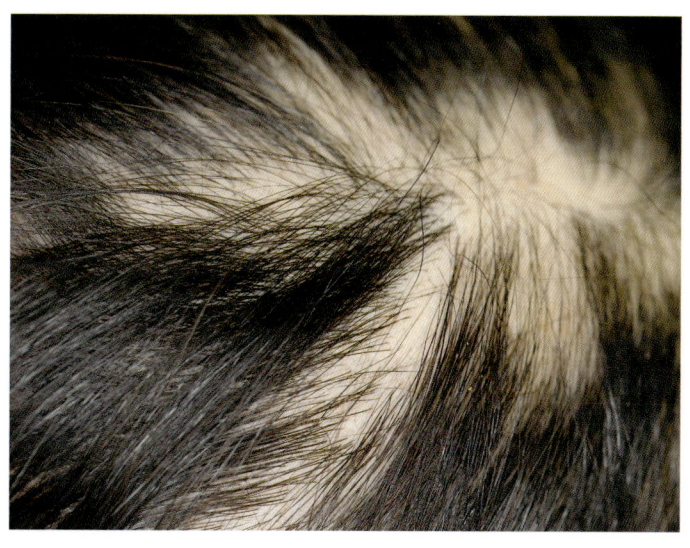

図1　多発性円形脱毛症
脱毛斑が多発・融合し網状の脱毛巣を形成している

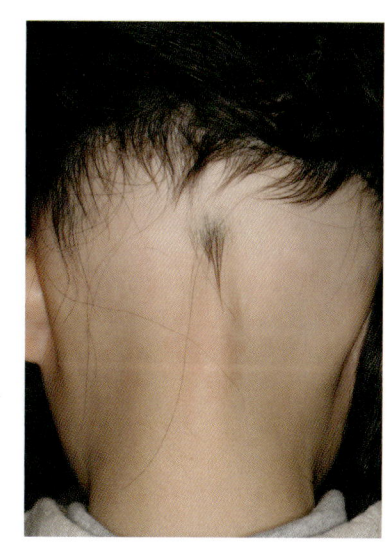

図2　蛇行状脱毛症
項部の生え際に沿って帯状に脱毛．難治である
文献3より転載

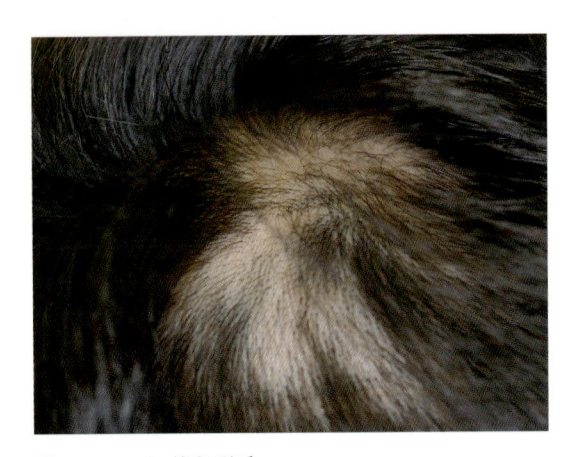

図3　SLEに伴う脱毛
SLEの経過中に低補体血症と頭部脱毛斑が出現した．内服ステロイドの増量により軽快した

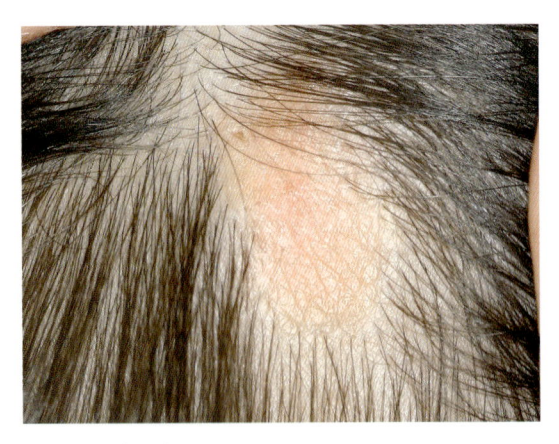

図4　脂腺母斑
頭部の単発性，黄色調の脱毛斑

- 頭部の単発性脱毛斑で，脱毛部の皮膚が黄色調，表面顆粒状変化を伴っているものは，**脂腺母斑**（図4）を考える

> **虎のひとこと**
> 円形脱毛症のガイドライン[2]において，シクロスポリンと漢方薬は「現時点では推奨できない」，分子標的治療薬と鍼灸は「行うべきではない」とされている．

引用文献

1) 荒瀬誠治：毛髪の疾患．「最新皮膚科学大系　第17巻」（玉置邦彦/編），pp21-31，中山書店，2003
2) 荒瀬誠治，他：日本皮膚科学会円形脱毛症診療ガイドライン2010．日皮会誌，120：1841-1859，2010
3) 山田朋子：円形脱毛症．「内科で出会う見た目で探す皮膚疾患アトラス」（出光俊郎/編），pp25-36，羊土社，2012
4) 乾 重樹：トリコスコピー．臨床皮膚科，65：75-88，2011

（井上多恵）

第1章

基本編 虎の巻：救急外来・内科で出会う これだけは押さえたい皮膚疾患

症例10 全身に多発する白斑

Question

3歳男児．1年前から下腹部・臀部・下肢の皮膚が白くなってきた．痒みなどの自覚症状，先行する紅斑はない．

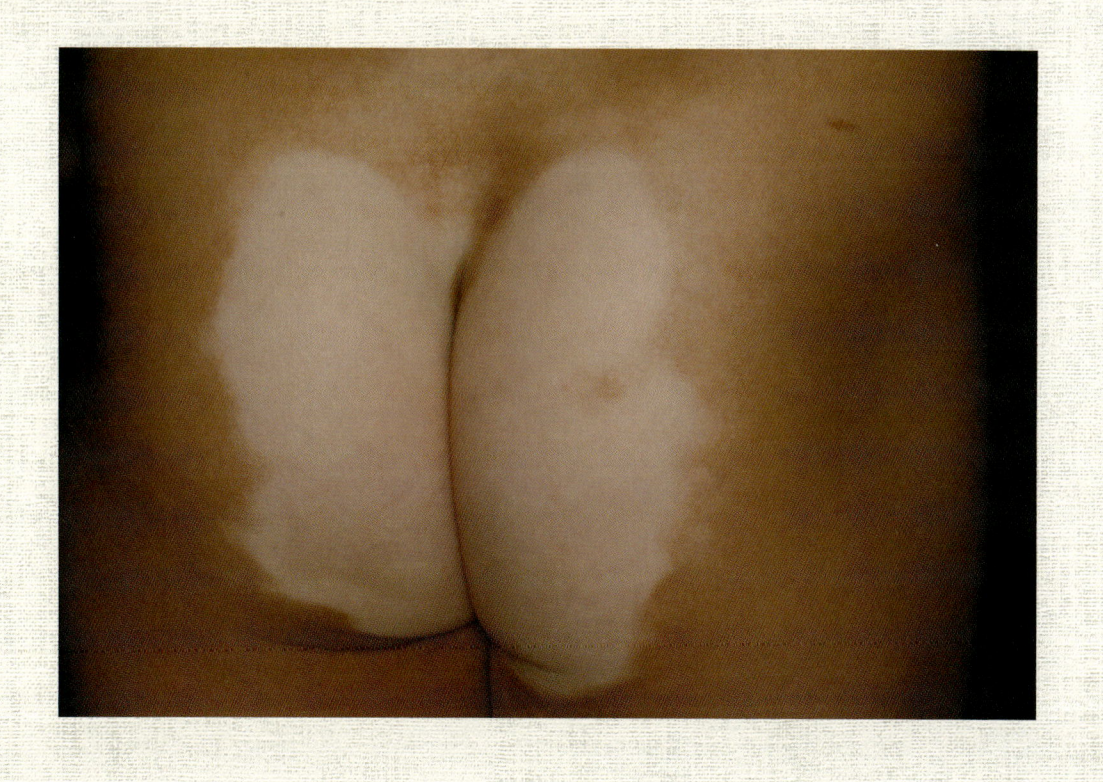

診断は？

Answer 尋常性白斑

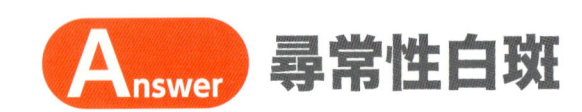

■ 尋常性白斑とはこういう病気

- 白斑とは，皮膚からメラニン色素が喪失した病変である
- 脱色素斑とも言い，完全および不完全脱色素斑に分ける
- **尋常性白斑は後天的に生ずる白斑**である．しばしば，次々に**多発・融合して大型化**し，整容を大きく損なって患者のQOLを著しく障害する
- 神経支配領域に一致する**分節型**と，関係なく多発する**汎発型（非分節型）**に分けられる

■ 診断のパターンはこれだ！ 〜診断の考え方・進め方

> 完全脱色素斑 ＋ 先行病変なし ＋ 多発（ときに神経支配領域に一致） ⇔ 尋常性白斑

- 痒みや紅斑を伴わずに1〜数cm大の**不完全脱色素斑**が生じ，それが数カ月で**完全脱色素斑**になる．脱色素斑は1つだけではなく，近くに**多発して融合**したり，全身のあちこちに多発したりすることが多い
- **神経支配領域に一致して後天的に白斑が多発してきた場合**，その特徴的な分布から，他の白斑を生ずる疾患を除外して**分節型尋常性白斑**と診断できる．一領域にとどまらず隣接，あるいは離れた複数領域に生ずることもある（図1）
- **汎発型（非分節型）**は，神経支配領域と関係なく生ずるもので，分節型よりも高頻度である（図2）
- 汎発型では，稀に甲状腺機能亢進症，Addison病，膠原病（Sjögren症候群を含む），1型糖尿病，悪性貧血，重症筋無力症などの自己免疫疾患の併発が見出されることがある
- 白斑が散在する疾患としては**老人性白斑**もよく遭遇する．老人性白斑では，患者が**30歳代以降**で，おおむね1cmまでの類円形の白斑が**融合傾向を示さずに散発**していることから鑑別する

■ 治療のパターンはこれだ！ 〜治療の考え方・進め方

> 尋常性白斑 ｛ 限局型 ⇒ ステロイド外用薬
> 　　　　　　 汎発型 ⇒ 光線療法

- **ステロイド外用薬**：限局している場合には，12歳以上ではvery strongないしstrongクラスのステロイド外用薬を1日1回，4〜6カ月，12歳未満ではmedium（mild）クラスのステロイド外用薬を1日1回，4カ月を目安に外用する[1]．very strongないしstrongクラスのステロイド外用薬で75％以上の面積に色素再生が得られる割合は，それぞれ56％ないし55％である[2]．皮膚萎縮や潮紅，ステロイド痤瘡などの**ステロイド外用薬の副作用**が出現していないか注意する．一方で，汎発型での奏効率は20％以下で，光線治療が第一選択として推奨されて

いる[1]
- **タクロリムス外用薬**（プロトピック®軟膏）：アトピー性皮膚炎治療薬であり，尋常性白斑に保険適応はないが，有効との報告が多い．1日2回，3～4カ月を目安に外用する[1]．成人では0.1％軟膏を，小児では0.03％軟膏を使用し，2歳未満では禁忌である
- **活性型ビタミンD3外用薬**：カルシポトリオール（ドボネックス®，1日2回），タカルシトール（ボンアルファ®ハイ，1日1回），マキサカルシトール（オキサロール®，1日2回）がある．顔面にはドボネックス®は使えないので，他2剤を用いる．単独使用では効果が乏しいので，光線療法と組み合わせて用いられることも多い．保険適応はない
- **光線療法**：光増感物質のソラレンで前処置してUVAを照射するPUVA（プバ）療法が長く用いられていたが，近年は，前処置が不要な**ナローバンドUVB照射療法**に置き換えられている．50％以上の面積に色素再生が得られた割合が64％であったとの報告がある[3]．**活性型ビタミンD3外用薬との併用が有効**とする報告が多い．光線療法の欠点は，設備がある医療機関に数十回以上の通院を要することと，きわめて多数回照射した場合の皮膚発がんに関する安全性が不明確なことである．このため，ナローバンドUVB照射療法では，例えば1～3回/週で6カ月まで，あるいは60回まで，と期間や回数を区切って効果判定し，継続を検討する[1]．また，周囲の健常部にも色素沈着が起こり，かえって目立ってしまうことがある．健常部への照射を回避するため，308 nm**エキシマレーザー/ライト治療**も行われている（図3）
- **カモフラージュメイク**：化粧品により整容を改善させることができる．この療法に適した化粧品がグラファラボラトリーズ社やマーシュフィールド社などから発売されている

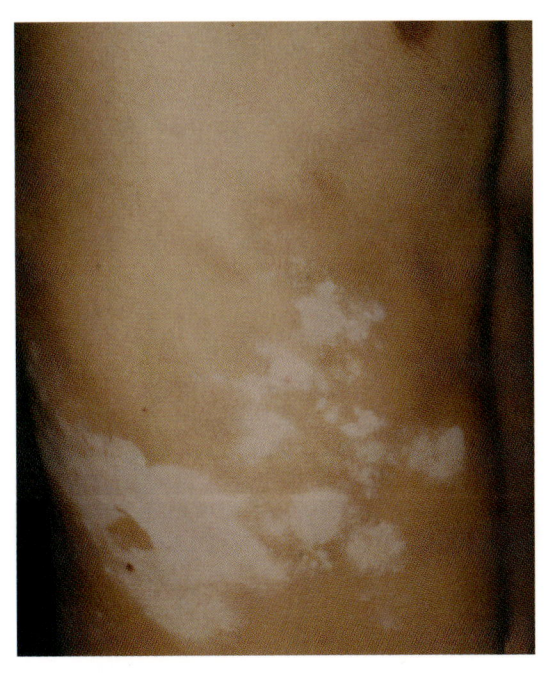

図1　分節型尋常性白斑
右季肋部から背部に配列する．不整形で不完全脱色素斑の部分も多いが，進行すると融合した大型の完全脱色素斑になる

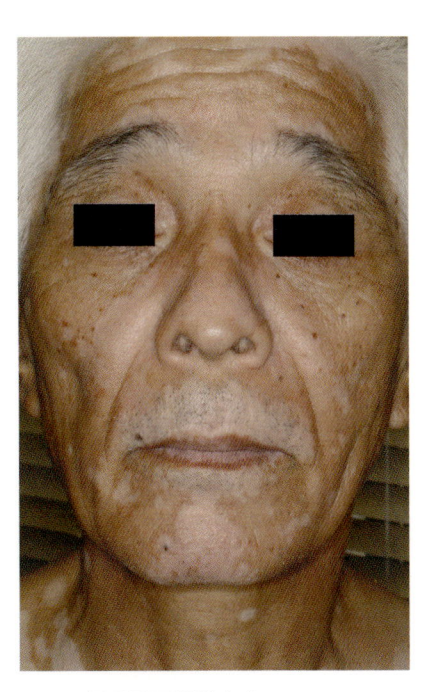

図2　汎発型尋常性白斑
全身性に白斑が多発している．胸腺腫，重症筋無力症合併例で，それによる左眼瞼下垂がある

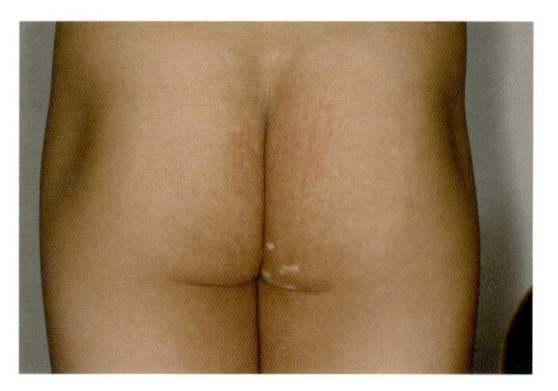

図3 症例10の光線療法後
セラビーム®（ウシオ電機）によるエキシマライト治療50回後．ほとんど再色素化している

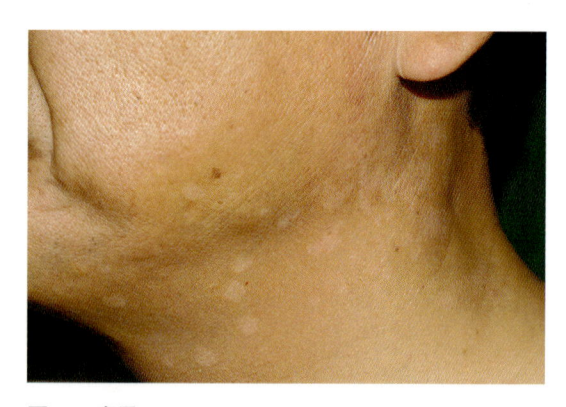

図4 癜風
頸部に脱色素斑が散在している．こすると細かな鱗屑を生じ，これをKOH法で鏡検すると菌糸が観察できる．ケトコナゾール（ニゾラール®）クリームを外用する
写真提供：梅林芳弘

■ ここが落とし穴！

- 癜風は，皮膚常在真菌である *Malassezia*（マラセチア）が，高温多湿条件下で異常に増殖して起こる．1 cm程度の円形・境界明瞭な褐色斑ないし脱色素斑（図4）が，主に成人の胸部や上背部に多発する．落とし穴としたのは，脱色素斑が治癒後もしばらく残り，尋常性白斑と紛らわしいことがあるからである．癜風は，1 cm程度の類円形皮疹で融合傾向が乏しいこと，擦ると多数の鱗屑があらわになることが鑑別点になる
- Vogt-Koyanagi-Harada（フォークト）病でも白斑を生じるが，髄膜炎，ぶどう膜炎，難聴を伴う．メラニン細胞に対する自己免疫疾患と考えられており，皮膚の臨床像は汎発型尋常性白斑そのものである

■ より深い話（Advanced Lecture）

- 本症の病因についてはまだよくわかっていないことが多い．分節型は，その分布から自律神経バランスの破綻によるとの説がある．一方で汎発型は，患者から抗メラノサイト抗体が検出されたり，他の自己免疫疾患を併発したりすることがあるため，自己免疫疾患の一種と考えられている

> **虎のひとこと**
> 先天性の白斑には，眼皮膚白皮症（汎発性，完全色素脱失），まだら症（限局性，完全色素脱失），脱色素性母斑（限局性，不完全色素脱失）がある．

引用文献

1) 鈴木民夫，他：尋常性白斑診療ガイドライン．日皮会誌，122：1725-1740，2012
2) Njoo MD, et al：Nonsurgical repigmentation therapies in vitiligo. Meta-analysis of the literature. Arch Dermatol, 134：1532-1540, 1998
3) Yones SS, et al：Randomized Double-blind Trial of Treatment of Vitiligo. Efficacy of Psoralen-UV-A Therapy vs Narrowband-UV-B Therapy. Arch Dermatol, 143：578-584, 2007

（古田淳一）

症例11　顔面の色素斑

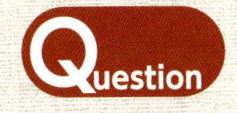

第1章　基本編 虎の巻：救急外来・内科で出会う これだけは押さえたい皮膚疾患

Question

43歳女性．30歳代で出産してから，両頬部の色素斑が増強してきてなかなか消えない．

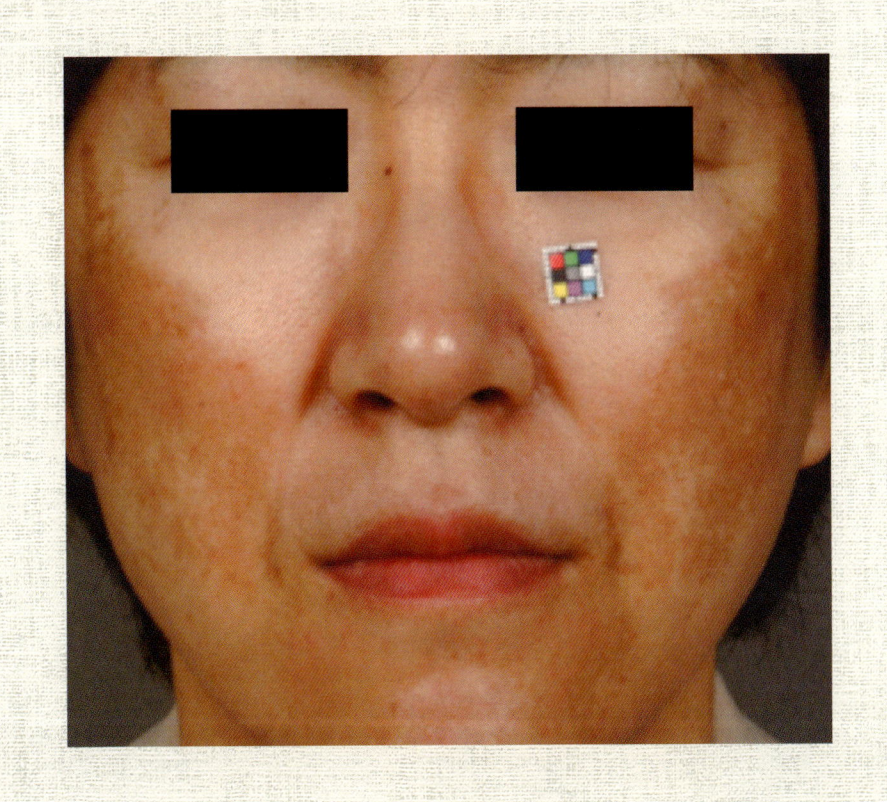

診断は？

Answer 肝斑

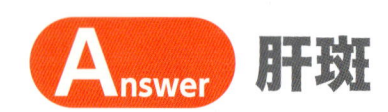

■ 肝斑とはこういう病気

- 肝斑とは，局所的な原因がなく顔面に発生する後天性斑状色素増加症である．大部分が**女性**で，**30〜40歳代**に発症する
- **妊娠が増悪因子**となり，分娩後，月経再開とともに徐々に消褪するが，長期に持続するものもある．経口避妊薬による増悪も報告されている
- 紫外線，化粧品，洗顔時の刺激（頬部の擦りすぎ，図1）も原因としてあげられる[2]

■ 診断のパターンはこれだ！ 〜診断の考え方・進め方

> 頬の褐色斑 ＋ 左右対称 ＋ 眼周囲にはない ⇔ 肝斑

- 症例11は，左右対称性に，頬骨部から頬，口囲にかけて褐色斑があり，**眼周囲は褐色斑がない**ことから診断できる
- 出産後30歳代ころから増強してくる点も，本症に特徴的である
- 肝斑患者の3〜4割は接触皮膚炎の既往がある．臨床的に，色素斑と淡い紅斑（皮膚炎）が併存しているかを診る．使用している化粧品類も確認する

■ 治療のパターンはこれだ！ 〜治療の考え方・進め方

> 肝斑 ⇒ トラネキサム酸 ＋ ビタミンC内服 ＋ 美白剤の併用

- トラネキサム酸（トランサミン®）750 mg〜1,500 mg/日，ビタミンC（シナール®）600 mg〜1,000 mg/日を内服する
- 美白剤として院内製剤のハイドロキノン（2〜5％配合）のクリーム，クリニック内のみで販

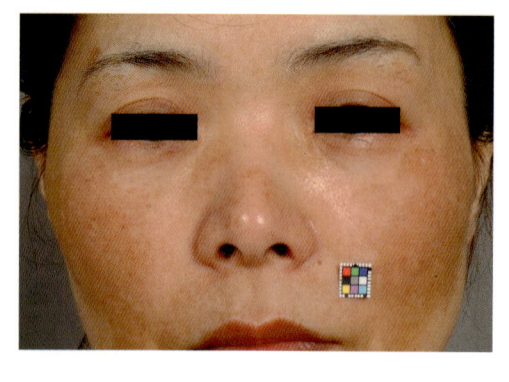

図1 洗顔時に「めがね拭き」で擦りすぎることによる肝斑
両頬部・顎・額の色素沈着，両頬部の紅斑

売されているハイドロキノン配合美容液（ロート，ディーアールエックス® HQ ブライトニング®）を外用する．使用部位の紅斑などの刺激症状（使用をやめれば軽快する），色素脱失に注意する
- 他に美白化粧品として，コウジ酸（コーセー，コスメデコルテ ホワイトロジストメラノクルーザー），4-メトキシサリチル酸カリウム塩とm-トラネキサム酸（資生堂インターナショナル，ホワイトルーセント インテンシブ スポットターゲティング セラム⁺）などは化粧品店で購入できる．効果はハイドロキノンより劣る
- グリコール酸を用いた2週間に1回のケミカルピーリングとハイドロキノンの併用も有効との報告があるが，「ケミカルピーリングガイドライン」では推奨度C2（十分な根拠がないので現時点では推奨できない）である[3]

■ ここが落とし穴！

- 本症はもともと**紫外線が悪化因子**であるため，**治療中も紫外線の曝露をできるだけ避ける**．UVA，UVB両者を遮光するサンスクリーンクリーム（PA＋＋＋～＋＋＋＋，SPF30～50）の使用が有効である．妊娠3カ月からサンスクリーン製剤を使用することで肝斑の発生頻度を減少させることができる[2]
- 肝斑に対するレーザー治療は，原則禁忌とされている．太田母斑や老人性色素斑に対するのと同じ照射法は，しばしば色素増強をまねく
- 近年ではアジアを中心に，低出力Q-スイッチNd：YAGレーザーによるレーザートーニングを行った症例も報告されているが，再燃例もあり[4]，有効性は確立されていない

■ より深い話（Advanced Lecture）

- 炎症症状と色素沈着が顔面に広範囲に分布している炎症後色素沈着（黒皮症を含む）の場合には，パッチテストで外用薬や化粧品などに陽性反応を示すことがある（図2）．この場合には原因となっている外用薬や化粧品の中止が第一選択である
- 後天性真皮メラノサイトーシス（後天性両側性太田母斑様色素斑，図3）では，額外側，頬部，鼻翼部などに紫褐色の3～5mm大の斑が左右対称性に認められる．肝斑と紛らわしいが，眼周囲にもみられることが多い．皮膚生検により真皮にメラニン顆粒をもった色素細胞が存在することで確認する．Q-スイッチレーザー治療が有効である
- 雀卵斑（図4）は2～4mm大の褐色の色素斑が頬，鼻を主体に散在する．Q-スイッチレーザー治療が有効である

> **虎のひとこと**
> 医者がいうシミは肝斑，患者がいうシミの多くは老人性色素斑（日光黒子）[5]．

Questionの写真は「蓮沼直子：色素異常症．シンプル皮膚科学（眞鍋 求，梅林芳弘編），p141，2014，南江堂」より許諾を得て転載

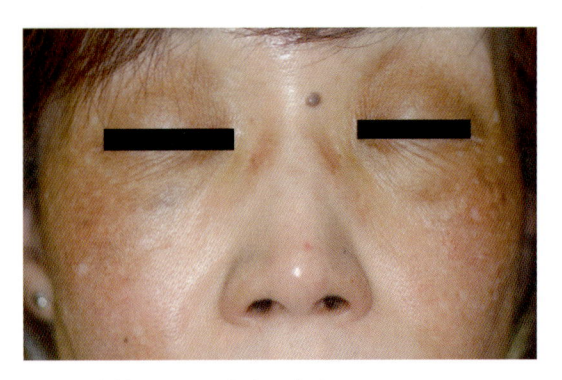

図2　化粧品による白斑黒皮症
パッチテストで化粧品が陽性を示した

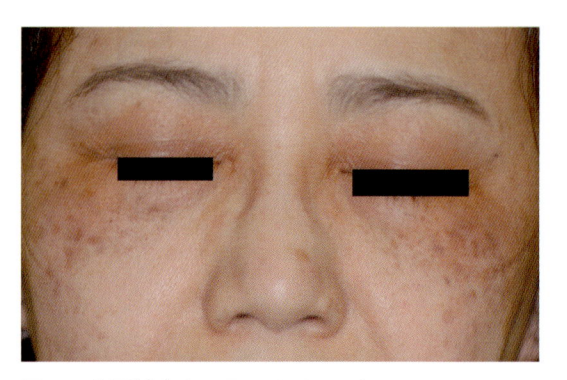

図3　後天性真皮メラノサイトーシス
両頬部に紫褐色の斑が左右対称に分布している

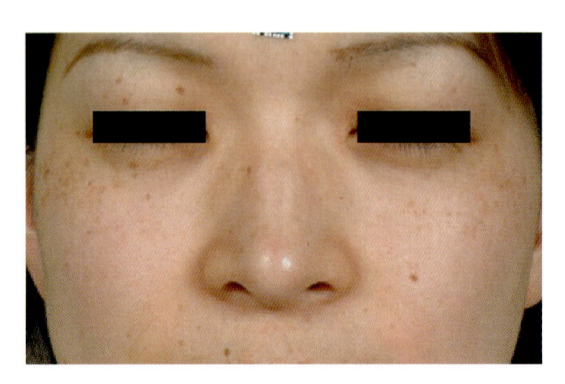

図4　雀卵斑
両眼囲に小褐色斑が散在している

引用文献

1) 蓮沼直子：色素異常症.「シンプル皮膚科学」(眞鍋 求, 梅林芳弘/編), p141, 南江堂, 2014
2) 松永佳世子：肝斑.「最新皮膚科学大系　第8巻」(玉置邦彦, 他/編), pp71-77, 中山書店, 2002
3) 古川福美, 他：日本皮膚科学会ケミカルピーリングガイドライン (改訂第3版). 日皮会誌, 118：347-355, 2008
4) 秋田浩孝：低出力Qスイッチ Nd：YAGレーザートーニングによる肝斑の治療. 日本医事新報, 4674：17-20, 2013
5) 渡辺晋一：シミの定義と頻度・性差・好発年齢.「シミと白斑最新診療ガイド」(市橋正光/編), pp2-5, 中山書店, 2012

（井上多恵）

症例12　爪周囲の疼痛と結節

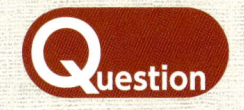

第1章　基本編 虎の巻：救急外来・内科で出会う これだけは押さえたい皮膚疾患

Question

19歳女性．1ヵ月前より左母趾の側爪郭に痛みと結節が出現した．滲出液を伴い悪化するため受診．

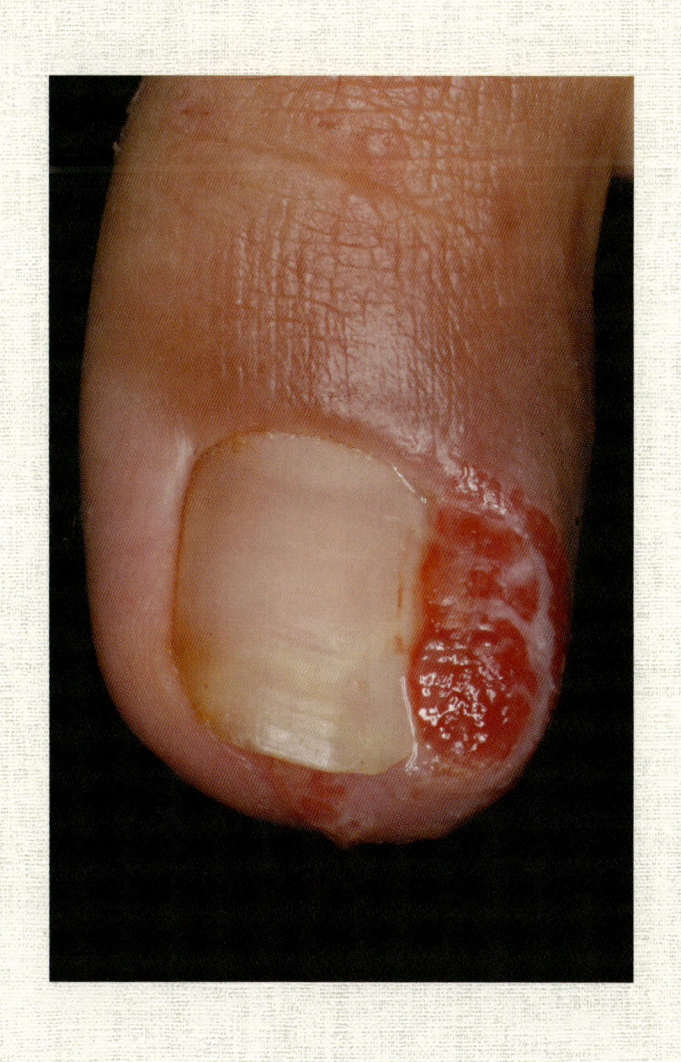

診断は？

症例12

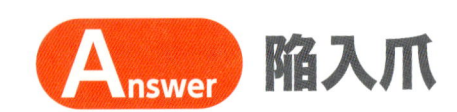

Answer 陥入爪

■ 陥入爪とはこういう病気

- ほとんどが，不適切な爪の切り方と，不適切な靴が原因で生じる
- 爪の角が棘状となって皮膚に刺さったり，爪の角や側縁でくり返し外力を受けることで皮膚が傷つき炎症を生じる．赤色の結節（肉芽）もよくみる

■ 診断のパターンはこれだ！　～診断の考え方・進め方

> 側爪郭の痛み ＋ 肉芽・滲出　⇔　陥入爪

- 爪の形状や切り方，患者の普段履いている靴を観察し誘因を見つける
- 肉芽の中に埋もれている爪甲を，アドソン鑷子などの細い鑷子で肉芽をよけながらよく観察し，爪棘が皮膚に刺さったり，爪甲の側縁が割れて段差を生じたりしていないかチェックする．愛護的に行えば観察程度は無麻酔で可能だが，痛みが強くて観察できないようなら局所麻酔薬を用いて指ブロックや浸潤麻酔を行う．この際，アドレナリン（エピネフリン）なしの局所麻酔薬（1％キシロカイン®など）を用いる

■ 治療のパターンはこれだ！　～治療の考え方・進め方

> 陥入爪　⇒　アンカーテーピング法 ＋ 靴の指導 ＋ 爪の切り方指導

- 爪側縁と側爪郭を引き離して過剰な接触を取り除く．来院時，患者の多くは絆創膏などでがっちりと巻いて爪を肉芽へ食い込ませてやってくるが，逆効果である
- **初期治療として，アンカーテーピング法がもっとも簡便で有効な方法である**（図1）．具体的に患者に見せながら貼付し，患者自身あるいは家族ができるよう指導する．テープは粘着力があり，伸縮性のある布製テープであれば指定はないがニチバンのELASTOPORE®が使いやすい．肉芽組織の大きなものまで対応可能な多重アンカーテーピング法などもある[1]
- 爪周囲の要因を取り除いても，ヒールが高くつま先に体重がかかる履物や先の狭い靴を履き続ければ難治であり再発もしやすい
- そのため，ヒールの高くない平らな靴底，自分の足にあった靴幅，先当たりしない大きさの靴を選んでもらう．ただし，ぶかぶかの靴をゆるゆるで履いていては靴の中で足が前後に動いて先当たりし意味がない．靴ひもやベルトなどで足の甲をしっかりとめ，靴の中で足が動かないように指導する．足先の高さもある程度あるものを選ぶとよい
- 再発防止のため，**爪の切り方の指導も必要である**（図2）
- アクリル人工爪や点滴チューブを利用したガター法（図3）も効果的であるが，その手技には経験が必要であり専門医に依頼する

- 陥入爪と，爪が変形し丸まるいわゆる巻き爪は，合併していることも多い．超弾性ワイヤーや巻き爪用クリップなどを利用した矯正が可能だが，これも経験が必要であり専門医に一任する
- 未だに安易な抜爪や爪側縁の爪切りなどが行われている例も見かけるが慎むべきである．鬼塚法などの侵襲の大きな外科的手術も通常必要ない．フェノール法は侵襲が小さいが爪の幅が狭くなり後に爪変形を残す可能性もあるため，肉芽形成の非常に強い例や爪甲幅が過剰となっている例など適応を十分考える必要があり，専門医の判断に委ねる

■ ここが落とし穴！

- 滲出液や痛みがあるため，化膿性爪周囲炎や瘭疽と診断して漫然と抗菌薬（外用・内服薬）を投与あるいは消毒を行っている例がある．化膿性爪周囲炎や瘭疽は通常，抗菌薬への反応が良

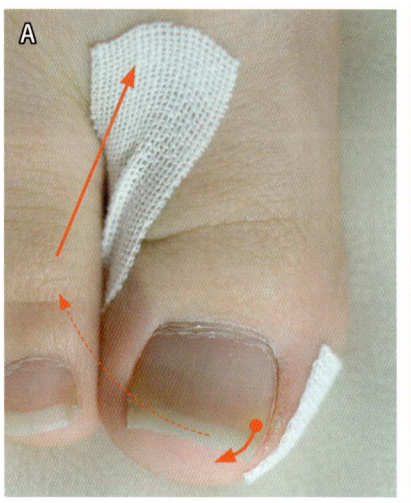

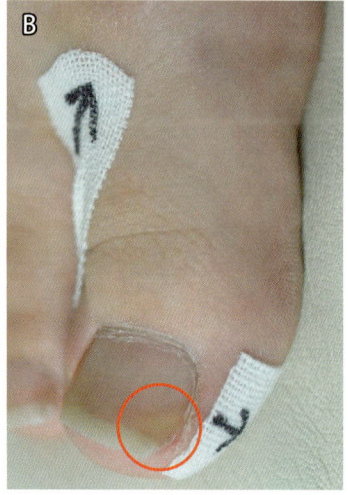

図1　アンカーテーピング法
矢印の方向へ引っ張りながらたすきがけのように貼る．○印のところに少し隙間ができ，痛みも和らぐ

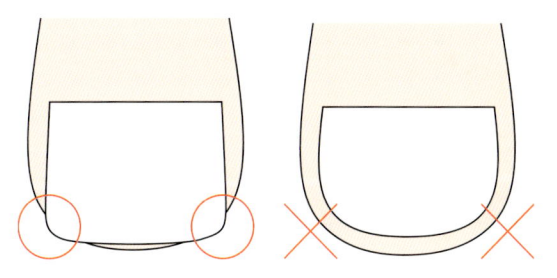

図2　爪の切り方
爪の角は皮膚から出るように伸ばし，四角い爪にしておく

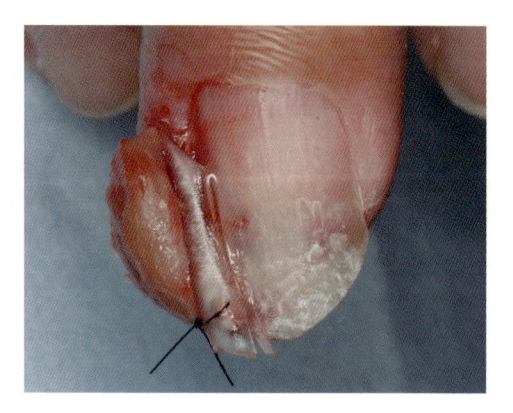

図3　点滴用チューブを利用したガター法
イレッサ®による爪囲の肉芽に対して施行

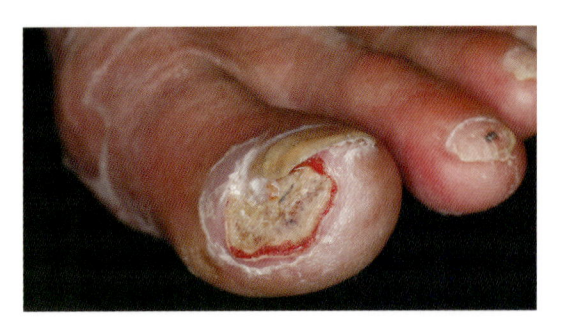

図4　末梢動脈疾患に伴う左母趾の皮膚潰瘍
初期症状は痛みとびらんである

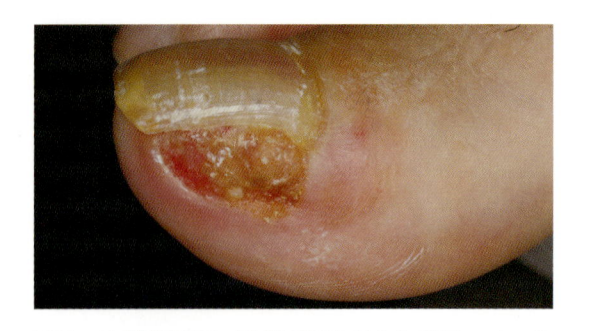

図5　有棘細胞癌（他院で陥入爪としてフェノール法を施行された症例）
1年以上難治のため受診．皮膚生検にて有棘細胞癌と診断した

好であり肉芽形成まで至ることはなく，爪そのものはきれいなことが多い．陥入爪も二次的に感染が合併していれば抗菌薬を投与することはありうるが，感染そのものが一次的な原因ではない

- 高齢者では末梢動脈疾患（peripheral arterial disease, 図4）による皮膚潰瘍の始まりとして爪部の痛みを強く訴えることがある．足の冷感や，足背・後脛骨動脈の触知不良がないかをみるべきである
- 稀ではあるが，肉芽様病変が悪性黒色腫（とりわけ無色素性悪性黒色腫）や有棘細胞癌（図5）であることがある．難治例や増大傾向がある場合には，腫瘍性病変の可能性も考え専門医へ診察を依頼する

■ より深い話（Advanced Lecture）

- 爪はもともと巻く性質をもっているが，下から爪に圧力がかかることで平らに保たれる．疼痛や廃用のために下から適度な圧力が加えられなくなると，彎曲を増し巻き爪となってくる
- 爪は物をつまんだり，足先で踏ん張る際に末節骨背側の支えとなる．爪がないと指先，足先に力が入りにくくなる．また，不意に指先が物にぶつかった際に爪がないと末節骨先端が直接ぶつかるため疼痛を強く感じる

> **虎のひとこと**
> 爪部悪性黒色腫などで爪をすべて切除した患者から，指の切断ほどではないとはいえ，爪のない生活もなかなか不便であることを聞かされる．

引用文献

1）新井裕子，他：陥入爪，巻き爪の治療法：アクリル固定ガター法，アンカーテーピング法および形状記憶合金（Cu-Al-Mn）爪クリップの応用．MB Derma, 184：108-119, 2011

（伊藤周作）

症例13　臀部の潰瘍

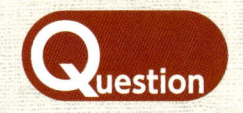

Question

83歳男性．認知症があり，寝たきり状態である．数日前より臀部に潰瘍が出現した．悪臭がある．

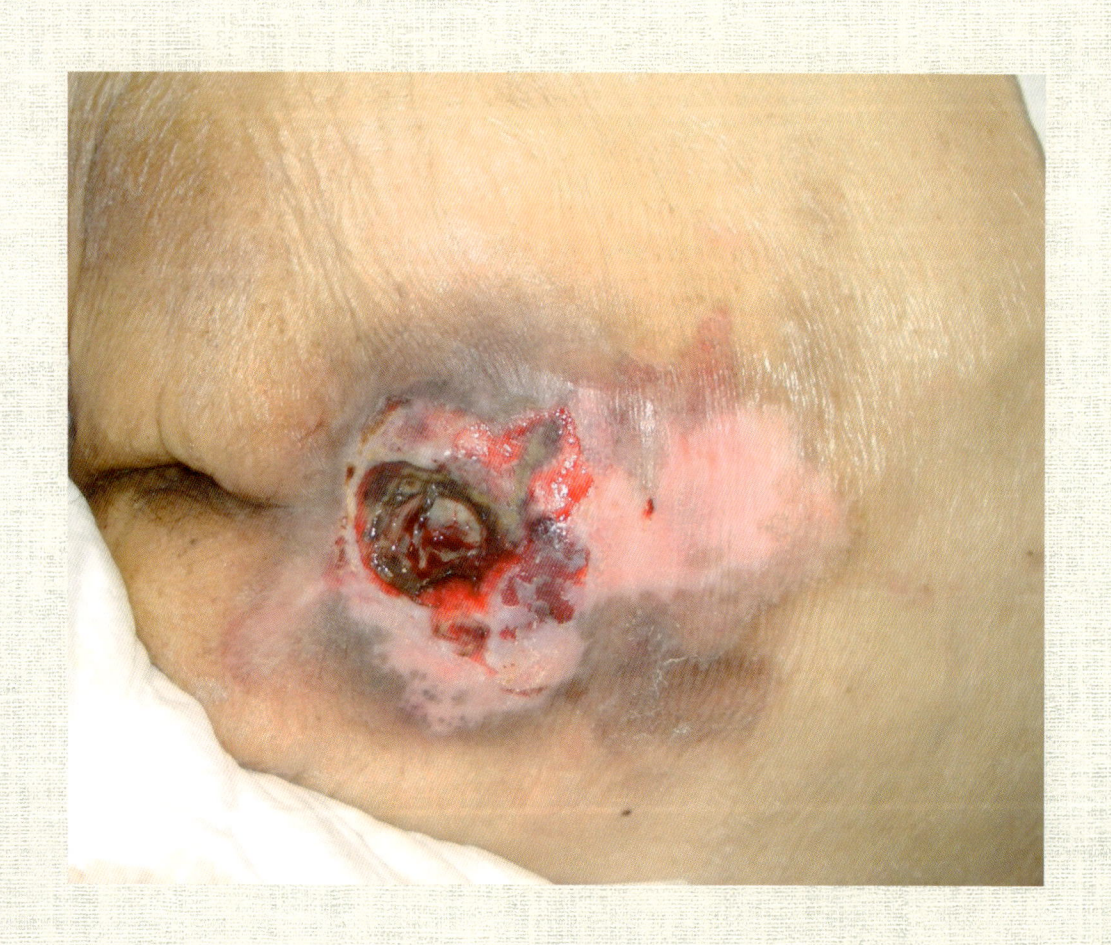

診断は？

症例13

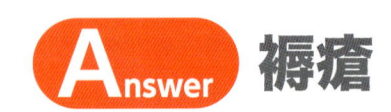

Answer 褥瘡

■ 褥瘡とはこういう病気

- 持続的圧迫に起因して生じた血行不全による組織障害である[1]
- 主に臥床に伴い発生する
- 摩擦やずれ，失禁や湿潤などの局所的要因が影響する
- 低栄養・やせ・加齢・基礎疾患・薬剤などの全身的要因も影響する[1]
- 仙骨部に好発する．その他，踵部，尾骨部，大転子部にもよく生じる
- 急性期（発生後1〜3週間までの局所病態が不安定な時期）の褥瘡では持続性紅斑，水疱，血疱，びらん，潰瘍，浮腫といった多彩な病態を呈する[2]（図1）
- 慢性期の褥瘡では潰瘍が主体となる（図2）
- いったん治癒しても，全身状態の悪化等で再発することが多い

■ 診断のパターンはこれだ！ 〜診断の考え方・進め方

持続的圧迫の機転 ＋ 骨突出部の発赤・びらん・潰瘍 ⇔ 褥瘡

- 症例13は寝たきり状態の患者で，仙骨部に深い潰瘍があり，黄色〜黒色の壊死組織が付着している．褥瘡の深さは壊死組織のため判定不能だが，皮下組織を超えて関節腔や骨に達している可能性もある
- 同症例は悪臭があり，潰瘍周囲の皮膚は発赤を伴っている．創部の炎症・感染が示唆される
- 同症例の潰瘍の周囲には色素脱失と色素沈着を伴う瘢痕があり，一度褥瘡が治癒した瘢痕上に再び褥瘡が発生したと考えられる

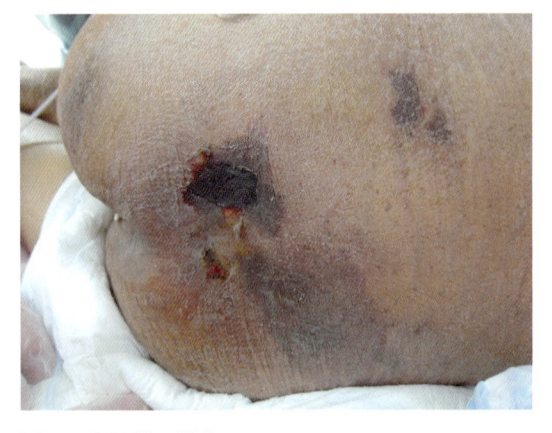

図1　急性期の褥瘡
臀部に紫斑，びらん，潰瘍がみられる
写真提供：秋田大学褥瘡対策室　山田泰子氏

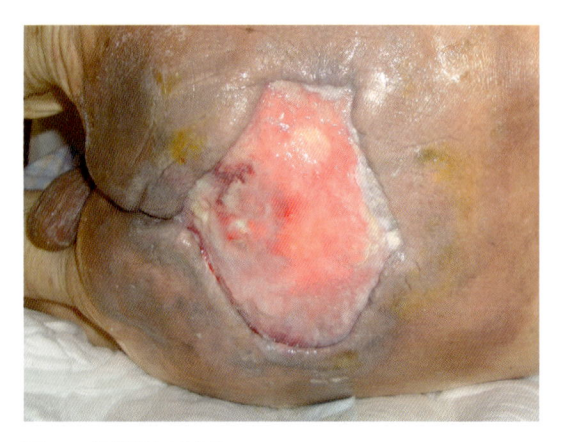

図2　慢性期の褥瘡
仙骨部に肉芽形成を伴った潰瘍が存在する

- 慢性期の褥瘡では，日本褥瘡学会が開発したDESIGN-R®による評価が行われる[3]．すなわち，創面の状態を深さ（Depth：D），滲出液（Exudate：E），大きさ（Size：S），炎症／感染（Inflammation/Infection：I），肉芽組織（Granulation：G），壊死組織（Necrotic tissue：N），ポケット（Pocket：P）の各項目に分けて評価する

■ 治療のパターンはこれだ！ 〜治療の考え方・進め方

> 褥瘡 ⇒ 圧迫・ずれの除去 ＋ 適切な創傷被覆材・外用薬 ＋ 全身状態の管理

- 圧迫・ずれの除去が大原則となる．エアマットレスやウレタンフォームマットレスなど，それぞれの患者に合った**体圧分散寝具**を選び，適度な**体位交換**を行う
- 体位変換時やギャッジアップ時には，ずれに対する注意が必要である
- 局所には洗浄によるスキンケアを行い，創の状態に応じて，以下のように創傷被覆材や外用薬を使い分ける
- 浅い褥瘡（d）で，発赤のみ，あるいは破れていない水疱であればパーミロール®などのフィルム材を貼付して経過を観察する
- 浅い潰瘍・びらんには，ワセリンなどの塗布，あるいはアブソキュア®−サジカルなどの創傷被覆材を貼付する
- 創傷被覆材は滲出液の漏れがなければ3〜7日ごとの交換でよく，湿潤環境の保持に適しているが，感染徴候に注意する必要がある
- 深い褥瘡（D）では，DESIGN−R®を用いて創を評価し，D以外の項目を重度（大文字で表記されている）から軽度（小文字で表記）に変えていくよう治療方針を立てる
    - N→n（壊死組織の除去）：壊死組織は可能な範囲でデブリードマンする．スルファジアジン銀（ゲーベン®クリーム）やブロメラインなどの外用薬を選択する
    - G→g（肉芽形成の促進）：トレチノイントコフェリル（オルセノン®軟膏）やトラフェルミン（フィブラスト®スプレー）などの外用薬を選択する
    - S→s（創の縮小）：ブクラデシンナトリウム（アクトシン®軟膏）などが選択される
    - I→i（感染の制御）：外用薬ではカデキソマー・ヨウ素（カデックス®），ゲーベン®クリームが選択される
    - E→e（滲出液の制御）：カデックス®，ポピドンヨード・シュガー（ユーパスタコーワ），などが選択される
    - P→（−）（ポケットの解消）：切開や陰圧閉鎖療法などを検討する
- 症例13の場合は，壊死組織と感染徴候があるので，抗菌作用のあるカデックス®やゲーベン®クリームの塗布が選択される
- 創部が乾固していれば，水分を付与し壊死組織を融解除去する目的でゲーベン®クリームを選ぶ．逆に滲出液が多い場合は，吸水力のあるカデックス®がよい
- 炎症・感染を伴っている場合は，創部の細菌培養や採血検査を行う．また，必要に応じて抗菌薬の全身投与を行う
- 低タンパク血症や貧血などの低栄養状態があれば創傷治癒が妨げられるため，栄養状態の改善が必要である．栄養サポートチームに相談するのもよい

■ ここが落とし穴！

- 厚い壊死組織が固着するような褥瘡では，感染により**壊死組織下に膿瘍を形成している**ことがある（図3）．患部の触診（熱感，波動感など）により感染徴候や膿瘍形成の有無を確認する．**膿瘍がある場合は，直ちに切開・排膿し**，可及的すみやかにデブリードマンを行う
- 壊死組織のデブリードマンでは，出血に注意する
- 褥瘡から，重度感染症である骨髄炎，壊死性筋膜炎，敗血症をきたすことがある
- 褥瘡好発部位である仙骨部は，真菌症（皮膚カンジダ症，股部白癬），おむつ皮膚炎，ウイルス性疾患（単純ヘルペス，帯状疱疹），皮膚悪性腫瘍（乳房外Paget病など）といった種々の皮膚疾患の好発部位でもあり，鑑別を要する

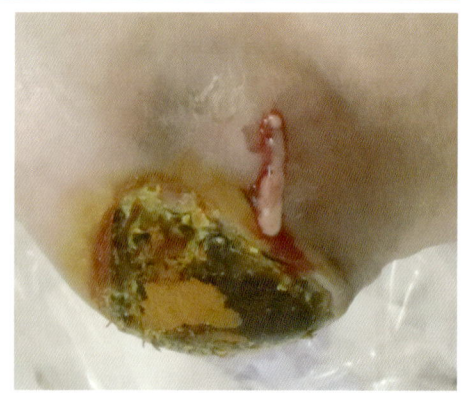

図3　踵部の褥瘡
硬い黒色の壊死組織が固着している．周囲皮膚に波動感があり，穿刺したところ膿が多量に排出された

■ より深い話（Advanced Lecture）

- 踵など四肢末梢のデブリードマンは慎重に行うべき，とされる．閉塞性動脈硬化症（末梢動脈疾患, peripheral arterial disease）が基盤にあり，デブリードマンを行っても治癒をめざせないことも多いためである[4]
- 踵の褥瘡では，壊死組織自体が創保護に働いており，感染がない限りデブリードマンしない方がよいともされる[5]
- 褥瘡のケアにおいて，円座の使用と，骨突出部のマッサージは行わない方がよい（日本褥瘡学会のガイドライン[3]において推奨度D，すなわち行わないよう勧められている）

> **虎のひとこと**
> 湿潤環境の問題は感染リスク（創に優しい治療は，細菌にも優しい）．

引用文献

1) 「シンプル皮膚科学」（眞鍋 求，梅林芳弘/編），南江堂，2014
2) 「New褥瘡のすべてがわかる」（真田弘美，他/編），永井書店，2012
3) 坪井良治，他：褥瘡予防・管理ガイドライン（第3版），日本褥瘡学会誌，14：165-226，2012
4) 立花隆夫，他：褥瘡診療ガイドライン，日皮会誌，121：1791-1839，2011
5) 安部正敏：「間違いだらけの褥瘡・フットケア」（宮地良樹/編），pp25-34，中山書店，2014

（野口奈津子）

症例14 顔面に多発する丘疹

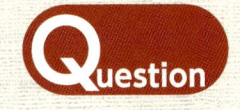

Question

28歳女性．以前より顔面に丘疹や膿疱が出現し，軽快と増悪をくり返している．月経前や生活が不規則になったときに悪化する傾向がある．基礎疾患は特にない．

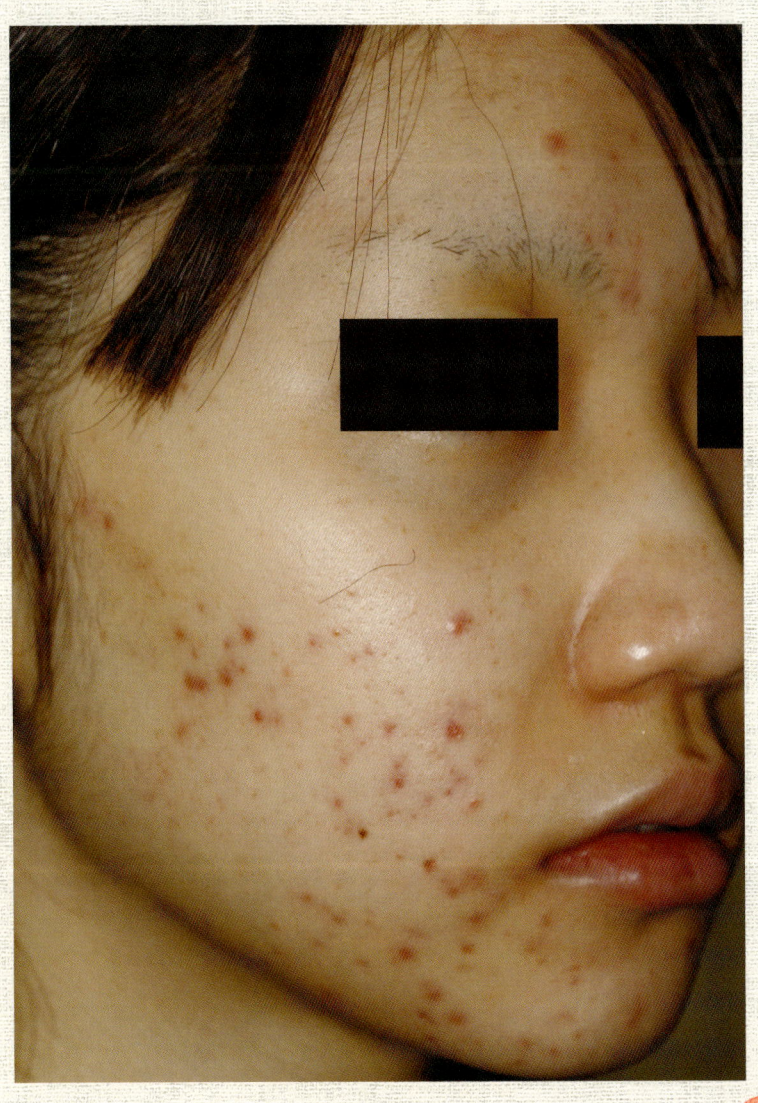

診断は？

Answer 尋常性痤瘡

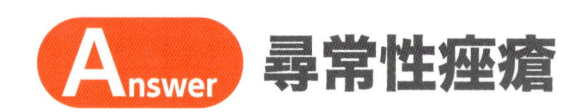

■ 尋常性痤瘡とはこういう病気

- 思春期以降に発症し，青年期以降には通常自然に軽快する顔面，胸背部の毛包・脂腺系を場とする脂質代謝異常（内分泌的因子），角化異常，*Propionibacterium acnes*（*P. acnes*）などの細菌の増殖による炎症の惹起などが複雑に関与する炎症性疾患である[1]
- 日本皮膚科学会の尋常性痤瘡治療ガイドライン[1]における痤瘡の定義は「毛包，脂腺を反応の場とし，面皰（コメド，図1）を初発疹とし，紅色丘疹，膿疱（図2, 3），さらには囊腫／結節の形成もみられる慢性炎症疾患」で，加えて「炎症軽快後に瘢痕を生じることがある」とされている

■ 診断のパターンはこれだ！　～診断の考え方・進め方

> 毛孔一致性 ＋ 面皰・紅色丘疹・膿疱 ⇔ 尋常性痤瘡

- 青年期の女性の顔面に多発する「毛孔一致性の紅色丘疹」，頬だけでなく前額や下顎にかけても皮疹が分布している点が診断のポイントとなる
- 皮疹をよくみると，毛孔が開大しやや黒色調になっている面皰がところどころにみられる

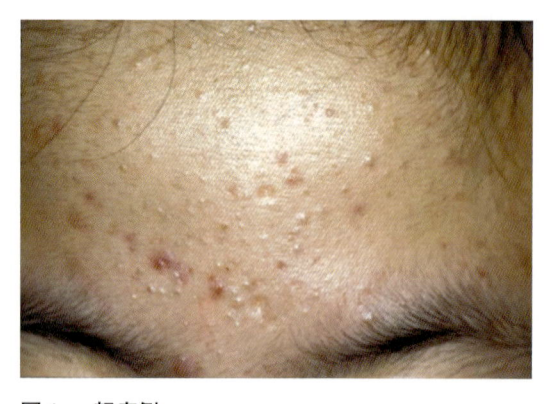

図1　軽症例
　　　丘疹と面皰が散在している

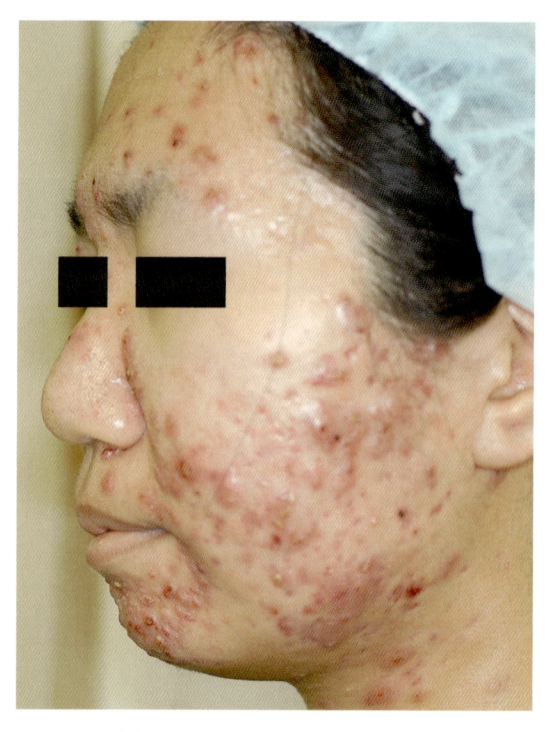

図2　最重症例
　　　炎症性皮疹（紅色丘疹，膿疱）が多数集簇している

- 俗に"にきび"、"青春のシンボル"とされ患者は医療機関を受診しないことも多いが、月経前に増悪するタイプ（月経前増悪型）は比較的高年齢（30歳代）まで続き、受診する割合が比較的高い

■ 治療のパターンはこれだ！　～治療の考え方・進め方

> （中等症）尋常性痤瘡　⇒　抗菌薬（内服・外用）＋アダパレン（ディフェリン®、外用）

- 重症度にあわせて治療法を選択する[1]（表）
- アダパレン（ディフェリン®）は**面皰改善**に効果の高い薬剤であり毛包上皮の角化を正常化させ、新たな面皰の形成を抑制する。これにより面皰に引き続いて生じる炎症性皮疹も予防することができる。加えて、直接的な抗炎症作用をもつことが知られている
- ディフェリン®と抗菌薬の併用により面皰と炎症性皮疹のいずれも改善することから、より早く、より高い効果が期待できる。ディフェリン®は痤瘡の範囲に広く塗り、抗菌薬は主に炎症性皮疹に外用する
- 抗菌薬内服は**ミノサイクリン**（ミノマイシン®）、**ドキシサイクリン**（ビブラマイシン®）が最も推奨される
- **過酸化ベンゾイル**（ベピオ®）ゲルは2015年4月に日本で発売になった新しい薬で、抗菌作用と角質剥離作用をもち、抗菌薬とは抗菌作用機序が異なりこれまで薬剤耐性菌の報告がない[1]

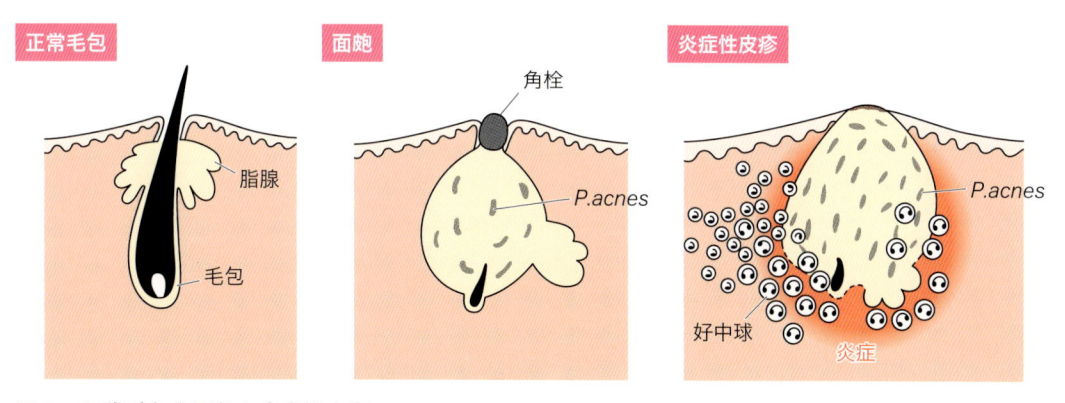

図3　正常毛包と面皰と炎症性皮疹
毛包開口部が角栓によって塞がれ皮脂が貯留する（面皰）。ここに増殖した*P.acnes*が好中球遊走因子などの炎症惹起物質を分泌し、紅色丘疹や膿疱（炎症性皮疹）が形成される

表　尋常性痤瘡の重症度とその治療法

重症度	炎症性皮疹数	治療
軽症	片顔に炎症性皮疹が5個以下	抗菌薬外用、ディフェリン®外用
中等症	片顔に炎症性皮疹が6個以上20個以下	抗菌薬内服、抗菌薬外用、ディフェリン®外用
重症	片顔に炎症性皮疹が21個以上50個以下	抗菌薬内服、抗菌薬外用、ディフェリン®外用
最重症	片顔に炎症性皮疹が50個以上	抗菌薬内服、抗菌薬外用

■ ここが落とし穴！

- ディフェリン®の副作用として落屑，紅斑，乾燥が最も多い．これらを"ディフェリン®による接触皮膚炎"と誤解し外用を中止すると治療効果が得られない．化粧水などをたっぷり併用し保湿のスキンケアを励行させる．角質剥離作用のあるベピオ®ゲルでも同様の副作用が報告されている
- ディフェリン®はレチノイド誘導体のため，**妊娠または妊娠の可能性のある女性には禁忌**である[2]
- テトラサイクリン系抗菌薬（ミノマイシン®，ビブラマイシン®）は，胎児・小児に一過性骨発育不全・歯牙着色・エナメル質形成不全を起こすことがあり，妊婦には有益性投与，授乳婦は授乳中止である

■ より深い話（Advanced Lecture）

- 酒皶は30～60歳に好発し，顔面のびまん性潮紅，毛細血管拡張，痤瘡様皮疹を特徴とする．**面皰はみられない**．ステロイド外用薬を続けている場合にみられることが多い
- 成人男性の鬚毛（ひげ）部に生じる丘疹，膿疱は俗に「カミソリ負け」，**尋常性毛瘡**と呼び，細菌感染による毛包炎のため抗菌薬の外用，内服を行う．難治な場合には真菌による**白癬性毛瘡，カンジダ性毛瘡**を考えKOH直接鏡検を行う
- 体幹に生じる痤瘡に似た丘疹に *Malassezia*（マラセチア）**毛包炎**があげられる．抗真菌薬により軽快する
- Behçet（ベーチェット）病の副症状として**痤瘡様発疹**がある．主症状の有無を確認する
- **痤瘡様発疹を生じる薬剤**〔ステロイド，イソジアニド，ダナゾール，EGFR（epidermal growth factor receptor）阻害剤などの分子標的治療薬〕があるため，内服している薬剤を確認する

> **虎のひとこと**
> ミノマイシン®の副作用には，めまい（車の運転禁止），間質性肺炎，色素沈着もある．ビブラマイシン®の添付文書には，これらの記載がない．

引用文献

1) 林 伸和, 他：尋常性痤瘡治療ガイドライン. 日皮会誌, 118：1893-1923, 2008
2) 梅林芳弘：女性の顔のニキビ（その1，その2）.「あらゆる診療科で役立つ皮膚科の薬 症状からの治療パターン60」，羊土社, 2013

（井上多恵）

第1章 基本編 虎の巻：救急外来・内科で出会う これだけは押さえたい皮膚疾患

症例15　顔面の褐色結節

Question

63歳男性．約10年前から左眉毛部近傍に褐色，扁平隆起性の結節が出現．徐々に増大し，受診時11 mm×6 mm大．

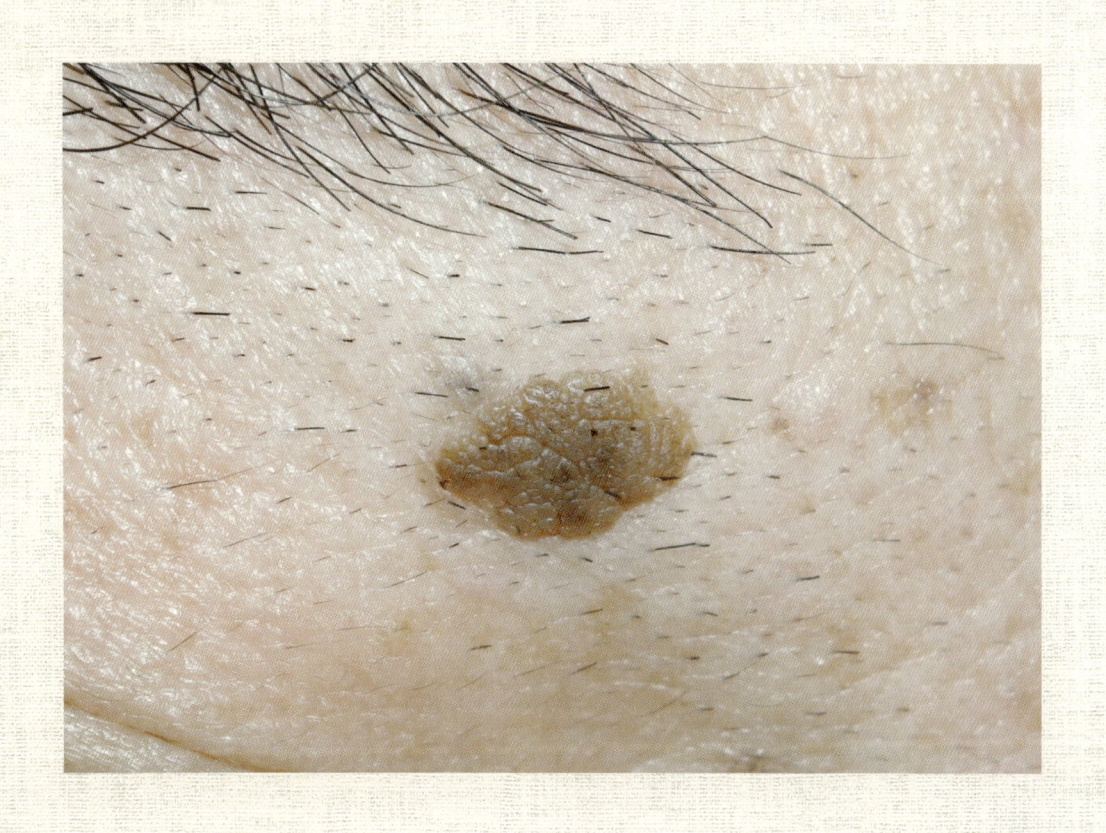

診断は？

症例15

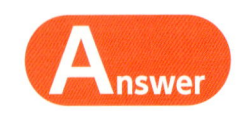

Answer 脂漏性角化症

■ 脂漏性角化症とはこういう病気

- 中高年者の露光部，体幹に好発する表皮系の良性腫瘍．**老人性疣贅**ともいう
- 境界明瞭な不整形の斑（**日光黒子，老人性色素斑**）として初発する．次第に隆起して結節となる（図1）
- 色調は灰褐色～黒色調（図2）とさまざまである
- 表面は平滑，乳頭状，顆粒状など種々の外観を呈する
- 手掌，足底，粘膜には生じない[1]
- 疫学調査[2]では，皮膚良性腫瘍の約21％を占めるcommon diseaseである

■ 診断のパターンはこれだ！ ～診断の考え方・進め方

> 中高年者 ＋ 境界明瞭 ＋ 褐色～黒色の結節　⇔　脂漏性角化症

- 症例15では，50歳代で発症していること，境界明瞭であること，ほぼ均一な褐色調で，比較的小さい疣贅状結節であることから，まず頻度の高い疾患である本症を疑う
- 鑑別疾患は，色調が薄いものでは尋常性疣贅・日光角化症・Bowen（ボーエン）病・有棘細胞癌，色調が濃いものでは基底細胞癌・悪性黒色腫があげられる．悪性腫瘍の可能性は常に念頭におく
- 良悪性の鑑別がつきにくい場合は，まず非侵襲的検査であるダーモスコピーを援用する（図3）
- それでも確信がもてなければ，生検を行い，病理組織学的に診断を確定する
- 病理組織学的には，基底細胞様細胞や有棘細胞様細胞が表皮内で増殖し，メラニン顆粒の増量（そのため黒色調となる）や，同心円状の層状角質物を容れる偽角質嚢腫を伴う[3]（図4，5）

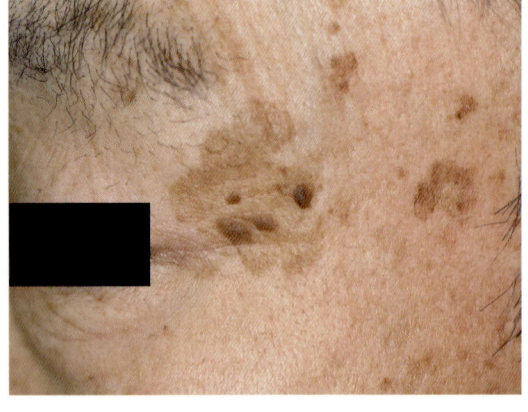

図1　日光黒子（褐色斑）内に生じた脂漏性角化症（数個散在性に見られる小結節）

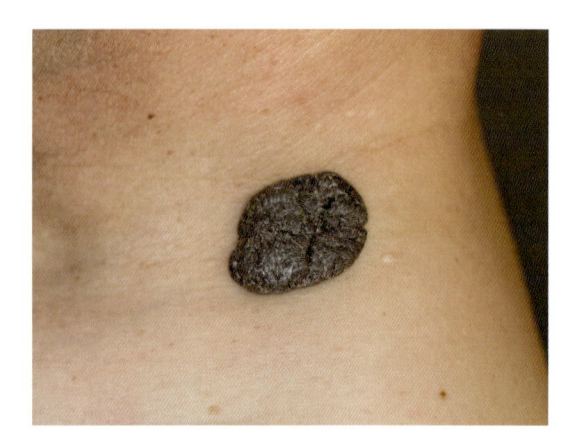

図2　黒色調の強い脂漏性角化症

■ 治療のパターンはこれだ！　〜治療の考え方・進め方

脂漏性角化症
- 病理検査・治療の希望なし ⇒ 経過観察
- 治療の希望あり
  - 病理検査の希望なし ⇒ 凍結療法
  - 病理検査の希望あり ⇒ 生検・切除

- 臨床像，あるいはダーモスコピーで診断がつけば，必ずしも治療の必要はない
- ただし，自然消褪することもないので，整容的問題や悪性腫瘍の疑いがある場合には治療対象となる[4]
- 臨床像，あるいはダーモスコピーで診断がついて，患者が治療を希望する場合は凍結療法が簡便である
- 炭酸ガスレーザーや高周波メスによる焼灼でもよい
- 病理検査の必要・希望がある場合，病変が小さければ全摘する．病変が大きい場合は一部生検して診断を確定し，残存病変は凍結療法その他を施してもよい

■ ここが落とし穴！

- 凍結療法を複数回くり返しても治療の反応に乏しい場合は，悪性の可能性を考え，生検を考慮する
- 脂漏性角化症様の外観を呈した悪性黒色腫の報告は，いくつもある．また，悪性黒色腫の3.2％は，臨床的に，脂漏性角化症などの良性疾患と誤診されるという報告[5]もある

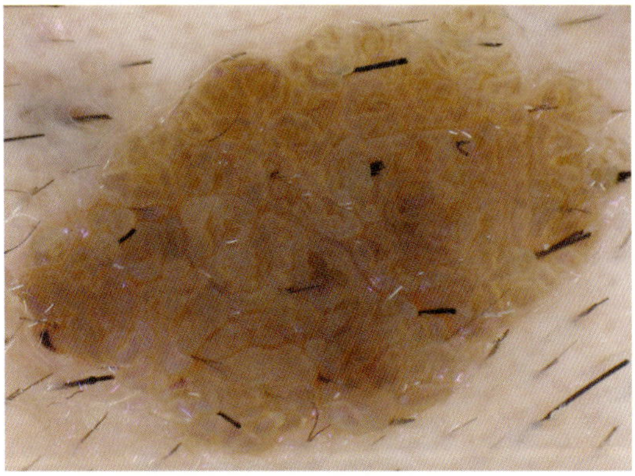

図3　症例15のダーモスコピー像
約10倍の拡大像である．
結節表面が脳回転状の凹凸（brain-like appearance）を示している．彎曲しつつ走行する畝状の隆起と，その間の溝によって病変は形成されている
「蓮沼直子：診断学．シンプル皮膚科学（眞鍋求，梅林芳弘編），p.41，2014，南江堂」より許諾を得て転載

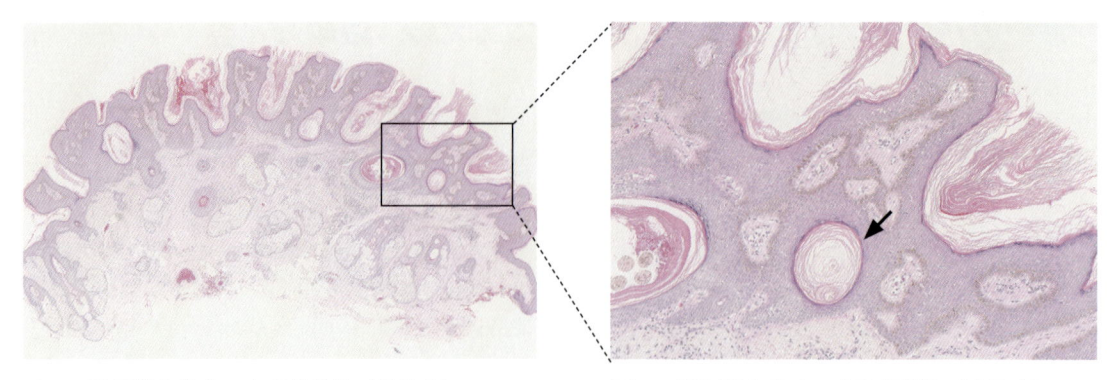

図4 脂漏性角化症の病理組織像（低倍率）
左右対称で，境界が明瞭な外方増殖性の表在性腫瘍である

図5 脂漏性角化症の病理組織像（高倍率）
偽角質嚢腫（→）を内部に伴う．個々の細胞に異型はない

■ より深い話（Adevanced Lecture）

- 急激に全身に多発する場合は，内臓悪性腫瘍（特に胃癌）の合併を疑う（Leser-Trélat徴候）[1]
- その発症機序として，表皮増殖因子であるepidermal growth factor（EGF），並びにEGF受容体，さらにtumor necrosis factor（TNF）-αとの関連性を推測している報告もある[6]

> **虎のひとこと**
> 「老人性疣贅＝脂漏性角化症」は良性腫瘍．紛らわしいが「老人性角化症」は悪性腫瘍（日光角化症と同義）．

引用文献

1) 加藤真紀：「シンプル皮膚科学」（眞鍋 求，梅林芳弘/編），pp259-260，南江堂，2014
2) 古江増隆，他：本邦における皮膚科受診患者の多施設横断四季別全国調査．日皮会誌，119：1795-1809，2009
3) 「皮膚病理組織診断学入門」（斎田俊明/編），p192，南江堂，2009
4) 蓮沼直子：診断学．「シンプル皮膚科学」（眞鍋 求，梅林芳弘/編），p41，南江堂，2014
5) 「あたらしい皮膚科学」（清水 宏/編），pp384-385，中山書店，2011
6) Blessing K, et al：Verrucous naevoid and keratotic malignant melanoma：a clinico-pathological study of 20 cases. Histopathology, 5：453-458，1993
7) 佐藤美貴，他：胃癌によるレーザートレラ徴候の1例．角化症研究会記録集，13：88-91，1999

（赤間智範）

症例16　顔面の常色結節

Question

67歳女性．数年前より右眉毛部近傍に結節が出現．徐々に増大し，受診時11 mm大．自覚症状なし．

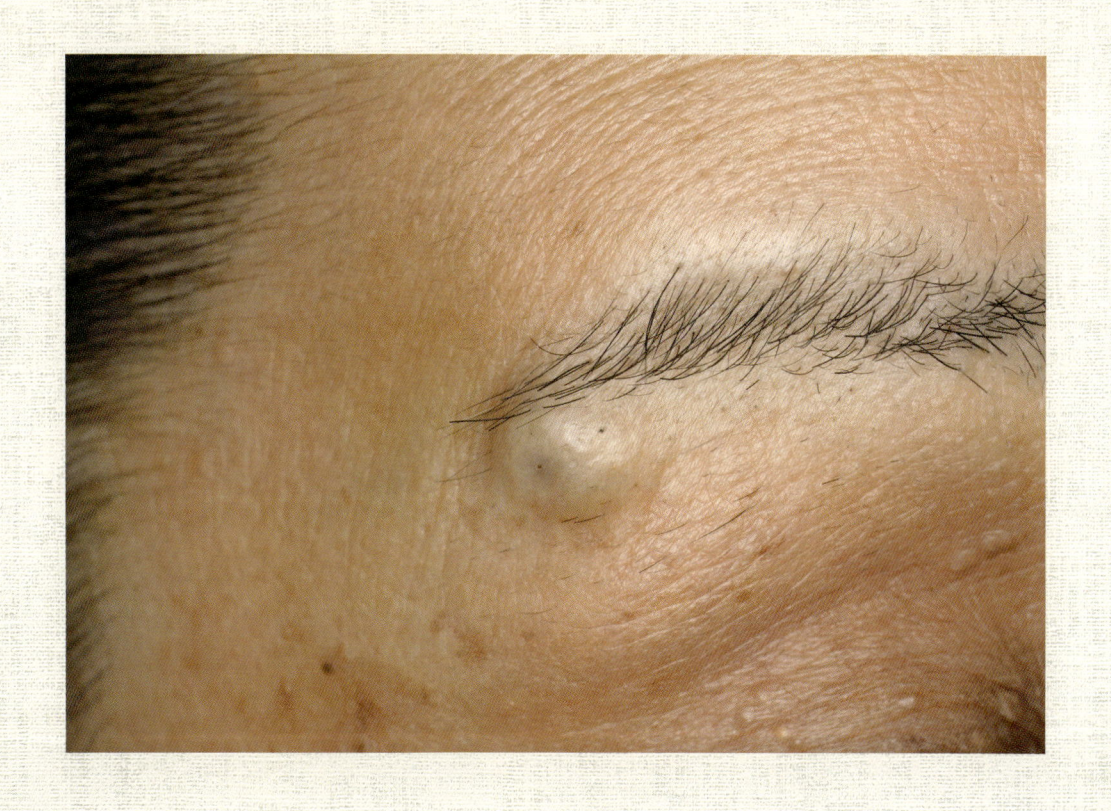

診断は？

症例16

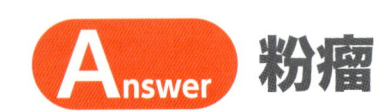

Answer　粉瘤

■ 粉瘤とはこういう病気

- 本態は角質物を容れる囊腫（図1）である
- 臨床的には，皮内〜皮下の結節[1]を呈する
- 中央部に黒点状の小陥凹（**面皰様黒点**）を有する
- 切開すると，囊腫内容の白色粥状物質が排出される
- 囊腫壁が破裂すると発赤・腫脹・熱感・疼痛などをきたす（**炎症性粉瘤**）．破裂しない限りは無症状である
- 真の腫瘍ではないが，教科書では良性腫瘍の項目で記載されることが多い
- 疫学調査[2]では，皮膚良性腫瘍の約23％を占めるcommon diseaseである

■ 診断のパターンはこれだ！　〜診断の考え方・進め方

> 常色の皮内〜皮下結節 ＋ 中央の黒点状小陥凹　⇔　粉瘤

- 皮膚の色調変化がない皮内〜皮下結節で，中央の黒点状小陥凹を伴うことがポイント
- 面皰様黒点から，悪臭を伴う粥状物質の排出がみられる場合，粉瘤の可能性はきわめて高い
- 面皰様黒点がはっきりしない場合は，超音波検査を行う
- 超音波検査（図2）で典型的でないときは，生検/切除により病理組織学的に診断する

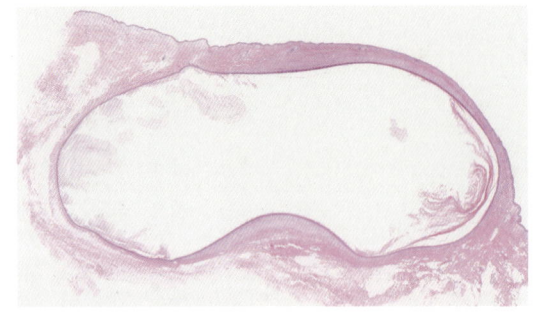

図1　粉瘤の病理組織像
全摘した標本である．皮内に単房性の囊腫構造が形成されている

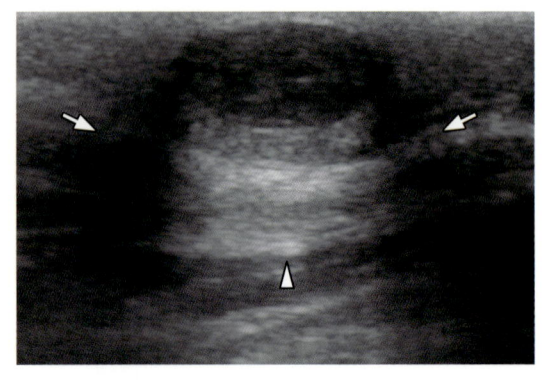

図2　粉瘤のエコー所見
粉瘤は皮内に囊腫構造を形成するため，外側陰影（⇨）と後方エコー（▷）の増強が出現する

■ 治療のパターンはこれだ！ ～治療の考え方・進め方

```
粉瘤 ┬ 炎症なし               ⇒ 切除
     └ 炎症あり   ┬ 膿瘍なし ⇒ 抗菌薬
       (炎症性粉瘤) └ 膿瘍あり ⇒ 切開・排膿
```

- 炎症のない粉瘤は，囊腫壁を残さないように摘出する
- 結節の一部のみに切開を加え，その部位から内容物や囊腫壁を摘出する方法（**くり抜き法**[3]，図3）もある
- 炎症性粉瘤の場合，直ちに切除せず，抗菌薬などで炎症がおさまってから切除する
- 炎症性粉瘤で膿瘍を伴う場合（図4），直ちに切開・排膿することで症状が緩和される

■ ここが落とし穴！

- くり抜き法を行った際に，囊腫壁が残存していると再発することがある
- 切開を加えても，内部から粥状物質の排出がみられない場合は粉瘤ではない可能性が高い．そのような場合は，必ず病変部を病理組織検査に提出する
- 視診・触診のみで"甘く考えて"切除に臨むと，想定外に囊腫が深部に達していることがある．筆者は術中に思いがけない出血に遭遇し，外来日帰り手術のはずが，そのまま患者を入院させてしまったことがある

■ より深い話（Adevanced Lecture）

- 粉瘤とは囊腫内腔に粥状物質を有する囊腫の臨床的呼称である．欧米の教科書ではほとんど使用されない[4]

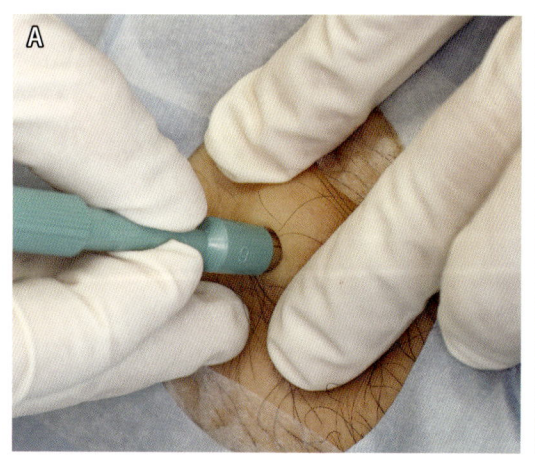

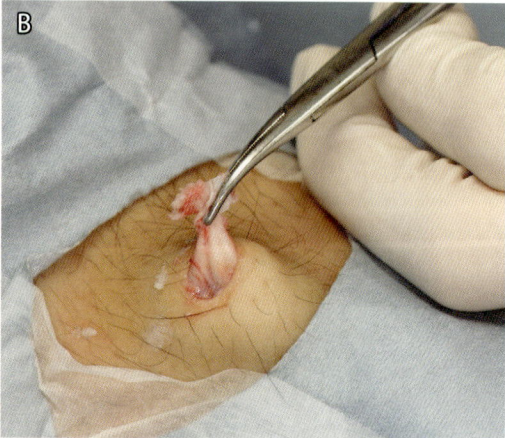

図3 粉瘤のくりぬき法
A) 粉瘤を被っている皮膚と囊腫壁の一部を，トレパンでくりぬく
B) 粥状物を圧出した後，ペアンで囊腫壁をひっぱり出し摘出する

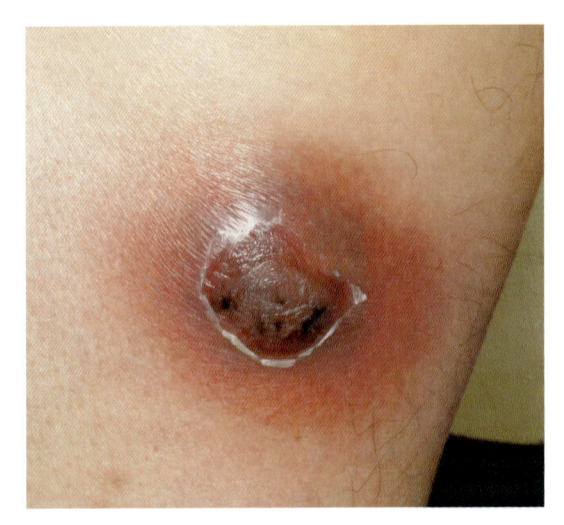

図4　炎症性粉瘤
触診にて波動を触知した．局所麻酔下に切開した
ところ，悪臭を伴う膿が排出した

- 粉瘤は，病理組織学的には類上皮嚢腫・外毛根鞘嚢腫・脂腺嚢腫の3つの嚢腫を包括した概念である[4]
- 類上皮嚢腫は表皮嚢腫ともいうが，生毛部の表皮嚢腫は表皮由来ではなく毛包漏斗部の嚢腫とされている（毛包構造のない掌蹠では表皮嚢腫である）
- 足底の表皮嚢腫には，ヒト乳頭腫ウイルス（human papilloma virus：HPV）が関連すると考えられている
- 稀に，嚢腫壁より有棘細胞癌が生じる

> **虎のひとこと**
> 粉瘤の悪性化は，文献的に0.011〜0.045％である[5]．

引用文献

1) 加藤真紀：「シンプル皮膚科学」（眞鍋 求，梅林芳弘/編），pp256-258，南江堂，2014
2) 古江増隆，他：本邦における皮膚科受診患者の多施設横断四季別全国調査．日皮会誌，119：1795-1809，2009
3) 柴田真一：「皮膚外科学」（日本皮膚外科学会/編），pp482-485，学研メディカル秀潤社，2010
4) 成澤 寛：「最新皮膚科学体系12巻」（玉置邦彦，他/編），pp252-254，中山書店，2002
5) Ziadi S, et al：Squamous cell carcinoma arising from an epidermal inclusion cyst：A case report. N Am J Med Sci, 2：46-47, 2010

（赤間智範）

第1章 基本編 虎の巻：救急外来・内科で出会う これだけは押さえたい皮膚疾患

症例17　上背部の紅色腫瘤

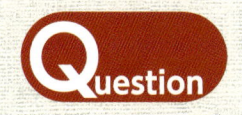

Question

生後3カ月の女児．在胎34週2日に2,060gで出生した．生後2週間で上背部に紅斑が出現し，しだいに隆起してドーム状の軟らかい紅色腫瘤となった．

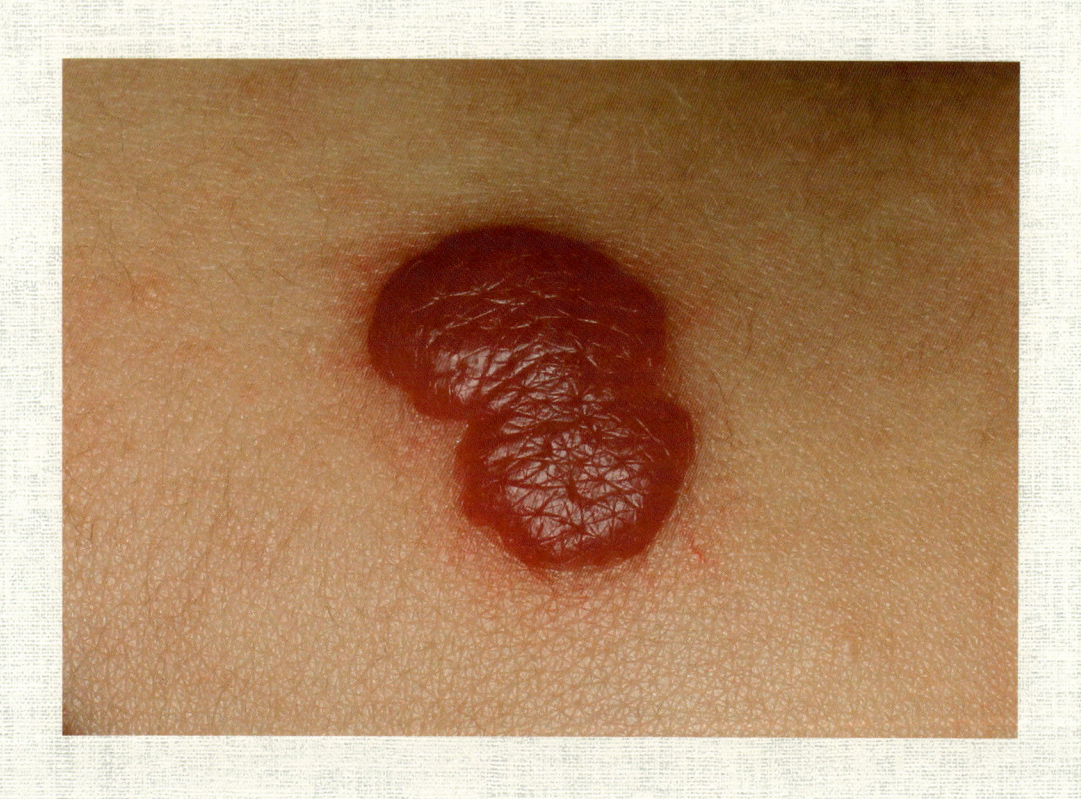

診断は？

症例17

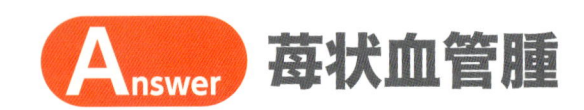

Answer 苺状血管腫

■ 苺状血管腫とはこういう病気

- いわゆる「赤アザ」の一種で，未熟な**血管内皮細胞が増殖する良性腫瘍**である[1]
- 生下時には存在せず，**生後まもなくして紅斑として生じ**，3～4カ月で急速に増大する
- 表面が鮮紅色で顆粒状を示し，苺を半分に切って皮膚に乗せたような形状からこの名がついた．国際的な分類〔ISSVA（the International Society for the Study of Vascular Anomalies）分類〕では，**乳児血管腫（infantile hemangioma）** と呼ばれる
- 女児にやや多く，低出生体重児に発症しやすい
- 臨床型は，ドーム状の軟らかい鮮紅色腫瘤を示すもの（**腫瘤型：症例17**）の他に，扁平な鮮紅色隆起を示すもの（**局面型：図1**）および皮下に限局し軟らかい淡青色を帯びた皮下腫瘤を示すもの（**皮下型：図2**）に分けられる
- 学童期までに**自然退縮**するが，皮膚のたるみやしわを残し，**萎縮性瘢痕**となることがある（**図3**）

■ 診断のパターンはこれだ！ 〜診断の考え方・進め方

> 乳児 ＋ 生後まもなくして発症 ＋ 軟らかい紅色腫瘤，局面 ⇔ 苺状血管腫

- 乳児に生じる代表的な「赤アザ」には，**苺状血管腫**と**単純性血管腫**がある
- 症例17の臨床像は，鮮紅色を示す軟らかい腫瘤であることから，血管系の腫瘍と考えることができる
- 苺状血管腫の特徴は，生下時には病変がほとんど目立たず，1カ月以内に紅斑や紅色丘疹として生じることである．よって，「赤アザ」をみた際には，病歴聴取で**発症時期を確認する**ことが大切である

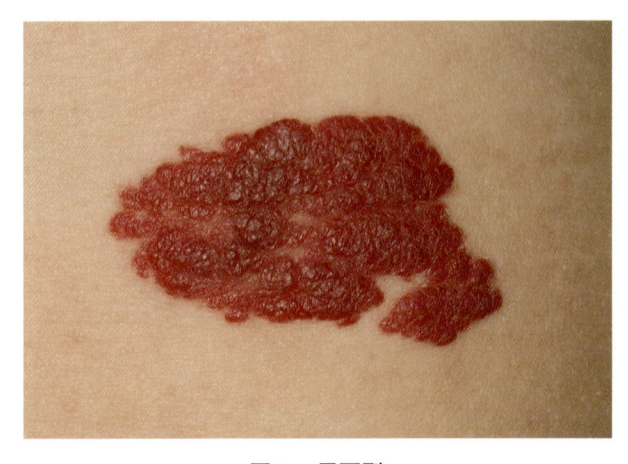

図1　局面型

- 3～4カ月で急速に増大することも，診断のポイントとなる
- 出生時より境界明瞭な紅斑がみられ，増大傾向を示さない場合には，単純性血管腫を考える

■ 治療のパターンはこれだ！　～治療の考え方・進め方

> 苺状血管腫　⇒　学童期までに自然退縮するため経過観察，または早期に色素レーザー

- 苺状血管腫は，6～12カ月頃までは増大するが，**学童期までに**退縮する自然経過をとる
- 自然退縮が期待できるため，局面型病変や整容的に問題とならない部位の腫瘤型病変は，基本的に**経過観察でよい**（wait and see policy）
- ただし，退縮した後に皮膚のたるみや瘢痕を残すことがあり，すべてが正常皮膚に復すわけではない旨，家族に説明しておくことが重要である
- 扁平な紅斑である初期に**色素レーザー**を照射して早期治癒をめざすこともある[1]．最終的な臨床像に差はないが，レーザー治療を行って早期に退縮させることで家族の精神的苦痛を軽減することはできる[2]
- 大型の腫瘤型病変では，しばしば**萎縮性瘢痕**や皮膚のたるみが残存するため，学童期以降に外科的切除を考慮する

■ ここが落とし穴！

- 発症部位により視力障害（図4），呼吸困難，開口障害，難聴などの**機能障害**を起こすおそれがある場合，**出血**をくり返す場合，**醜形を残す部位**（顔面など）に生じた場合などには，ステロイド内服・局注などの**積極的治療**が必要である
- 苺状血管腫が皮膚に多発している場合には，内臓にも血管腫を合併していることがある

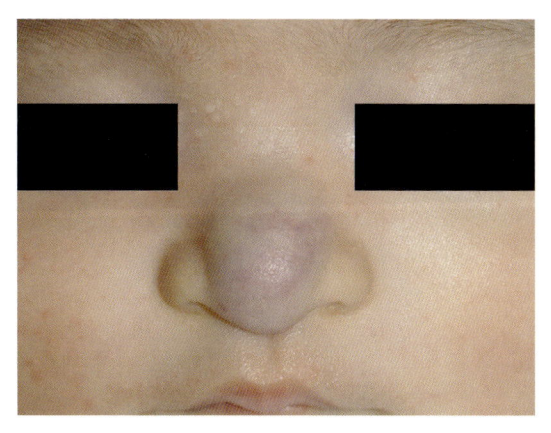

図2　鼻部に生じた皮下型

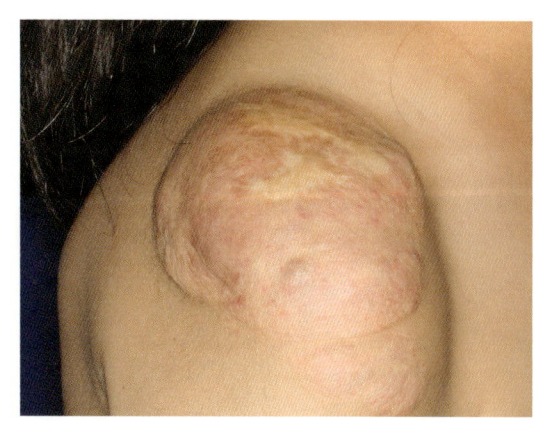

図3　7歳以降も皮膚のたるみと萎縮性瘢痕が残存する症例

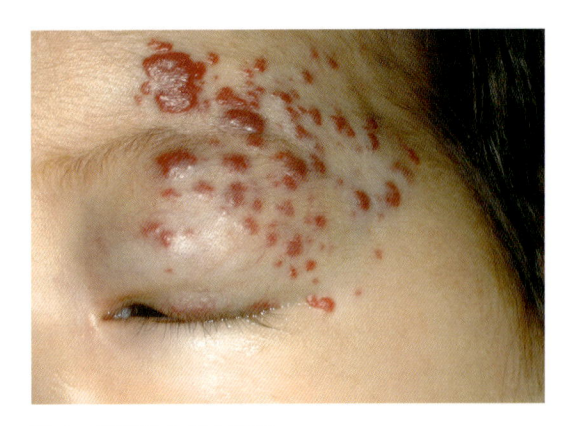

図4　眼瞼に生じた症例
写真提供：筑波大学医学医療系　石井良征先生

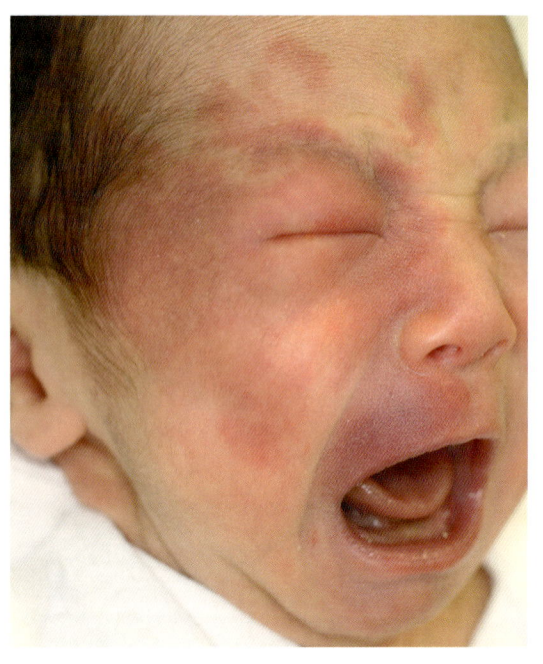

図5　右三叉神経第1，2枝領域に生じた単純性血管腫

■ より深い話（Advanced Lecture）

- 単純性血管腫は，ISSVA分類では真の血管腫ではなく，真皮毛細血管の増加と拡張を主体とする毛細血管の形成異常である．**生下時より赤〜赤紫色で隆起を伴わない境界明瞭な紅斑**がみられ，**自然消退しない**．加齢に伴い，結節が出現してくる．治療は**色素レーザーが第一選択**である
- 単純性血管腫が三叉神経第1，2枝領域に生じた場合（図5）には，**Sturge-Weber症候群**（スタージ・ウェーバー）の部分症候である可能性があり，てんかんや緑内障の合併に注意する
- 近年，苺状血管腫に対するプロプラノロール塩酸塩（インデラル®）内服の有効性が報告され，欧米では第一選択薬となっている

> **虎のひとこと**
> ISSVA分類では，血管系病変を内皮細胞の増殖を伴う血管腫瘍（vascular tumor）と内皮の増殖を伴わない血管形成異常（vascular malformation）に分けている．

引用文献
1) 梅林芳弘：苺状血管腫．「皮膚科学 第9版」（大塚藤男/著・編），pp635-636，金芳堂，2011
2) 岸 晶子：苺状血管腫．皮膚科の臨床，57：764-767，2015

（神﨑美玲）

第1章 基本編 虎の巻：救急外来・内科で出会う これだけは押さえたい皮膚疾患

症例18　足底の鱗屑

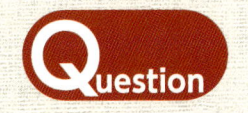

Question

64歳女性．6月頃（2カ月前）から，両側足底と足趾間に鱗屑がある．痒みはない．

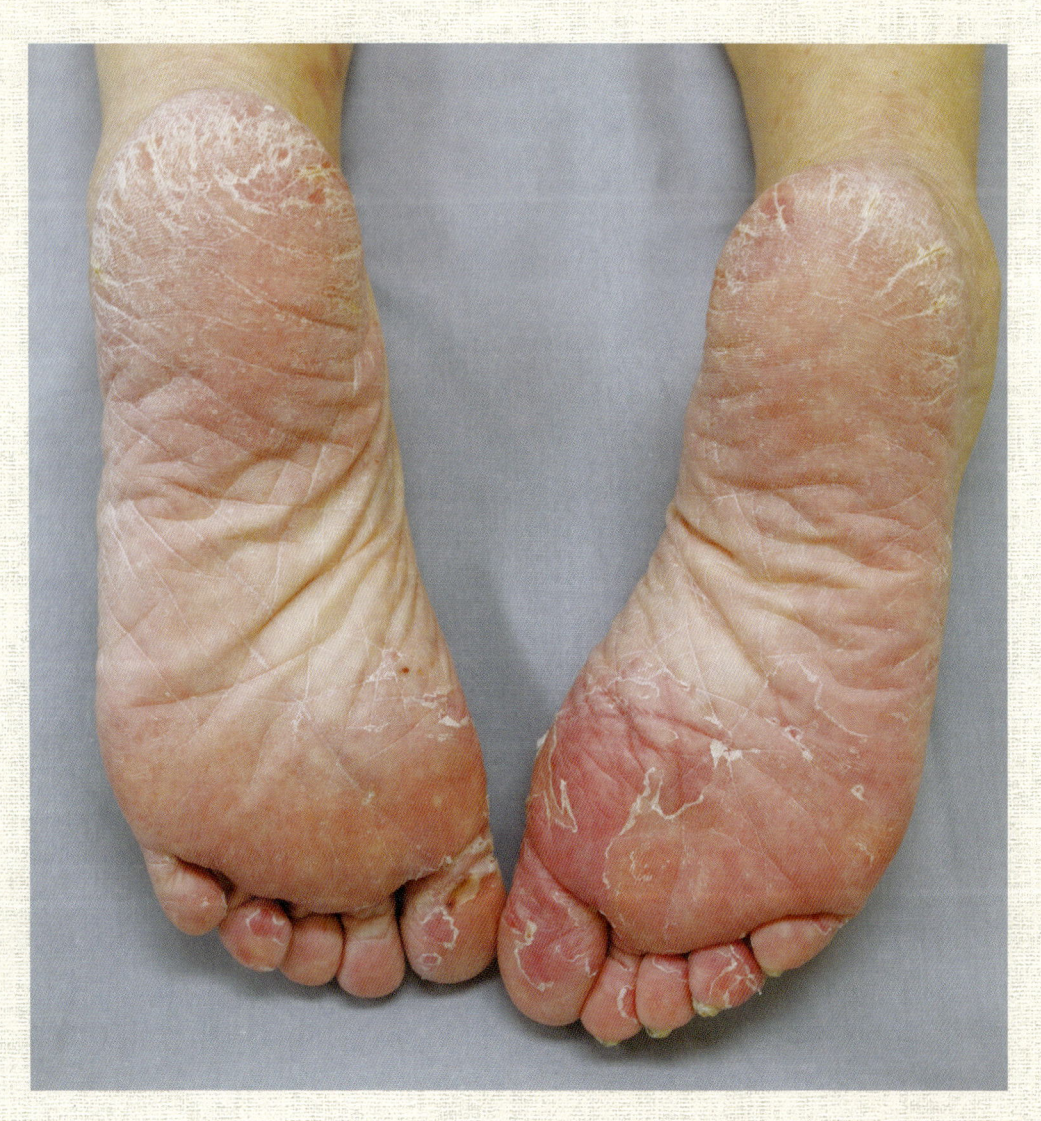

診断は？

症例18

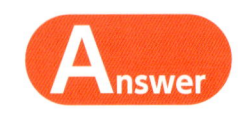

Answer 足白癬（直接鏡検で真菌陽性なら）

■ 足白癬とはこういう病気

- 皮膚糸状菌（*Trichophyton rubrum*, *Trichophyton mentagrophytes* など）による**表在性皮膚真菌症**である
- ①**趾間型**（趾間が浸軟し鱗屑やびらんを伴う，図1），②**小水疱型**（足趾や足の側縁に小水疱や小膿疱が集簇する，図2），③**角質増殖型**（足底の角質が増殖し，厚い鱗屑や亀裂を伴う）の3つの亜型に分類される
- 夏季に患者数が増加する傾向がある[1]

■ 診断のパターンはこれだ！　〜診断の考え方・進め方

> 足底・足趾の鱗屑 ＋ 直接鏡検で真菌（＋）　⇔　足白癬

- 症例18は，「初夏に発症」，「両側足底・足趾間の鱗屑」という点から，頻度の高い疾患として足白癬を疑わせる
- 足白癬は，痒みを伴う疾患として認知されているが，症例18のように痒みがないことも稀ではない[1]
- 臨床症状のみでは，汗疱や掌蹠膿疱症などと鑑別することは困難であるので，**KOH**（水酸化カリウム）を用いた**直接鏡検**を行う（図3）．それにより，角層内の菌糸を検出することではじめて，診断が確定する（図4）

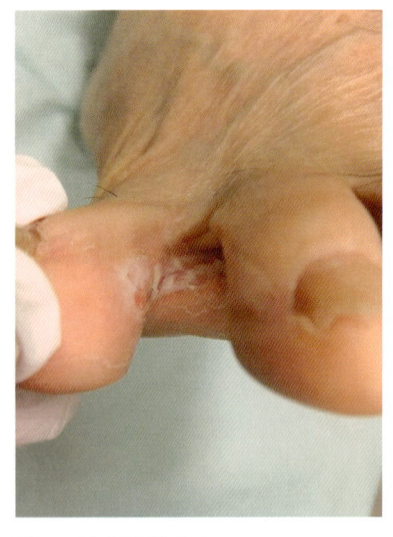

図1　趾間型足白癬
趾間部に浸軟した鱗屑があり，びらんを伴っている

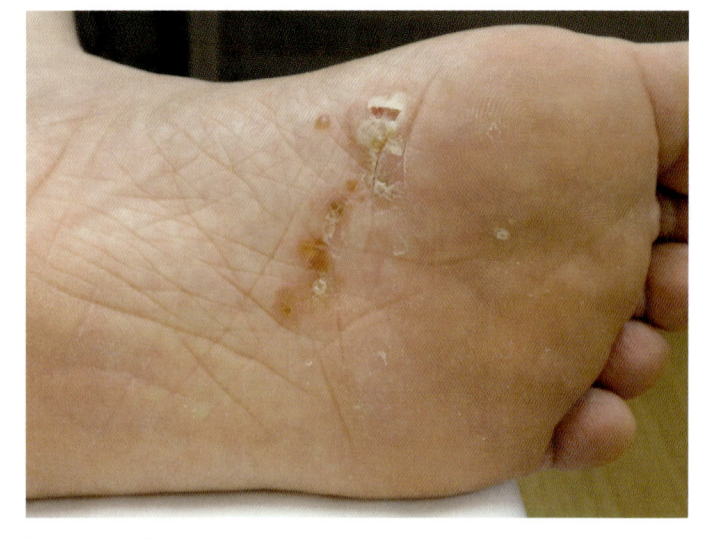

図2　小水疱型足白癬
小水疱と鱗屑を認める．
写真提供：梅林芳弘

■ 治療のパターンはこれだ！ 〜治療の考え方・進め方

> 足白癬　⇒　抗真菌薬の外用

- 趾間型，小水疱型は，抗真菌薬（表）の単独塗布で効果が得られる場合が多い
- 角質増殖型は，抗真菌薬の外用だけでは軽快しないことが多いため，抗真菌薬の内服，尿素軟膏やサリチル酸ワセリンの外用を併用する
- 滲出液が多い場合や，炎症を伴っている場合，抗真菌外用薬の基剤はクリームや液剤よりも軟膏が無難である

■ ここが落とし穴！

- 痒みなどの自覚症状が軽減すると，治療を中止してしまいがちであるが，すぐに再燃することがある
- 治療後も1カ月程度外用を継続することで早期の再発を減らせる可能性がある[2]
- 患者本人が治癒しても，家族内に足白癬患者がいると，再感染をくり返す原因となりうる[2]

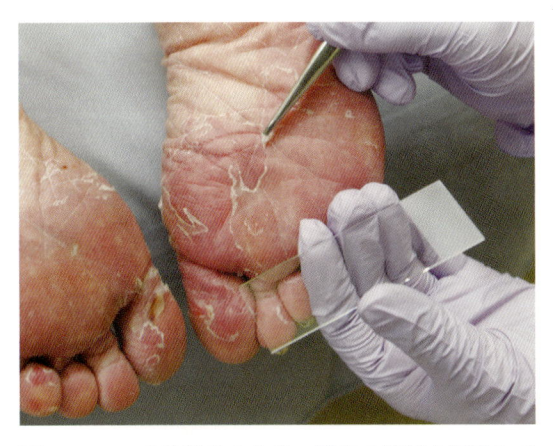

図3　KOH直接鏡検のため，足底の鱗屑を採取しているところ

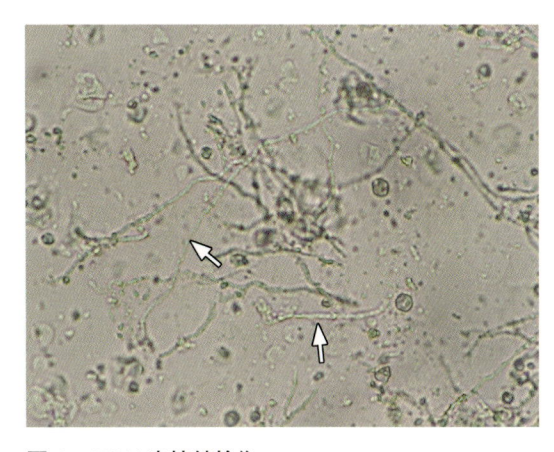

図4　KOH直接鏡検像
　⇨：菌糸

表　外用抗真菌薬の種類

商品名®	一般名	軟膏	クリーム	液
ラミシール	テルビナフィン塩酸塩		○	○
マイコスポール	ビホナゾール		○	○
ニゾラール	ケトコナゾール		○	○
アトラント	ネチコナゾール塩酸塩	○	○	○
アスタット	ラノコナゾール	○	○	○
メンタックス	ブテナフィン塩酸塩		○	○
ペキロン	アモロルフィン塩酸塩		○	
ルリコン	ルリコナゾール	○	○	○

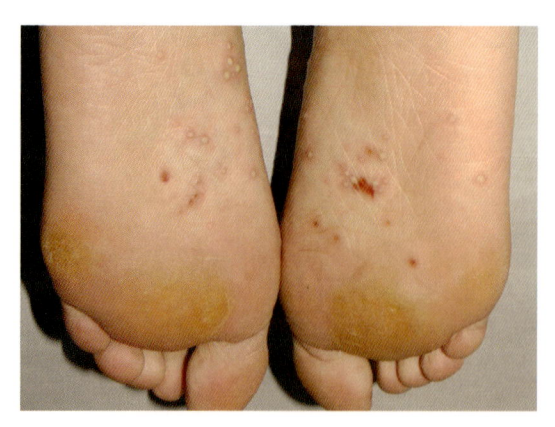

図5　掌蹠膿疱症
足底に多数の小膿疱があるが，鏡検で真菌が検出されない

- 抗真菌薬を外用しても症状が軽快しないか，かえって悪化する場合，細菌による二次感染，あるいは抗真菌外用薬に対する接触皮膚炎を疑う

■ より深い話（Advanced Lecture）

- 小水疱型の足白癬とよく似た臨床像（足底の小水疱・小膿疱・鱗屑）を示す疾患として，掌蹠膿疱症（図5）がある
- 掌蹠膿疱症は，両側の掌蹠に皮疹を生じ，季節による消長はみられないことが多い
- 掌蹠膿疱症と診断されている症例において，ステロイド外用薬やビタミンD₃外用薬で軽快せず，かえって皮疹が悪化する場合，足白癬を合併していることもある

> **虎のひとこと**
> 水虫は，巷間いわれているほど痒がらない．

引用文献

1) 渡辺晋一, 他：本邦における足・爪白癬の疫学調査成績．日皮会誌，111：2101-2112, 2001
2) 渡辺晋一, 高橋 久：足白癬に対する塩酸ブテナフィン（メンタックス®）の臨床的検討－有効性および再発率について－．西日皮膚，59：293-298, 1997

（能登　舞）

第1章 基本編 虎の巻：救急外来・内科で出会う これだけは押さえたい皮膚疾患

症例19　足底に多発する結節

Question

45歳男性．数年前から足底に結節が生じ，増大・増数している．

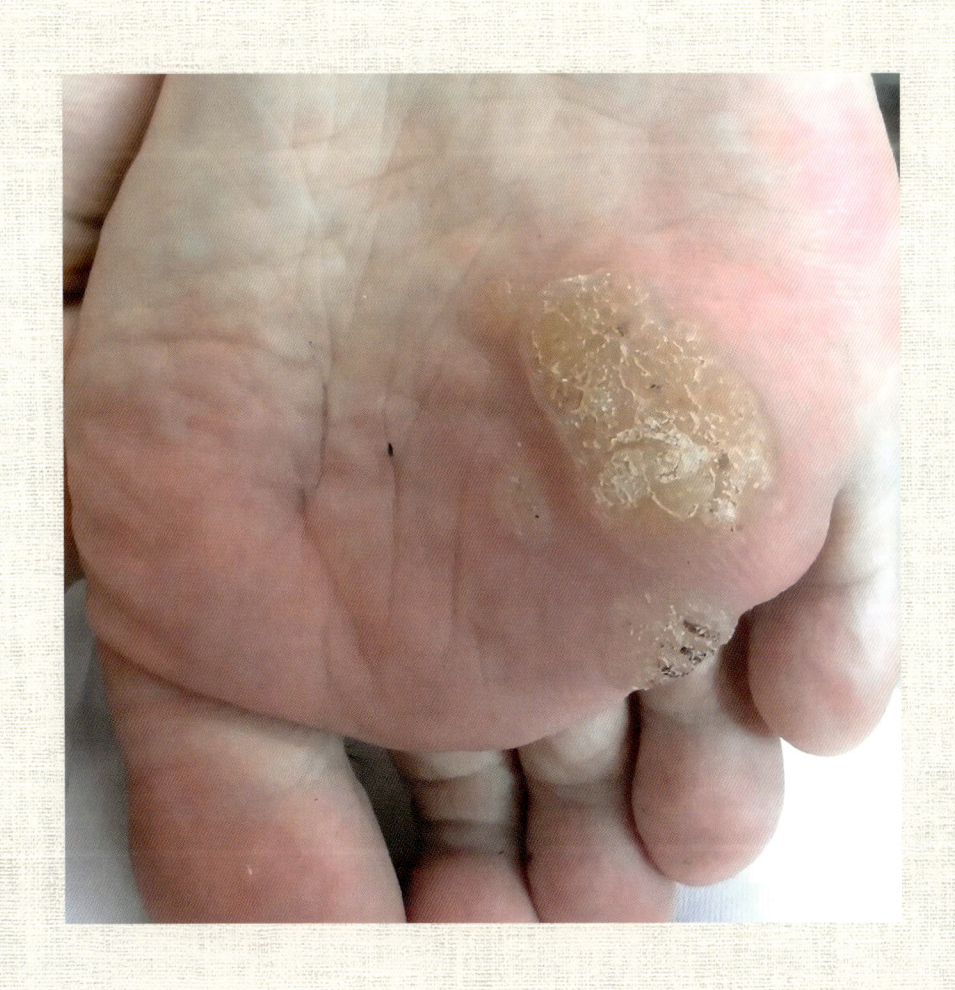

診断は？

Answer 尋常性疣贅

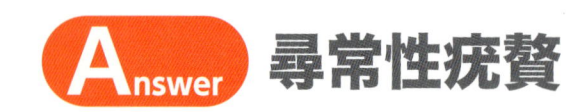

■ 尋常性疣贅とはこういう病気

- ヒト乳頭腫ウイルス（human papilloma virus：HPV）が，皮膚の微小外傷などを通じ感染して生じる
- 「乳頭腫（papilloma）」とは，表面が乳頭状～顆粒状に不規則な起伏を示す結節・腫瘤をいう
- 足底，手指に好発するが，顔面，四肢にも生じる．足底のものを特に**足底疣贅**ともいう[1]
- 結節は1 cmくらいまでのものが多い
- 単発のものもあるが，HPVが周囲皮膚に感染し多発することが多い
- HPVの感染で生じるため，家族内発生もある（症例19も同居の家族に同症あり）

■ 診断のパターンはこれだ！　～診断の考え方・進め方

> 角化性結節・乳頭腫 ＋ 点状出血 ＋ 拡大・多発傾向　⇔　尋常性疣贅

- 症例19では，個々の乳頭状結節の表面に，点状の出血がみられる
- 点状出血は，組織学的には上方に向かって突出した真皮乳頭内の拡張した毛細血管を反映している（図1）．ルーペやダーモスコピー等で拡大して観察するとよりわかりやすい（図2）
- 足底疣贅では鶏眼や胼胝との鑑別を要することが多い．足底疣贅はウイルス性疾患であり，鶏眼・胼胝は骨が突出して機械的刺激を受ける部位に生じる．それぞれの臨床的特徴を表1に示す
- 足底疣贅では，表面を少し削ると点状に出血がみられるので鑑別に有用である

■ 治療のパターンはこれだ！　～治療の考え方・進め方

> 尋常性疣贅　⇒　液体窒素による凍結療法

- 疣贅の治療にはさまざまな治療法が試みられているが，決定的に有効なものがない[1]．成書に書かれているものには保険適応がないものも多い
- 液体窒素による**凍結療法**が第一選択である（保険適応もある）
- 凍結療法施行後に痂皮を形成する．それが脱落するタイミング（2～4週間間隔）でくり返し試行する
- 角化が著しい場合は，メスやカミソリ，ペディなどで角質を削ってから凍結療法を施行する
- 凍結療法で難治な場合，切除してしまった方が早くて確実，ということもある（特に単発の場合）
- 多発性のものなど切除が困難な場合は，以下の種々の方法を，単独ないし併用で考慮する

- ヨクイニンエキス剤の内服療法は，機序がはっきりしない（暗示療法の一種とも言われている）が，保険適応がある
- モノクロロ酢酸の外用療法は，凍結療法の痛みに耐えられない小児等でよく用いられる．有効例も多く経験するが，市販されていないため院内製剤として用意する必要があり，また保険適応もない
- 活性型ビタミンD3外用療法も有効例が報告されている．上市されている製品を処方するだけでいいが，保険適応はない
- サリチル酸製剤（スピール膏®）は，角質を除去する貼付剤で，本来は胼胝・鶏眼が治療対象である．ただし，凍結療法に匹敵する効果のエビデンス[2]があり，「疣贅の角質剥離」として保険適応を有している
- 炭酸ガスレーザーによる焼灼も，施設によっては行われている
- 全国にいぼとり地蔵が存在することから推察されるように，暗示効果を受けやすい疾患とされる．治療法を変更した途端に効果がみられることもある（変更後の治療が有効だったのか，プラセボ効果なのかはわからない）
- 手指の尋常性疣贅に手湿疹を合併していると，亀裂やびらんに一致して疣贅が拡大する傾向があるため，手湿疹の治療も並行して行う

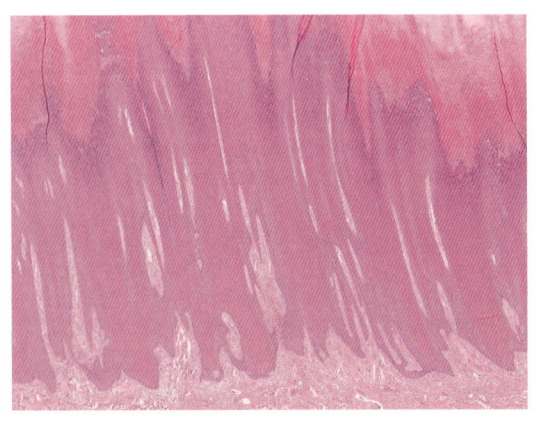

図1 尋常性疣贅の病理組織像
角質増生と表皮肥厚があり，上方に向かって突出した真皮乳頭内に，多数の拡張した毛細血管が存在する

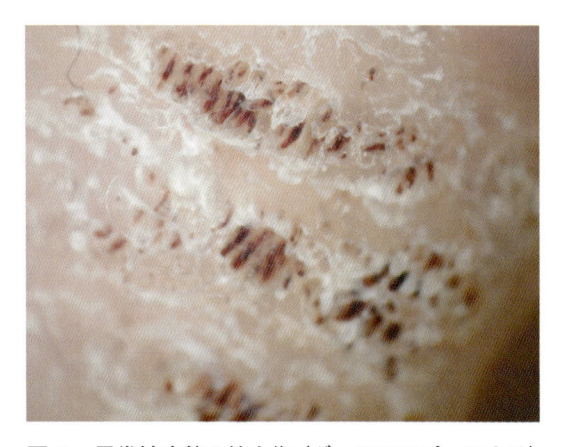

図2 尋常性疣贅の拡大像（ダーモスコピーによる）

表1 足底疣贅と胼胝・鶏眼の臨床的特徴

	足底疣贅	胼胝・鶏眼
発症年齢	幼児など若年者にも生じる	比較的中年～高齢者が多い
発症部位	荷重部と関連なし	荷重部や下床に骨がある部位に生じる
基礎疾患	基礎疾患がないことが多い 免疫抑制患者で多発する傾向はある	糖尿病，関節リウマチ，腰痛症，膝関節症など
感染拡大傾向	あり	なし
表面を削る	点状に出血しやすい	点状出血はみられない

表2　HPVの型と疾患

HPVの型	疾患
HPV-1	ミルメシア
HPV-2, 4, 27, 57, 63, 65 など	尋常性疣贅
HPV-3, 10 など	青年性扁平疣贅
HPV-6, 11 など	尖圭コンジローマ
HPV-16 など	Bowen(ボーエン)様丘疹症, 子宮頸癌
HPV-5, 8 など	疣贅状表皮発育異常症

■ ここが落とし穴！

- 自己判断で胼胝や鶏眼と思って市販の角質剥離剤（イボコロリやスピール膏®など）を使用していると，受診時に患部が浸軟して診断しにくいことがある．使用薬を中止させ，浸軟がとれてから再度受診してもらう
- 凍結療法は，液体窒素さえあれば比較的容易に行えるが，凍結療法による水疱化は医師‐患者間の一番トラブルの原因になりやすいので必ず説明しておく．その他，痛み，瘢痕形成，色素沈着・脱失，有毛部では脱毛のリスクについても話しておくといい
- 凍結療法を数年続けても完治しない足底疣贅も稀ではない．そのことを説明し，納得してもらってから治療を開始した方がよい

■ より深い話（Advanced Lecture）

- 尋常性疣贅は主としてHPVの2型，27型，57型の感染によるが[3]，原因となるHPVの型によっては，臨床的に多様な種々の疾患が生じる（表2）
- 症例19は，基礎疾患（潰瘍性大腸炎，壊疽性膿皮症）があってステロイドとシクロスポリンを内服中であった．足底疣贅はきわめて難治であったが，基礎疾患の経過がよくシクロスポリンを中止したところ，すぐに改善傾向を示した．シクロスポリンが，疣贅が難治であったことの一因となっていた可能性が考えられる

> **虎のひとこと**
> 子どもで「足の裏のうおのめ」と言って来るのは，だいたい足底疣贅．

引用文献

1) 江川清文：ウイルス性疣贅のスキルアップ「診断と治療のポイント，最近の話題について」. MB Derma, 203：100-104, 2013
2) Cockayne S, et al：EVerT：cryotherapy versus salicylic acid for the treatment of verrucae-a randomised controlled trial. Health Technol Assess, 15：1-170, 2011
3) 江川清文：足底疣贅. 皮膚科の臨床, 55：1762-1766, 2013

（野口奈津子）

症例20　臀部の発疹

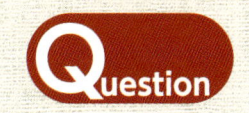

Question

67歳男性．7日前から右臀部の痛みを自覚．3日前から，赤い発疹が出現した．その後，排尿障害が出現した．

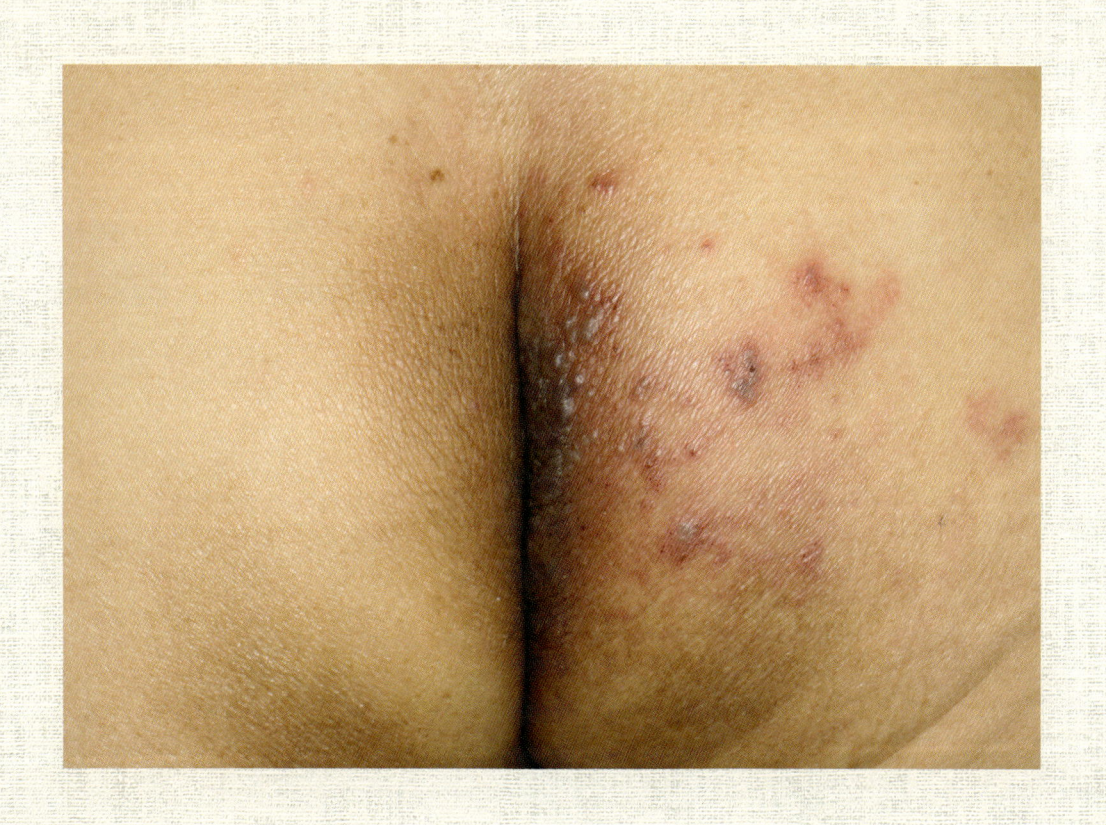

診断は？

Answer 帯状疱疹

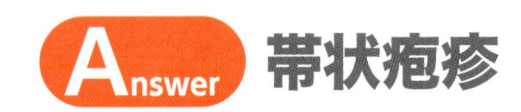

■ 帯状疱疹とはこういう病気

- 原因は，脊髄後根神経節に潜伏感染した**水痘・帯状疱疹ウイルス**（varicella zoster virus：VZV）である
- **加齢，疾患，ストレス**などで特異的細胞性免疫が低下することで，VZVが増殖して知覚神経に沿って感染し発症する[1]
- ヒトからヒトへ感染するものではない．また水痘罹患歴がない者には帯状疱疹としてではなく，水痘として発症する
- **好発年齢は50歳以上**で，好発時期は年末年始，お盆明け，連休明けなど**多忙な時期の疲労が出る頃**である[1]
- 好発神経節は，**最も神経節数が多い胸髄領域**（Th1～12）であるが，ついで三叉神経領域（V1～3）の報告が多い[1]（図1，2）

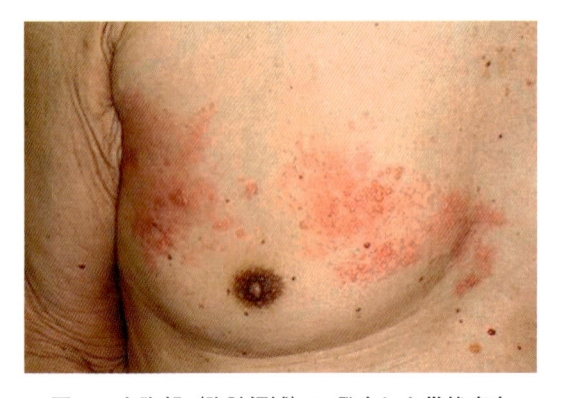

図1 右胸部（胸髄領域）に発症した帯状疱疹

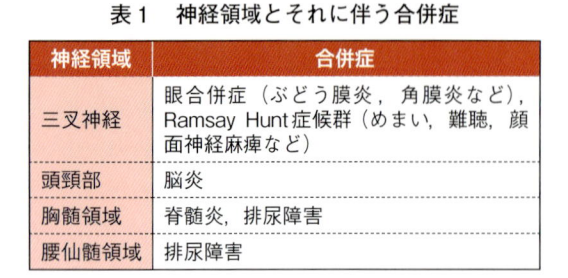

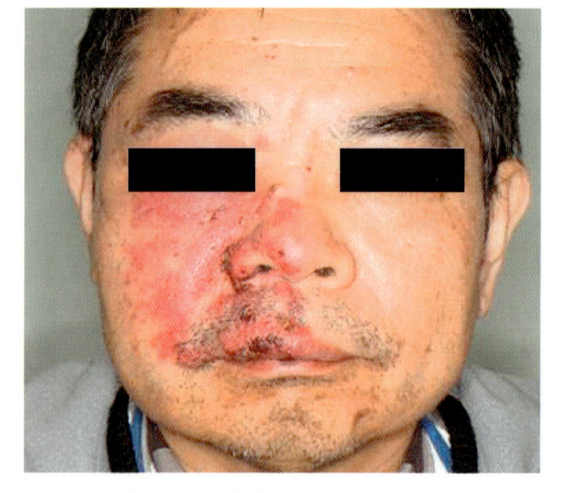

図2 右顔面（三叉神経第2枝）に発症した帯状疱疹

表1 神経領域とそれに伴う合併症

神経領域	合併症
三叉神経	眼合併症（ぶどう膜炎，角膜炎など），Ramsay Hunt症候群（めまい，難聴，顔面神経麻痺など）
頭頸部	脳炎
胸髄領域	脊髄炎，排尿障害
腰仙髄領域	排尿障害

■ 診断のパターンはこれだ！　〜診断の考え方・進め方

> 先行する片側の神経痛 + 神経領域に沿う紅斑と水疱 ⇔ 帯状疱疹

- 発疹は，**浮腫性紅斑上に分布する水疱（疱疹）**であり，**先行する患側（片側）の神経痛を伴う**
- 数日〜1週間程度の先行片側神経痛 → 虫刺されのような紅斑・丘疹出現 → 数日後水疱形成，の経過をたどることが多い
- 免疫低下を惹起するイベント（旅行，仕事，手術・抗がん剤など）を病歴聴取で確認する
- 特徴的な発疹と年齢で診断はつけやすいが，確信をもてない場合はTzanckテスト（p178）やウイルス抗体値・抗原検査などで補足するべきである．しかし，前者ではヘルペスウイルス感染であることはわかっても，**単純疱疹（単純ヘルペス）か帯状疱疹かは判別不可能**である
- 発疹が軽度であったり，ピークを過ぎたりしていても，随伴神経症状・合併症などで診断が可能な場合もある（表1）．ちなみに，症例20は仙髄領域（S2〜4）の帯状疱疹に伴い，排尿困難型の排尿障害（尿が出にくい）を合併していた

■ 治療のパターンはこれだ！　〜治療の考え方・進め方

> 帯状疱疹 ⇒ 抗ウイルス薬の全身投与 + NSAIDs外用薬 + アセトアミノフェン内服

- 急性期治療に関しては「重症or軽症」「抗ウイルス薬の投与量の決定」「点滴（入院）か内服（外来）か」「他科へのコンサルトの要否」がカギとなるが，いずれにしても**発症5日以内の抗ウイルス薬投与開始**が望ましいとされる
① 「重症」か「軽症」か？：**発熱と汎発疹（ウイルス血症）**があれば重症と考え，入院適応と考える．皮膚科専門医への相談を要する
② 「抗ウイルス薬は通常量」でよいか？：アシクロビル（ゾビラックス®点滴静注用），バラシクロビル塩酸塩（バルトレックス®），ファムシクロビル（ファムビル®）のいずれにおいても，**腎排泄型**薬剤であるため，腎機能が低下している患者に通常量で使用すると**急性腎障害が発現する可能性**がある．必ず，投与前に採血で血中クレアチニン値を確認し，腎機能を評価する習慣をつけておく[2]
③ 「入院（点滴）」にする適応は？：a. 発熱と汎発疹，b. 80歳以上の高齢者，c. 痛みが強い，d. 顔面に発症，e. 免疫抑制などの疾患の有無，などがあげられる
④ 「専門医への相談」については？：表1に示すような合併症に対しては，それぞれ**眼科**（ヘルペス性角膜炎など），**耳鼻科**（Ramsay Hunt症候群），**泌尿器科**（排尿障害）に相談し，後遺障害を遺さないよう対応すべきである
- 帯状疱疹に対する外用薬として，抗ウイルス薬ではビダラビン（アラセナ-A軟膏）がある．ただし，抗ウイルス薬の全身投与と外用との併用は有用性が低く，保険で認められないことも多い．皮膚科専門医はNSAIDs軟膏を湿疹・皮膚炎に使用することはまずないが，帯状疱疹にはしばしば使用する．スプロフェン（スレンダム®軟膏等）は帯状疱疹に適応もある
- 帯状疱疹の急性期疼痛に対して，NSAIDs（ロキソニン®など）が処方されることもあるが，神経痛には保険適応のないものも多い．①帯状疱疹は腎機能が低下している高齢者に多いこと，

表2　臀部に生じた単純疱疹と帯状疱疹の鑑別

	単純疱疹（臀部ヘルペス）	帯状疱疹（S2〜5領域）
皮疹の範囲	限局的	広範囲（神経支配領域）
神経症状	比較的軽度	先行し，強い
再発性	多い	少ない
陳旧性の瘢痕・色素沈着	あり	なし
汎発疹	なし	ありうる

- ②投与可能な用量の上限が高いことより，アセトアミノフェン（カロナール®）が使用しやすい．ただし，カロナール®は肝機能障害の副作用があるため，**治療前の採血では，腎機能と肝機能をあらかじめ測定しておくことが望ましい**．なお，同薬は「症候性神経痛」の病名で保険適応がある
- 発疹治癒後の**帯状疱疹後神経痛**（postherpetic neuralgia：PHN）は，神経変性による神経障害性疼痛であり，NSAIDsなど通常の痛み止めでは効きにくいため，プレガバリン（リリカ®），トラマドール塩酸塩・アセトアミノフェン配合錠（トラムセット®）などが選択肢となるが，それぞれ注意点に留意して使用すべきである

■ ここが落とし穴！

- 帯状疱疹では，抗ウイルス薬投与後3日間程度は皮疹が拡大することがある．このことを患者に伝えておかないと，「効果がない」と早めに来院してしまうこともある
- 「片側の痛みのみで発疹がない」場合は，帯状疱疹ではない可能性（肋間神経痛など）と数日後発疹が出てくる可能性を説明し，後者の場合は早めに皮膚科を受診するよう指導すべきである

■ より深い話（Advanced Lecture）

- 三叉神経領域，殊に耳に生じた帯状疱疹に対しては，急性期疼痛とRamsay Hunt症候群対策としてステロイド内服（プレドニン®30 mg/日程度）を積極的に併用すべきである
- 仙髄領域の帯状疱疹は，臀部の単純疱疹（臀部ヘルペス）と紛らわしいが，**表2**で示した鑑別点で判断する

> **虎のひとこと**
> 鼻尖部の皮疹は，鼻毛様体神経の分布上，眼合併症の可能性を示唆する（Hutchinson徴候（ハッチンソン））．

引用文献

1) 日野治子：皮膚科Q＆A ヘルペスと帯状疱疹．日本皮膚科学会ホームページ
　https://www.dermatol.or.jp/qa/qa5/index.html
2) 腎機能の評価法．「CKD診療ガイド2012」（日本腎臓学会/編），pp18-21，東京医学社，2012

（田口詩路麻）

第1章 基本編 虎の巻：救急外来・内科で出会う これだけは押さえたい皮膚疾患

症例21　体幹に多発する小結節

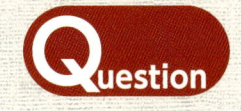

Question

6歳女児．数週間前から，側胸部から腋窩にかけて，1〜3 mm大の小結節が出現した．徐々に増数しているという．自覚症状はなし．姉妹でプール教室に通っている．

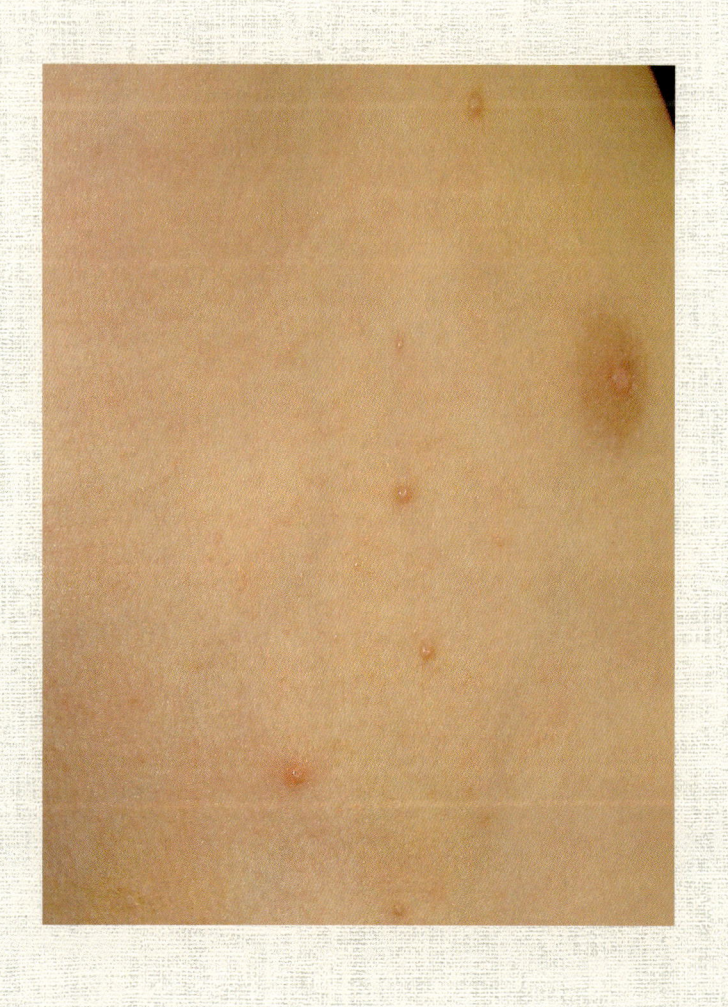

診断は？

Answer 伝染性軟属腫

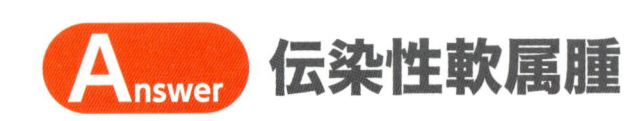

■ 伝染性軟属腫とはこういう病気

- 伝染性軟属腫ウイルス（pox virus科）による良性の**ウイルス感染症**であり，「**水いぼ**」とも呼ばれる
- 基本的には小児の疾患であり，**患者の大半が10歳以下**である
- **小児の体幹・四肢**に発症する．経皮感染で起こるため，プールに通う子どもやアトピー性皮膚炎の子どもに多い[1]
- 治療しないと半年から2年以上持続するが，**自然に治ることもある**[1]

■ 診断のパターンはこれだ！ 〜診断の考え方・進め方

> 小児の体幹・四肢 ＋ 多数の小結節 ＋ 夏季 ⇔ 伝染性軟属腫

- 症例21は，プール教室等に通っている小児の体幹・四肢に皮疹が出現しており，経皮感染を生じる疾患の可能性を念頭におく
- 臨床的には，1〜5 mm程度で**光沢のある常色〜淡紅色の半球状小結節**である
- 詳細に観察すると，小結節の中心が陥凹して，**中央臍窩を認める**のが特徴である（図1）
- 病理組織学的には**軟属腫小体**（molluscum body）と呼ばれる好酸性の細胞質内封入体を認める（図2）ため，診断に迷った場合，1個摘除して病理検査に出してみるのも一法である
- 症例21では姉妹で同様な環境にあり，同様な皮疹が出ていないか聴取することも必要である．成人ではHIV感染など免疫力低下による日和見感染として発症することもあり，既往歴などの聴取も行う
- 夏季に皮膚科を受診した小児の場合は，**表1**のものを鑑別にあげる

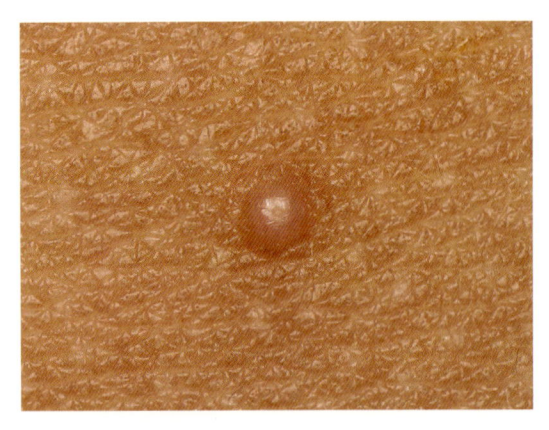

図1 伝染性軟属腫の小結節（拡大像）
中心部に臍窩を有する

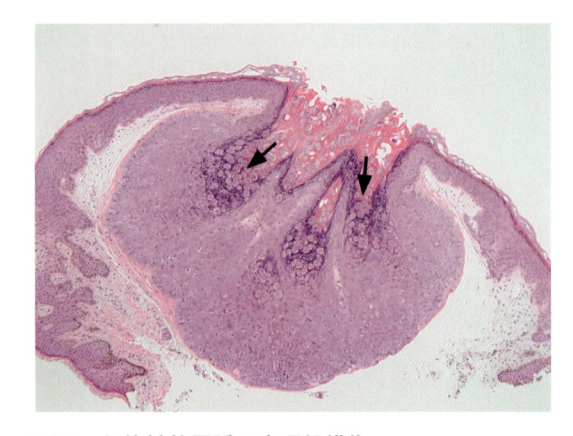

図2 伝染性軟属腫の病理組織像
病変中央は陥凹している．その部分に，好酸性の細胞質内封入体（molluscum body：→）が見られる

■ 治療のパターンはこれだ！　～治療の考え方・進め方

> 伝染性軟属腫　⇒　鑷子などで摘除

- 伝染性軟属腫で専門家の間でも意見がわかれるのは，無治療で自然治癒を待つか，それとも積極的に治療を行うか，という点である
- 複数の関連学会の統一見解では，自然治癒もありえるものの，それまでに長期間を要するため，掻破に伴う細菌性二次感染や他の小児に伝染することを考慮して対応すべき，となっている[2]
- 摘除を行う場合は，トラコーマ（リング）鑷子や鋭匙鑷子などを用いるが，疼痛を伴うため，手早く行う
- 「子どもがかわいそう」，「処置が大変」という理由で，「放置」を選択し，結局増数・増大してから摘除すると，より多くの苦痛を小児に与えることになることを念頭におくべきである（図3）
- 摘除処置1時間前にリドカインテープ〔先発品：ペンレス®（保険適応あり），後発品：ユーパッチ®（保険適応なし）〕を貼付する方法もあるが，痛みは除けても処置の恐怖は除けないので，やはり泣き叫ばれることが多い

■ ここが落とし穴！

- 小児に**性器病変**がある場合は，**性的虐待**に注意する．成人例（図4）では免疫力低下などの基礎疾患がないか検索する
- 摘除以外の治療法（外用療法・免疫療法・内服療法など，表2）が成書などに書かれていることもあるが，摘除と比較して効果が不確実であるため，医師と保護者でよく相談し，治療方法を決定していくことが大切である

■ より深い話（Advanced Lecture）

- プールの水から感染することはないと考えられるものの，プールの遊具を介したり，互いにじゃれあったりして伝染する可能性はあるため，**プールの後はシャワーでよく洗い流す習慣・指導が大切**である
- 必ずしもプールを禁止する必要はないものの，「水いぼが治癒するまではプールに入れない」といった施設もある．そのため，「治療経験がない」，「治療に必要な器具がない」といった場合

表1　小児で夏に発症しやすい感染症

疾患	頻度	Key words
①伝染性軟属腫（水いぼ）	◎	プール，臍窩を伴う光沢丘疹　四肢・体幹
②伝染性膿痂疹（とびひ）	◎	鼻孔周囲，びらん，弛緩性水疱，痂皮
③乳児多発性感染膿瘍（あせものより）	○	乳児，頭頸部，汗疹　→　紅色丘疹
④手足口病	△	手掌・足底・口腔内，水疱，痛み
⑤ブドウ球菌性熱傷様皮膚症候群（SSSS）	×（稀）	高熱，間擦部位の紅斑　→　びらん
⑥Kaposi水痘様発疹症	×（稀）	アトピー性皮膚炎，高熱，頭頸部，水疱・びらん

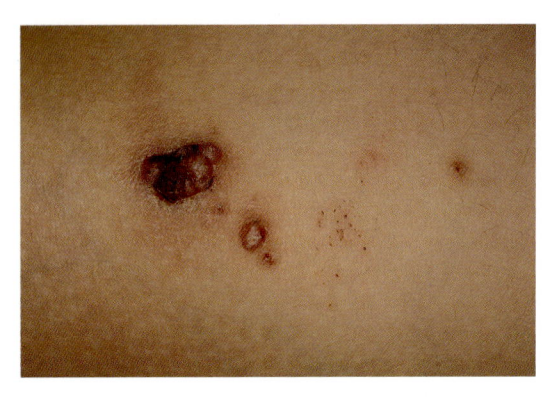

図3　増大した伝染性軟属腫
長径10 mm以上にまで成長したもの．掻破によって出血し，血痂を付着している
写真提供：水戸済生会総合病院　神﨑美玲先生

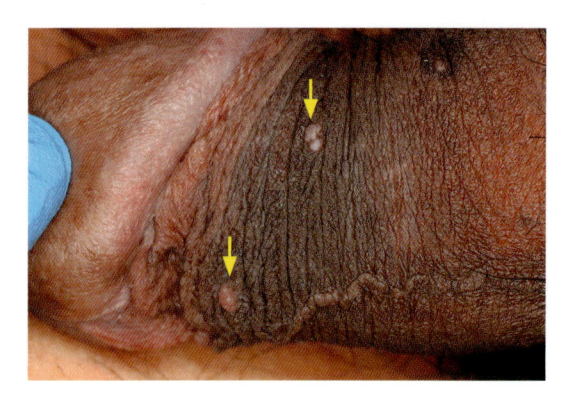

図4　成人の伝染性軟属腫
HIV感染者の陰茎に多発する小結節（➡）

表2　伝染性軟属腫の治療法

1．外科的・物理的除去	2．免疫療法・その他
鑷子などで摘除	イミキモド塗布
凍結療法	DPCP*塗布
スピール膏®貼付	シメチジン内服
硝酸銀塗布	ヨクイニン内服
ポドフィリン塗布	放置

＊diphenylcyclopropenone

- は，専門医を紹介受診させるべきと考える
- 幼児の外科的摘除には，保護者の理解と協力が欠かせないため，治療前にしっかりと予後と治療意義を説明することが大切である
- 伝染性軟属腫があることや，プールに入れないことで，いじめの対象になったり，患児自身が精神的苦痛を感じたりすることも念頭において対応する必要がある

虎のひとこと
少数個であれば子どもでも摘除の痛みをわりあい我慢してくれる．数が少ないうちに治療するのがコツである．

引用文献

1) 江川清文：皮膚科Q&A イボとミズイボ，ウオノメとタコ「どう，違うのですか？」．日本皮膚科学会ホームページ
https://www.dermatol.or.jp/qa/qa23/index.html
2) 日野治子：学校感染症とその取扱い．「ウイルス性皮膚疾患ハンドブック」（浅田秀夫　他／編），pp194-200，中山書店，2011

（田口詩路麻）

| 第1章 | 基本編 虎の巻：救急外来・内科で出会う これだけは押さえたい皮膚疾患 |

症例22　鼻と口唇の発疹

Question

4歳男児．2日前から，鼻周囲に「水ぶくれ」が出現．やがて「かさぶた」となり，口唇に拡大してきた．

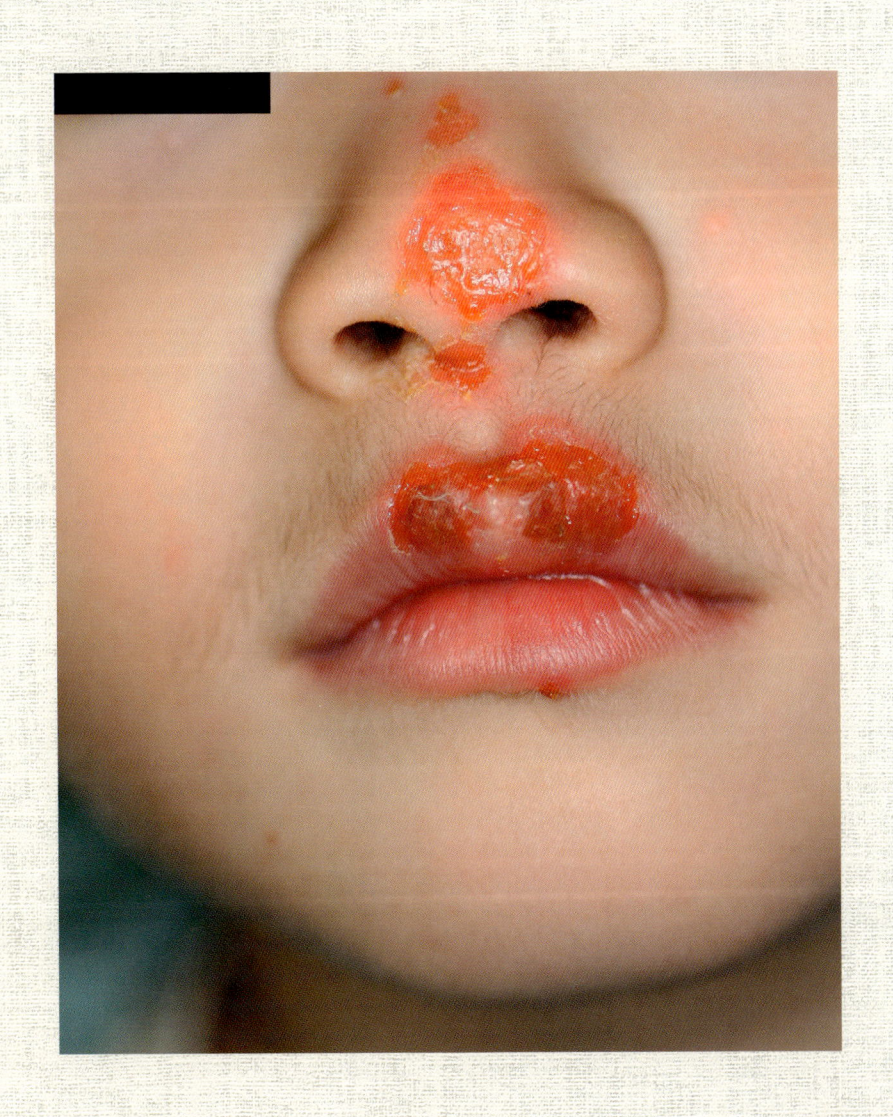

診断は？

症例22

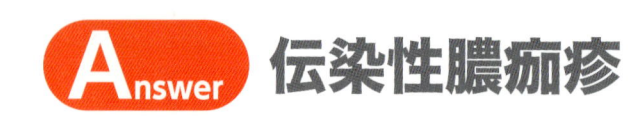

Answer 伝染性膿痂疹

■ 伝染性膿痂疹とはこういう病気

- 表皮角層下の細菌感染症であり,「飛び火（とびひ）」とも呼ばれる
- 原因菌は，黄色ブドウ球菌と化膿性レンサ球菌（A群β溶血性レンサ球菌）であるが，9割以上が黄色ブドウ球菌である
- ①水疱性膿痂疹（図1）と②痂皮性膿痂疹（図2）に分類される．病原菌は①が黄色ブドウ球菌，②が化膿性レンサ球菌とされるが，②でも黄色ブドウ球菌との混合感染が多い
- 虫刺されやあせもを掻破したり，アトピー性皮膚炎のびらん病変に二次的に細菌感染を合併して生じることが多い
- 罹患児の平均年齢は4〜6歳で，就学前の幼児が多いが，乳児や成人にも発症しうる

■ 診断のパターンはこれだ！ 〜診断の考え方・進め方

> 小児 + 鼻周囲 + びらん・痂皮・弛緩性水疱 ⇔ 伝染性膿痂疹

- 皮疹は湿潤（じくじく）してびらんが拡大し，病変周縁に遠心性に，あるいは離れた部位に水疱ができる．水疱は弛緩性で容易につぶれるため，びらんや痂皮を形成する
- 既存の湿疹病変上に生じると，痒いのでそこを掻破して遠隔病変ができる．よって，基礎疾患にアトピー性皮膚炎がないかどうかも診断のポイントになる
- くり返す症例では，びらん・水疱または鼻腔内からの細菌培養を行い，原因菌を同定し感受性を調べるべきである
- 局所の自覚症状はあっても，発熱等全身症状はなく，元気である

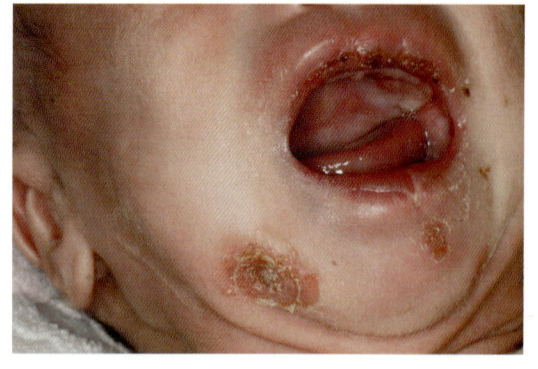

図1 アトピー性皮膚炎の乳児に生じた水疱性膿痂疹
写真提供：筑波大学医学医療系　石井良征先生

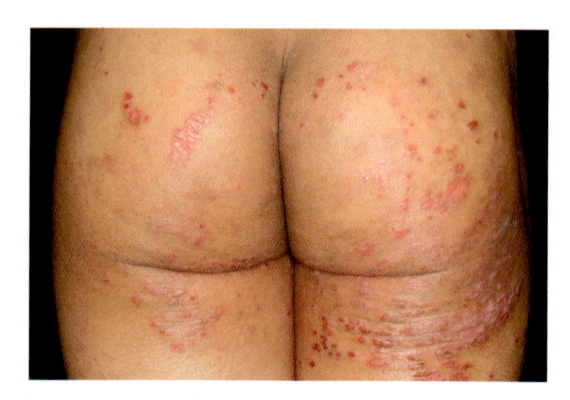

図2 アトピー性皮膚炎の幼児に生じた痂皮性膿痂疹

- 初診時には，痂皮のみの状態であっても，湿潤（じくじく）・小水疱 → 膿疱 → びらん → 痂皮化，といった経過をたどっていないか，保護者から聴取すべきである

■ 治療のパターンはこれだ！ ～治療の考え方・進め方

> 伝染性膿痂疹 ⇒ セフェム系の抗菌薬内服 ＋ 局所の清潔

- 全身症状を伴わない膿痂疹に対して，耐性菌を増加させるという理由から，内服抗菌薬を投与すべきでないという意見もあるが，不十分な局所処置と間違った外用薬選択で皮疹を拡大・重症化させる可能性があるため，積極的に内服治療を考える
- 内服抗菌薬は黄色ブドウ球菌を第一のターゲットとする．セフジニル（セフゾン®）などのセフェム系抗菌薬をはじめ，**表1**にあげた薬剤が選ばれることが多い
- 近年，MSSA（methicillin-sensitive *Stapylococcus aureus*：メチシリン感受性黄色ブドウ球菌）にもゲンタマイシン耐性菌が増加していることより，外用薬（**表2**）としては，**ゲンタマイシン（ゲンタシン®）軟膏以外**のものを選択する
- 痒みが強い場合は，掻破を抑制する目的で，抗ヒスタミン薬（内服）を併用することもある
- 夏は入浴し，**皮膚を清潔にすることが，予防において大切**である．膿痂疹を発症した場合も，発熱などの全身症状がない限り入浴させ，**泡立てた石鹸で病変部を優しく洗う**とよい
- 局所洗浄後は，滲出液などが周囲に接触しないよう，患部に軟膏を外用し，ガーゼなどで保護することが肝要である

表1 小児に適した内服抗菌薬

一般名	商品名	使用量	備考
①セフジニル	セフゾン® 細粒小児用	9～18 mg/kg/日，分3	ブドウ球菌
②セフジトレンピボキシル	メイアクト®MS 細粒小児用	9～18 mg/kg/日，分3	ブドウ球菌
③セファクロル	ケフラール® 細粒小児用	20～40 mg/kg/日，分3	ブドウ球菌
④セファレキシン	L-ケフレックス® 小児用顆粒	25～50 mg/kg/日，分2	ブドウ球菌
⑤ホスホマイシン	ホスミシン® ドライシロップ	40～120 mg/kg/日，分3～4	MRSA
⑥クラブラン酸カリウム・アモキシシリン	クラバモックス® 小児用配合ドライシロップ	96.4 mg/kg/日，1日2回	レンサ球菌
⑦ファロペネム	ファロム® ドライシロップ小児用	15～30 mg/kg/日，1日3回	ブドウ球菌

表2 小児に適した外用抗菌薬

一般名	商品名
①ナジフロキサシン	アクアチム® クリーム
②フシジン酸ナトリウム	フシジンレオ® 軟膏
③テトラサイクリン塩酸塩	アクロマイシン® 軟膏

表3 小児の顔面に水疱・びらんを発症しやすい皮膚疾患

疾患	頻度	Key words
①伝染性膿痂疹（とびひ）	◎	鼻孔周囲，びらん，弛緩性水疱　痂皮
②ブドウ球菌性熱傷様皮膚症候群（SSSS）	×（稀）	高熱，間擦部位の紅斑 → びらん
③口唇ヘルペス	○	口唇，疼痛，浮腫性紅斑 + 集簇性小水疱
④帯状疱疹	△	片側性，疼痛，神経分布に一致
⑤Kaposi水痘様発疹症	×（稀）	アトピー性皮膚炎，高熱，頭頸部，水疱・びらん
⑥カンジダ症	△	浅いびらん，小膿疱
⑦虫刺症	○	緊満性水疱，痒み

■ ここが落とし穴！

- 皮膚科で頻用され，耐性菌が少ないとされる**テトラサイクリン系抗菌薬（ミノマイシン®，ビブラマイシン®）は，8歳未満では歯牙着色等のリスク**があり，第一選択とならない
- 抗菌薬で軽快しない場合は，膿痂疹性湿疹や背景にあるアトピー性皮膚炎に対する治療として，ステロイド外用薬を検討すべきであり，皮膚科医は最初から，「**抗菌薬内服＋ステロイド外用薬＋抗ヒスタミン薬内服**」の組み合わせ処方をしばしば行う

■ より深い話（Advanced Lecture）

- 顔面に水疱・びらんを生じた場合は，表3のものを鑑別にあげる
- 単純ヘルペスやKaposi水痘様発疹症では，本症に比して水疱が小さいのが特徴である．Tzanck（ツァンク）テストにて陽性所見が得られる（p178）
- 本症は全身状態が良好なことが多いが，悪化・拡大しブドウ球菌性熱傷様皮膚症候群になることもあるため，紅斑の範囲，発熱の有無などに気をつける必要がある
- 鼻前庭はブドウ球菌の温床であり，小児には鼻孔に指を突っ込まないように指導すると同時に，手洗いを励行し，爪を短く切り，掻きむしって皮膚を傷つけたりしないようにさせる

> **虎のひとこと**
> レンサ球菌性膿痂疹の後遺症は，リウマチ熱ではなく糸球体腎炎．抗菌薬の予防効果があるのは，腎炎ではなくリウマチ熱．

Questionの写真提供：東京医科大学茨城医療センター　川内康弘先生

引用文献

1) 日野治子：皮膚科Q＆A とびひ，日本皮膚科学会ホームページ
https://www.dermatol.or.jp/qa/qa13/index.html
2) 渡辺晋一：皮膚科感染症．「抗菌薬使用のガイドライン」（日本感染症学会，日本化学療法学会/編），pp146-151，協和企画，2005

（田口詩路麻）

第2章 上級編 龍の巻：皮膚科医でなくてもさらに知っておきたい皮膚疾患

症例23　全身の紅斑，口唇のびらん

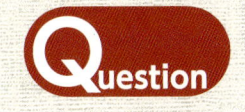

Question

64歳女性．3日前から咽頭痛があり市販の感冒薬を内服している．発熱と全身性紅斑が出現した．

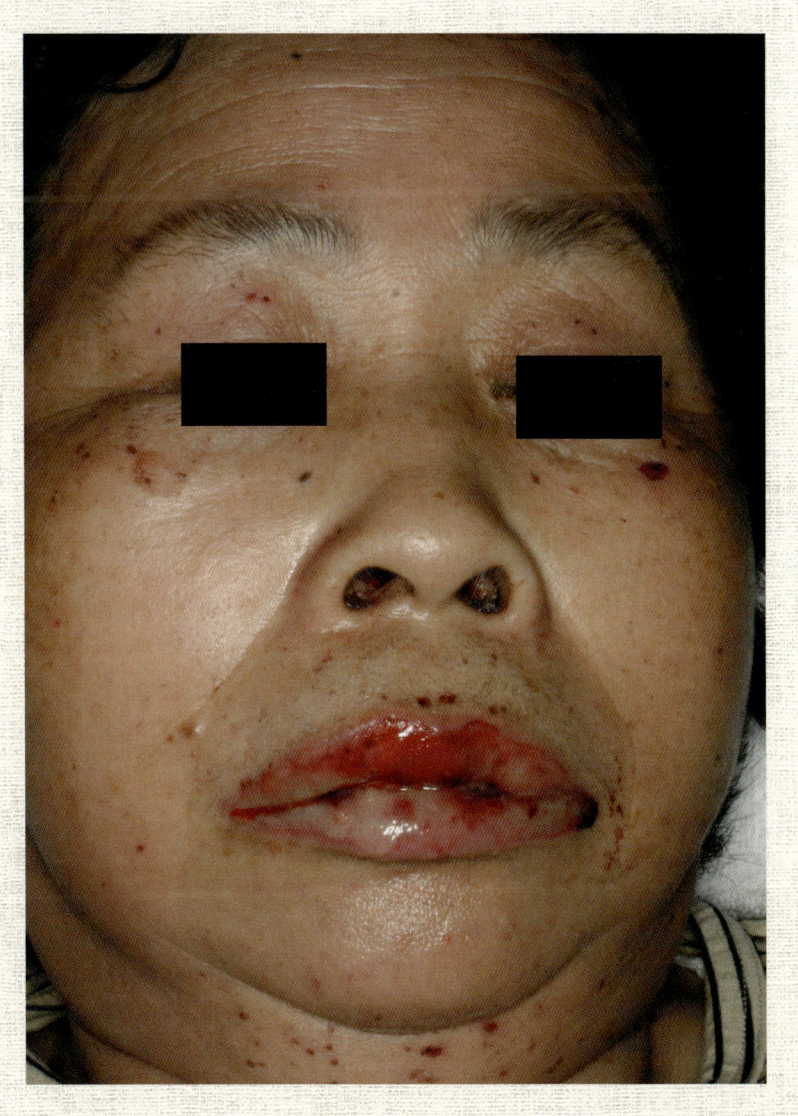

診断は？

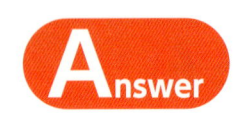

Answer Stevens-Johnson症候群

■ Stevens-Johnson症候群・中毒性表皮壊死症とはこういう病気

- Stevens-Johnson症候群（Stevens-Johnson syndrome：SJS）は，発熱（38℃以上）を伴う口唇，眼結膜，外陰部などの皮膚粘膜移行部における重症の粘膜疹および皮膚の紅斑で，しばしば体表面積（body surface area：BSA）10％未満（＜10％BSA）の水疱，表皮剥離・びらんなどの表皮の壊死性障害を認める．その多くは，薬剤性と考えられているが，一部のウイルスやマイコプラズマ感染に伴い発症することもある[1]
- 中毒性表皮壊死症（toxic epidermal necrolysis：TEN）は，SJSの重症型で広範囲な紅斑と，体表面積の10％以上（≧10％BSA）の水疱，表皮剥離・びらんなどの顕著な表皮の壊死性障害を認める．高熱（38℃以上）と粘膜疹を伴い，その大部分は薬剤性と考えられている[2]

■ 診断のパターンはこれだ！ ～診断の考え方・進め方

> 発熱 ＋ 全身の紅斑 ＋ 粘膜のびらん
> ┌ ＋ 皮膚のびらん（＜10％BSA） ⇔ SJS
> └ ＋ 皮膚のびらん（≧10％BSA） ⇔ TEN

- SJS/TENとも，38℃を超える高熱を伴って全身性の紅斑を生じ，さらに粘膜および皮膚粘膜移行部に出血性，充血性ないし壊死性の重篤な病変を伴う
- 発熱と全身性紅斑だけであれば，ウイルスなどの感染症や多形滲出性紅斑，多形紅斑型薬疹などを考えるが，単なる充血にとどまらない重篤な粘膜疹はSJSを疑う．特に眼脂（目やに），口唇の血痂（かさぶた）はその重要なサインである（図1，2）．SJSでは，非典型的ターゲット状多形紅斑と呼ばれる中央が紫褐色調の類円形紅斑が多発して融合傾向を示す（図3）とされる

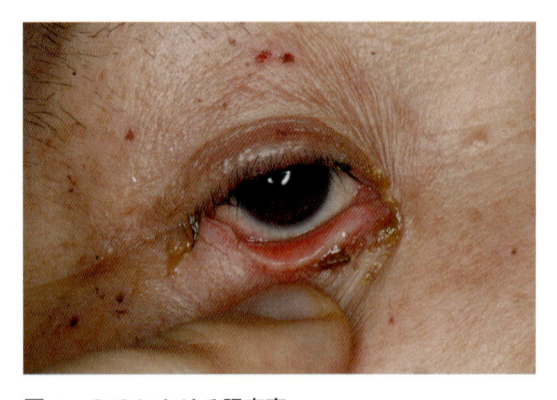

図1 SJSにおける眼病変
初期では，結膜充血と眼脂が見られる

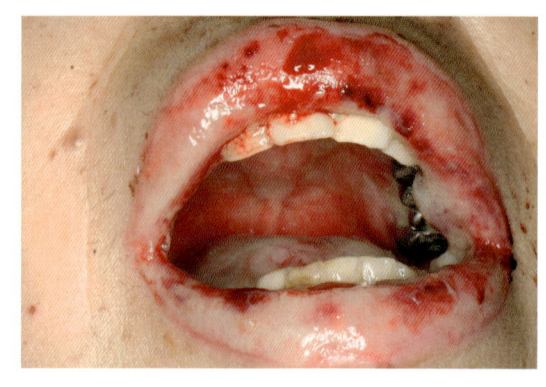

図2 SJSにおける口腔病変
口唇および口腔の出血性びらんを呈する．口唇の血痂はSJSのサインとして要注意である

- TENでは，高熱が持続しながら全身性紅斑を生じ，その紅斑が広範囲の水疱やびらんになっていく．高熱が持続して全身性紅斑が多発している患者で，その紅斑の一部にでも水疱が散発してきたときには，直ちにTENへの進展を考えなければならない．1，2日で一気に全身の表皮が剥脱してくる（図4）切迫した状況である

■ 治療のパターンはこれだ！ ～治療の考え方・進め方

> SJS/TEN ⇒ 被疑薬剤の中止 ＋ ステロイドパルス療法

- これまで**投与していた薬剤をすべて中止**し，どうしても必要な薬剤だけをなるべく系統や構造の異なる他剤に変更する．いくら治療しても，**原因薬剤を継続したままでは進行を止めることはできない**
- SJS/TENを起こす**好発薬剤は表**の通りで，しかも**2週間以内に開始したものである場合が多い**
- 病初期に，ステロイド（セミ）パルス療法を必要とすることがほとんどである．ステロイドを投与しても病勢が鎮静化しない場合には，**血漿交換や大量免疫グロブリン療法**をすみやかに行う必要がある
- 集中治療室での治療が必要なので，疑わしい患者に遭遇した場合には，**治療を開始するよりも先に，皮膚科医に相談するか，皮膚科専門医がいる高次医療機関への転送**を急いで進めた方がよい

■ ここが落とし穴！

- 好発薬剤の**表**を見て，普段何気なく処方している薬剤が多いことに気づかれただろうか．自分の処方でSJS/TENになるリスクがあることを忘れてはならない

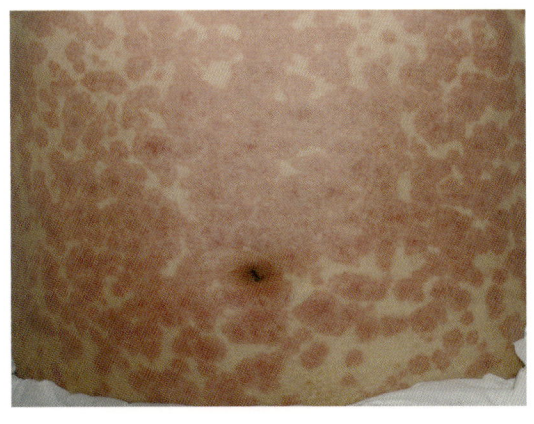

図3　**SJSにおける皮膚病変**
類円形の紅斑で中央が紫紅色を呈する非典型的ターゲット状多形紅斑が多発，融合する．ただし，このような紅斑をきれいに呈することばかりではない

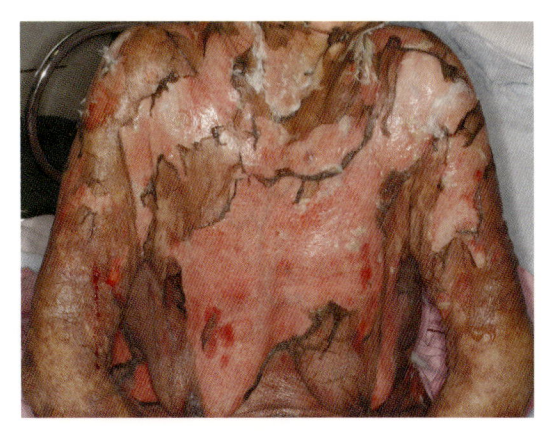

図4　**TENにおける皮膚病変**
広範囲のびらんが見られる．広範囲熱傷に準じた治療を行う

表　SJS/TEN を好発する医薬品[3]

医薬品名	報告数（例）
アロプリノール	107
ラモトリギン	101
カルバマゼピン	86
アセトアミノフェン	54
ロキソプロフェンナトリウム水和物	49
メシル酸ガレノキサシン水和物	32
レボフロキサシン水和物	29
サリチルアミド・アセトアミノフェン・無水カフェイン・プロメタジンメチレンジサリチル酸塩	29
ジクロフェナクナトリウム	29
セレコキシブ	28

文献3より引用
平成21年8月1日から平成24年1月31日までに，SJS/TENとして厚生労働省に報告された医薬品1505例のうち，報告数が多いもの（専門家により医薬品と因果関係が否定的と評価された報告も含む）

■ より深い話（Advanced Lecture）

● 提唱当初の疾患概念は，SJSは粘膜びらんに重きをおき，TENは急性に広範囲の表皮壊死が起こるところに重きをおいたものであった．その後，SJSからTENへの移行例もあり異同が議論され，近年になって，びらん面積が10%未満であればSJS，10%以上であればTENと分けることになった．よって，SJS/TENと一括して呼称することも多い

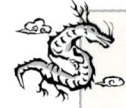

龍のひとこと
治療早期に，被疑薬剤によるDLST（drug induced lymphocyte stimulation test：薬剤によるリンパ球刺激試験）を提出しておくとよい．

引用文献

1) 重篤副作用疾患別対応マニュアル スティーブンス・ジョンソン症候群（皮膚粘膜眼症候群），厚生労働省，2006
http://www.mhlw.go.jp/topics/2006/11/dl/tp1122-1a01.pdf
2) 重篤副作用疾患別対応マニュアル 中毒性表皮壊死症（中毒性表皮壊死融解症），厚生労働省，2006
http://www.mhlw.go.jp/topics/2006/11/dl/tp1122-1a05.pdf
3) 医薬品・医療機器等安全性情報　No.290，厚生労働省，2012
http://www1.mhlw.go.jp/kinkyu/iyaku_j/iyaku_j/anzenseijyouhou/290.pdf

（古田淳一）

第2章 上級編 龍の巻：皮膚科医でなくてもさらに知っておきたい皮膚疾患

症例24　全身の紅斑，口囲の膿疱

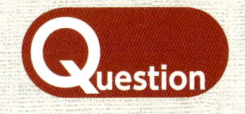

Question

45歳女性．てんかんのため，4週間前からラモトリギン（ラミクタール®）を内服している．数日前から，38℃を超える発熱が続き，顔面を含む全身に紅斑が多発してきた．頸部リンパ節腫脹あり．採血では，末梢血の異型リンパ球と肝機能障害を認めた．

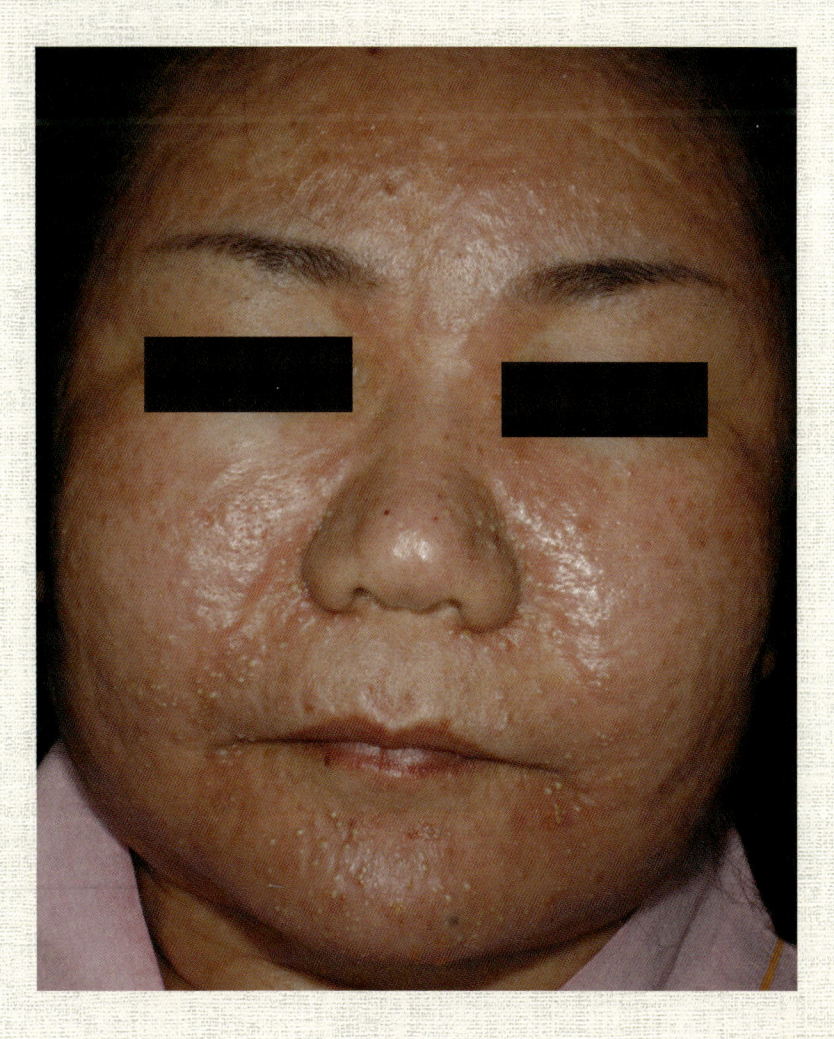

診断は？

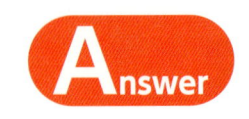

Answer 薬剤性過敏症症候群

■ 薬剤性過敏症症候群とはこういう病気

- 薬剤性過敏症症候群（drug-induced hypersensitivity syndrome：DIHS ディース）は，薬剤に対する**アレルギー反応**により発症するが，免疫異常により**ヒトヘルペスウイルス6型**（HHV-6）やサイトメガロウイルスの**再活性化**が引き続いて起こり，両者が複合して**発熱，全身性紅斑**にとどまらない多臓器の障害を引き起こす
- 重篤で，ときに致命的になること，原因薬剤を中止しても遷延することから，Stevens-Johnson症候群，中毒性表皮壊死症と並ぶ重症薬疹である

■ 診断のパターンはこれだ！ 〜診断の考え方・進め方

> 発熱 ＋ 全身の紅斑 ＋ 臓器障害（白血球増多，肝機能障害等）＋ 好発薬剤内服歴
> ⇒ HHV-6再活性化 ⇔ DIHS

- DIHSの診断は，「薬剤性過敏症症候群診断基準2005」（厚生労働科学研究補助金 難治性疾患克服研究事業 橋本公二研究班）による（表）
- 原因薬剤は比較的限られている（表）．そのうち，「抗けいれん剤」とは，主にラモトリギン（ラミクタール®），カルバマゼピン（テグレトール®），フェニトイン（アレビアチン®），フェノバルビタール（フェノバール®），ゾニサミド（エクセグラン®）である
- 一般的に，高熱と全身性紅斑を呈している患者では，感染症や薬疹，膠原病などの全身性炎症を疑う．薬疹の可能性を考えて病歴聴取した際に，上記の好発薬剤を内服していた場合は，DIHSの症状がないか確認する
- 紅斑は1〜数cmのほぼ同じ大きさで，対称性かつ全身性に多発して融合傾向を示す（図1）．1cmに満たない紅色丘疹が多発するところから，拡大し融合することも多い．DIHSに特異的なものではないので，播種状紅斑丘疹型薬疹や非特異的ウイルス感染症による紅斑と見分けがつかないことが多い．そのなかで，眼囲に発疹が乏しく，口囲に紅色丘疹や膿疱・小水疱・鱗屑などが出現することは，DIHSに特徴的である（症例24，図2）
- HHV-6の再活性化は，ペア血清ないし血中HHV-6 DNA検出により証明できるが，今のところ保険適応外の検査である

■ 治療のパターンはこれだ！ 〜治療の考え方・進め方

> DIHS ⇒ 被疑薬剤の中止 ＋ ステロイド全身投与

- **被疑薬剤の中止**が必要である．半減期が長い薬剤も多く，腎排泄の薬剤では**補液によるウォッシュアウト**を図る

表 薬剤性過敏症症候群 drug-induced hypersensitivity syndrome (DIHS) 診断基準 (2005)

概念 高熱と臓器障害を伴う薬疹で，薬剤中止後も遷延化する．多くの場合，発症後2〜3週間後にHHV-6の再活性化を生じる．
主要所見 1. 限られた薬剤投与後に遅発性に生じ，急速に拡大する紅斑．多くの場合紅皮症に移行する． 2. 原因薬剤中止後も2週間以上遷延する 3. 38度以上の発熱 4. 肝機能障害 5. 血液学的異常：a, b, cのうち一つ以上 　a. 白血球増多（11000/mm^{3}以上） 　b. 異型リンパ球の出現（5％以上） 　c. 好酸球増多（1500/mm^{3}以上） 6. リンパ節腫脹 7. HHV-6の再活性化 典型DIHS　：1〜7全て 非典型DIHS：1〜5全て，ただし4に関しては，その他の重篤な臓器障害をもって代えることができる．
参考所見 1. 原因薬剤は，抗けいれん剤，ジアフェニルスルフォン，サラゾスルファピリジン，アロプリノール，ミノサイクリン，メキシレチンであることが多く，発症までの内服期間は2週から6週間が多い． 2. 皮疹は，初期には紅斑丘疹型，多形紅斑型で，後に紅皮症に移行することがある．顔面の浮腫，口囲の紅色丘疹，膿疱，小水疱，鱗屑は特徴的である．粘膜には発赤，点状紫斑，軽度のびらんがみられることがある． 3. 臨床症状の再燃がしばしばみられる． 4. HHV-6の再活性化は，①ペア血清でHHV-6 IgG抗体価が4倍（2管）以上の上昇，②血性（血漿）中のHHV-6 DNAの検出，③末梢血単核球あるは全血中の明らかなHHV-6 DNAの増加のいずれかにより判断する．ペア血清は発症後14日以内と28日以降（21日以降で可能な場合も多い）の2点にすると確実である． 5. HHV-6以外に，サイトメガロウイルス，HHV-7，EBウイルスの再活性化も認められる． 6. 多臓器障害として，腎障害，糖尿病，脳炎，肺炎，甲状腺炎，心筋炎も生じうる．

文献1より引用

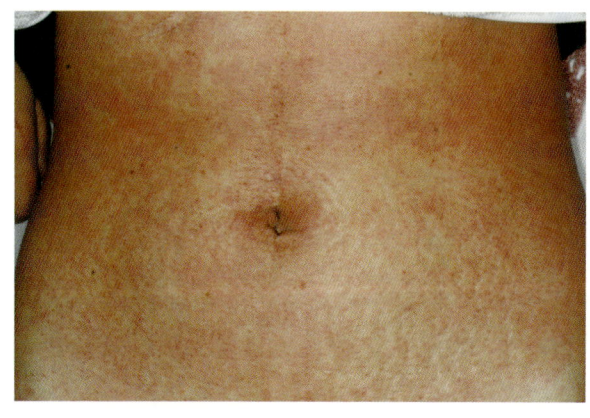

図1　症例24の腹部
数mmの淡紅色斑が多発し，融合傾向を示している．体幹の発疹は，よく遭遇する播種状紅斑丘疹型薬疹と差がない

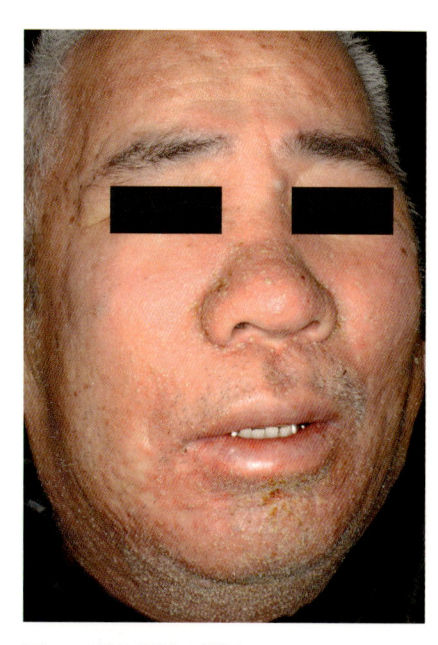

図2　別の症例の顔面
顔面は腫脹し，びまん性の紅斑に覆われているが，眼囲は比較的保たれている．鼻，口囲，前頸部には小膿疱が多発し，頸部には痂皮を付している

- 通常，プレドニゾロン0.4〜1.0 mg/日程度の内服を要することが多い．DIHSか否かの見極め，ステロイドの開始量・減量については**皮膚科専門医に相談していただきたい**
- しばしば，ステロイド開始後一度落ち着いてから，軽度再燃する．**2峰性の経過はDIHSの特徴**である
- **ステロイド減量は，発熱，紅斑，リンパ節腫脹と血液学的異常がほぼ消失してから開始**する．**肝機能障害は完全に正常化するのには時間がかかる**ことが多い
- 原因検索として薬剤によるリンパ球刺激試験（drug-induced lymphocyte stimulation test：DLST）を提出するが，病初期では免疫異常により偽陰性になることが多く，ステロイド投与終了後に再提出して陽性になることが多い．反対に，よく遭遇する播種状紅斑丘疹型薬疹では，病初期に陽性になりやすく，治癒して時間が経つと陽性になりにくくなる

■ ここが落とし穴！

- 通常よく遭遇する播種状紅斑丘疹型薬疹と見誤って，適切なステロイド全身投与治療が開始できずに遷延あるいは重症化することがある．病初期では見分けが難しいこともあるが，DIHSの可能性に気づくことが大切である

■ より深い話（Advanced Lecture）

- ラミクタール®は，DIHS診断基準の発表後の2008年に発売されたために診断基準には好発薬剤として記載されていないが，処方量増加もあって今やテグレトール®と並ぶ主要な好発薬剤である
- ラミクタール®の薬疹発現率は，定められた用法・用量を超えて投与した場合に高くなることがわかっている．また，添付文書に記載された使用法に反して副作用が生じた場合には，独立行政法人医薬品医療機器総合機構による医薬品副作用救済制度の対象にならず，処方医の責任が追及される事態にもなりうることを知っておく必要がある

> **龍のひとこと**
> その他の重症薬疹にはAGEP（acute generalized exanthematous pustulosis：急性汎発性発疹性膿疱症）と薬剤性アナフィラキシーがある．

引用文献

1) 厚生労働科学研究補助金 難治性疾患克服研究事業 橋本公二研究班：薬剤性過敏症症候群診断基準2005
2) 重篤副作用疾患別対応マニュアル 薬剤性過敏症症候群，厚生労働省，2006
   http://www.mhlw.go.jp/topics/2006/11/dl/tp1122-1a09.pdf
3) 医薬品・医療機器等安全性情報 No.321，厚生労働省，2015
   http://www1.mhlw.go.jp/kinkyu/iyaku_j/iyaku_j/anzenseijyouhou/321.pdf

（古田淳一）

| 第2章 | 上級編 龍の巻：皮膚科医でなくてもさらに知っておきたい皮膚疾患 |

症例25　全身の紅斑，水疱，びらん

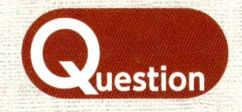

Question

72歳男性．1カ月前から，全身に痒みがある紅斑が多発し，拡大してきた．
1週間前から，紅斑の中に水疱が多発し，破れてびらんになった．

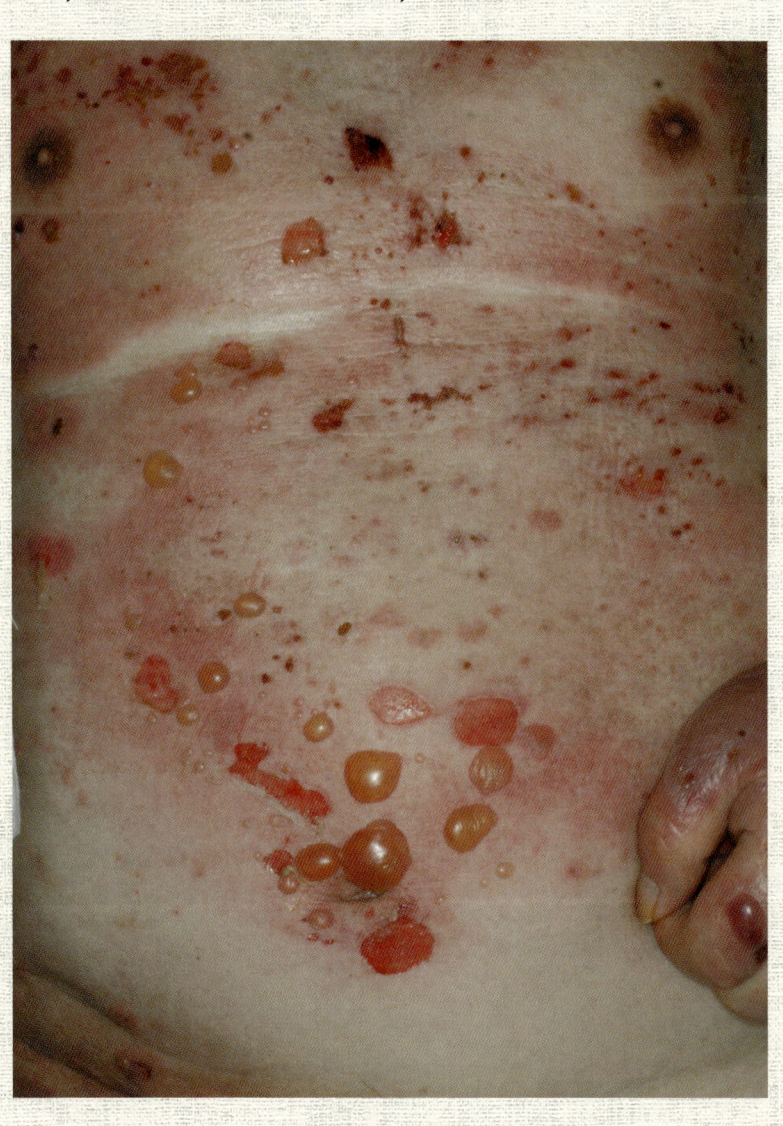

診断は？

症例25

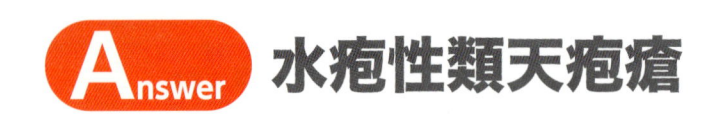

Answer 水疱性類天疱瘡

■ 水疱性類天疱瘡とはこういう病気

- **自己免疫性水疱症**は，表皮の細胞間接着分子が自己抗体により障害され，生じた裂隙に組織液が貯留して水疱を生ずる疾患である．裂隙が，表皮細胞間に生ずるものを天疱瘡，表皮真皮接合部に生ずるものを類天疱瘡と呼ぶ．後者の代表的疾患が水疱性類天疱瘡である
- 水疱性類天疱瘡は，ヘミデスモゾーム（表皮基底層と基底版を接着する）の構成タンパクであるBP180とBP230に対する自己抗体による疾患で，自己免疫性水疱症の大多数を占める．高齢者に好発し，全身（ときに口腔にも）に痒みを伴う紅斑や水疱，びらんが多発する．水疱は数mmから数cm大で，組織液が貯留して張り詰め，**緊満性水疱**と表現される
- 痒みを伴う紅斑が水疱に先行することが多く，湿疹や多形紅斑などとして経過をみているうちに水疱を生じてきて，診断に至ることがままある（図1）
- 全身の水疱とびらんにより，広範囲熱傷と同様に体液の漏出と細菌感染を生じる．高齢，免疫抑制療法も加わって，死に至ることも少なくない

■ 診断のパターンはこれだ！ 〜診断の考え方・進め方

> 全身の痒い紅斑 ＋ 緊満性水疱 ＋ 好酸球増多 ⇒ 抗BP180抗体陽性 ⇔ 水疱性類天疱瘡

- 高齢者に典型的な紅斑と水疱を生じ，血液検査で好酸球増多と**抗BP180抗体**（ELISA法にて測定）陽性が確認できれば，実地臨床上は，水疱性類天疱瘡と診断としてよいだろう
- 抗BP180抗体の感度は100％でなく（後述），陰性であっても水疱性類天疱瘡を否定することはできない．確実に診断するためには，皮膚生検を行い，**表皮下水疱**であることと，**蛍光抗体直接法**で表皮基底膜部におけるIgG，補体の線状沈着があることを確認する
- 他の自己免疫性水疱症も，皮膚に水疱とびらんを生ずる．特に，**尋常性天疱瘡**および**落葉状天疱瘡**は，水疱性類天疱瘡に次ぐ主要な自己免疫性水疱症である[1]．尋常性天疱瘡では径1cm程度の**弛緩性水疱**とびらんを生じ（図2），口腔粘膜に疼痛を伴う難治性のびらん，潰瘍を伴う（図3）．落葉状天疱瘡では，薄い鱗屑と痂皮を伴った径1cm程度の紅斑とびらんを生ずる（図4）．弛緩性水疱も生じうるが，すぐに破れるために見つからないことも多い
- 尋常性天疱瘡では**抗デスモグレイン3抗体**が陽性になり，落葉状天疱瘡では**抗デスモグレイン1抗体**が陽性になる．また，尋常性天疱瘡では抗デスモグレイン1抗体も陽性になることがある

■ 治療のパターンはこれだ！　〜治療の考え方・進め方

> 水疱性類天疱瘡　⇒　テトラサイクリン・ニコチン酸アミド療法
> 　⇒　効果不十分なら，ステロイド全身投与

- 治療の中心はステロイドの全身投与だが，病状に応じた治療を行う[2]
- 水疱性類天疱瘡を疑った場合には，診断確定のための各種検査を提出し，中等症までは，テト

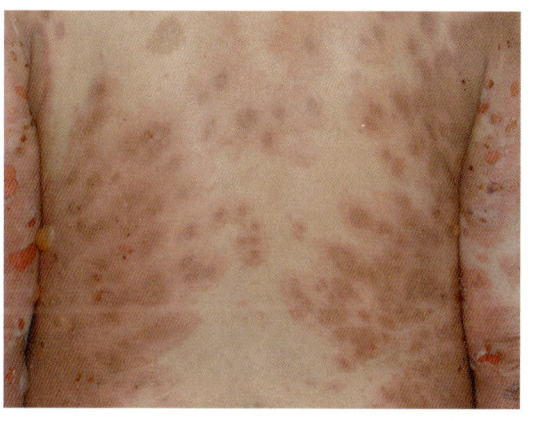

図1　54歳男性，水疱性類天疱瘡（背部）
当初は，数cm大の紅斑で中央部が暗紅色調であるため，標的状病変を呈する多形紅斑も疑われていた．その後，緊満性水疱が生じてびらんとなってきたため，水疱性類天疱瘡と診断した

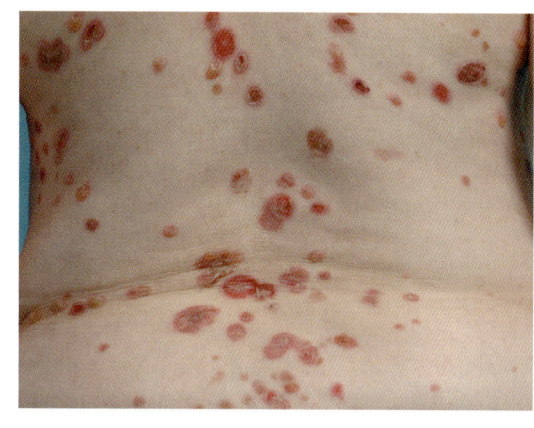

図2　62歳女性，尋常性天疱瘡（腰背部）
水疱性類天疱瘡（水疱・びらんより大きい紅斑，緊満性水疱）と違い，水疱・びらんと紅斑はほぼ同大で，水疱は弛緩性である

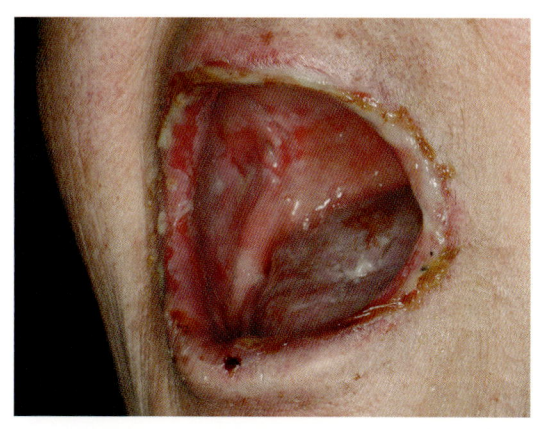

図3　60歳男性，尋常性天疱瘡
皮膚に水疱・びらんが出る前でも，口腔びらんが著しく経口摂取不能になることも珍しくない

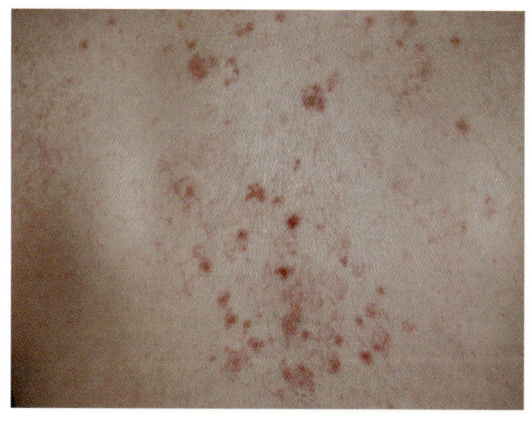

図4　53歳女性，落葉状天疱瘡（背部）
水疱は極めて破れやすく，観察できないことも多い．びらんもごく浅く，落屑を伴う紅斑に見えることもある．自己免疫性水疱症でありながら，はっきりと水疱・びらんを呈しないことが多いので，診断が難しいことがある

ラサイクリン（アクロマイシン®V）750～1,500 mg/日〔あるいはミノサイクリン（ミノマイシン®）100～200 mg/日〕とニコチン酸アミド600～1,500 mg/日の併用療法を開始する（保険適応外）
- 効果が不十分な場合は，プレドニゾロン（PSL）を0.4～0.6（重症例では1.0）mg/kg/日で開始する．水疱新生がなくなり，びらんがおおむね上皮化したら，ステロイド漸減を始める
- 初期投与量で2～4週間経過しても効果が不十分な場合には，シクロスポリンやシクロホスファミドなどの免疫抑制薬内服（保険適応外），血漿交換療法を追加する
- 皮疹にはvery strongクラス程度のステロイド外用薬を塗布する．軽症例では，これだけで治癒することもある．びらんには，スルファジアジン軟膏（テラジア®パスタ）や白色ワセリンを塗布したガーゼや非固着性ドレッシング材（メロリン）を貼付する

■ ここが落とし穴！

- 皮膚処置の際，ガーゼをテープで留めるとそこが水疱・びらんになるので，包帯や胸帯，腹帯で固定する必要がある
- ミノマイシン®は，薬剤性間質性肺炎を起こすことがある．水疱性類天疱瘡に投与するときには，十分に注意する必要がある
- 尋常性天疱瘡では，皮膚より先に口腔びらんを生ずることも多い．難治性口内炎の鑑別疾患として忘れず，抗デスモグレイン3抗体をELISA法などで測定していただきたい

■ より深い話（Advanced Lecture）

- 水疱性類天疱瘡では，びらんが上皮化した後に1mm程度の白色丘疹が散在することがある．これは稗粒腫といい，汗管や毛包，脂腺の開口部が破壊されて閉塞し内容物が貯留したものである
- 抗BP180抗体（ELISA法にて測定）は，特異度（対照は天疱瘡）は99％と高いが，活動期の水疱性類天疱瘡における感度は84％とやや低い．抗BP230抗体（ELISA法にて測定）も併用すれば，感度97％，特異度99％になる[3]．ただし，現時点では抗BP230抗体は保険収載されておらず，研究目的の検査キットとして販売されている

> **龍のひとこと**
> 天疱瘡には大量γグロブリン静注療法の保険適応がある（水疱性類天疱瘡については保険未収載）．

引用文献

1) 天谷雅行，他：天疱瘡診療ガイドライン．日皮会誌，120：1443-1460，2010
2) 稀少難治性皮膚疾患に関する調査研究班稀少難治性皮膚疾患に関する調査研究 診断治療ガイドライン．厚生労働科学研究費補助金難治性皮膚疾患克服研究事業，2008
3) Yoshida M, et al：Enzyme-linked immunosorbent assay using bacterial recombinant proteins of human BP230 as a diagnostic tool for bullous pemphigoid. J Dermatol Sci, 41：21-30, 2006

（古田淳一）

症例26　全身の鱗屑を伴う紅斑

第2章　上級編 龍の巻：皮膚科医でなくてもさらに知っておきたい皮膚疾患

Question

22歳男性．数年前から，全身に鱗屑を伴う紅斑が出現．次第に増数，拡大している．痒みはない．

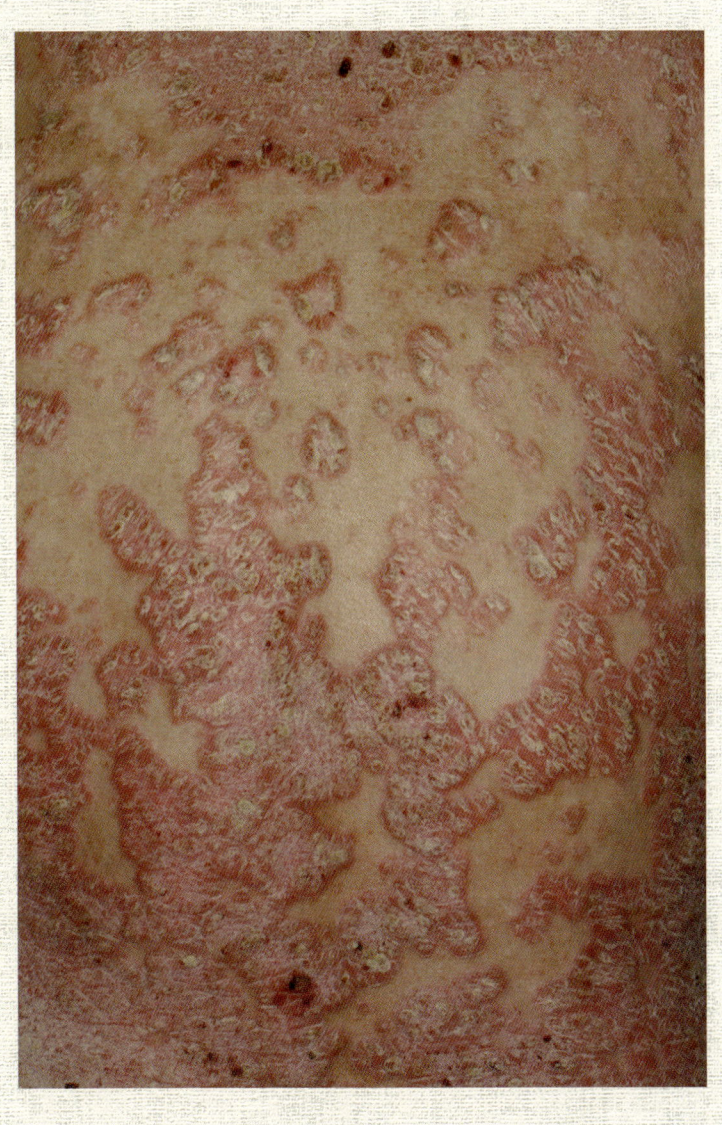

診断は？

Answer 尋常性乾癬

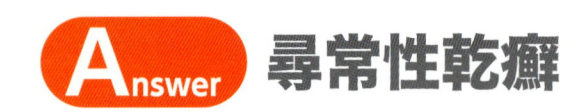

■ 尋常性乾癬とはこういう病気

- 乾癬（psoriasis，発音は/səráiəsis/）は，鱗屑を付す境界明瞭な特徴的紅斑が全身に多発する慢性疾患である．痒みを伴うものは約半数である．直ちに生命を損なう疾患ではないが，しばしば難治で，整容を損なうことで「伝染すると思われているのではないか」などと患者のQOL低下が著しく，life-ruining disease（人生を荒廃させる病）といわれている．日本の乾癬の有病率は，0.1〜0.3％と推定されている
- 乾癬のほぼ9割を占めるのが，**尋常性乾癬**である．全身どこにでも発疹を生ずるが，**頭皮・肘頭・膝蓋・下腿**に特に生じやすい

■ 診断のパターンはこれだ！　〜診断の考え方・進め方

> 全身の境界明瞭な紅斑（特に頭皮・肘・膝・下腿）＋鱗屑＋慢性の経過　⇔　尋常性乾癬

- **境界明瞭な紅斑が全身性に多発**し，種々の程度の**鱗屑**を伴っている特徴的な臨床像（**図1，2**）から，多くの場合，皮膚科専門医には診断は容易である
- 紅斑は，湿疹のようにそのなかに丘疹があることはほとんどなく，わずかに均一な隆起を呈していることもある．**個々の発疹は数mmから数cm大**だが，融合して数十cm大までの局面（plaque）を形成することもある．欧米では，尋常性乾癬（psoriasis vulgaris）を局面状乾癬（plaque psoriasis）と呼ぶことも多い
- ほとんどが**緩徐に発症**する．経過中に上気道感染などを契機として，あるいは特に誘因なく**急に増悪**することもある

■ 治療のパターンはこれだ！　〜治療の考え方・進め方

> 尋常性乾癬　⇒　ステロイド外用薬 ＋ 活性型ビタミンD3外用薬
> ⇒　効果不十分なら全身療法（シクロスポリン，エトレチナート，紫外線療法，生物学的製剤）

- 薬物治療としては外用薬が最も多く使用されるが，その他に，内服薬，光線療法，注射薬を組み合わせて治療する[1]
- 乾癬の多数を占める**軽症および中等症の一部までは，外用薬だけで治療される**ことが多い．**活性型ビタミンD3外用薬**は細胞増殖抑制，細胞分化誘導作用，炎症性サイトカイン調節作用などを示すので，抗炎症作用をもつ**ステロイド外用薬**と組み合わせて使用される
- 躯幹・四肢および頭皮では，**strong**から**very strong**クラスのステロイドと活性型ビタミンD3外用薬が併用されることが多い．両者の混合調剤は安定性などの問題から積極的には推奨され

ず，重層塗布は患者の負担も大きい．そのため，カルシポトリオール水和物・ベタメタゾンジプロピオン酸エステル配合剤（ドボベット®軟膏）外用もよく用いられている
- 顔面・頸部では，medium（mild）クラスのステロイドとタカルシトール（ボンアルファ®ハイ軟膏）の併用，あるいはそれぞれ単独の外用が行われる
- **外用で効果不十分な場合には，以下の全身療法を検討する**．内服薬として，シクロスポリン（ネオーラル®），エトレチナート（チガソン®）が用いられている．光線療法は，**ナローバンドUVB療法**か**PUVA療法**が行われている．それぞれ特徴があり，患者の特性に応じて使い分けるのがよいため，皮膚科専門医に相談していただきたい
- 2010年に，乾癬にも抗TNFα抗体のインフリキシマブ（レミケード®），アダリムマブ（ヒュミラ®）が使用されるようになり，**重症例もかなり改善できる生物学的製剤の時代が到来した**（図3）．その後，ウステキヌマブ（抗IL-12/23 p40抗体，ステラーラ®），セキヌマブ（抗IL-17A抗体，コセンティクス®）が発売され，今後も新規薬剤の発売が予定されている

■ ここが落とし穴！

- 乾癬と病名を言うだけでは，患者のほとんどが「感染」と想起する．「か̇んせん」と「か」にアクセントを置いて発音することと，字を書いて説明し，決して伝染しないことを強調してほしい
- 乾癬はしばしばリウマトイド因子陰性の多関節炎を併発し，**乾癬性関節炎**という（図4）．皮膚症状と同時期以降がほとんどだが，ときに関節炎が先行する．乾癬の5〜10％に乾癬性関節炎を併発し，**関節症性乾癬**と呼ばれる[2]
- 菌状息肉症などの皮膚リンパ腫と鑑別を要することがある．特にネオーラル®や生物学的製剤を開始する前には，少しでも疑念があれば皮膚生検を行う必要がある

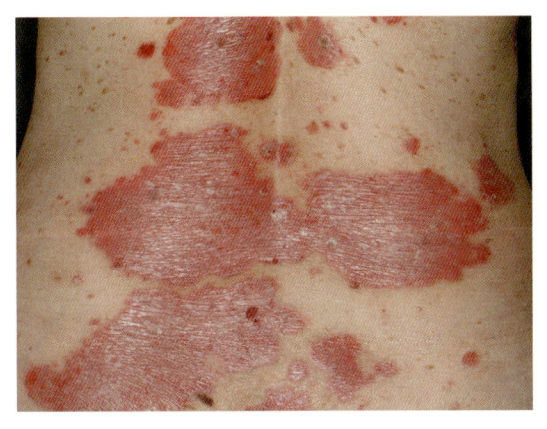

図1 54歳女性，尋常性乾癬，背部の紅斑
大型で赤みが目立つ局面が多発している．重症でも鱗屑が乏しい場合もある

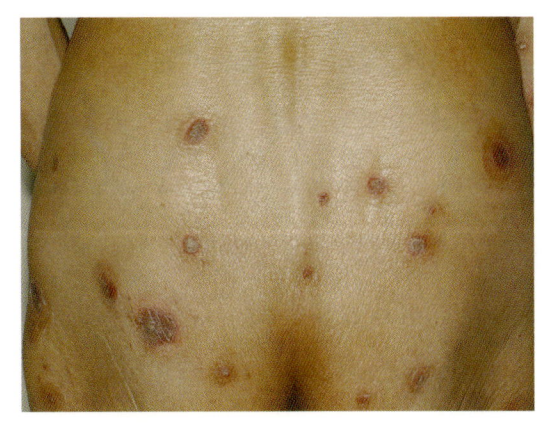

図2 72歳男性，尋常性乾癬，背部から臀部の紅斑
紅斑は暗紅色調で，堅く厚い鱗屑が固着している（牡蠣殻疹）

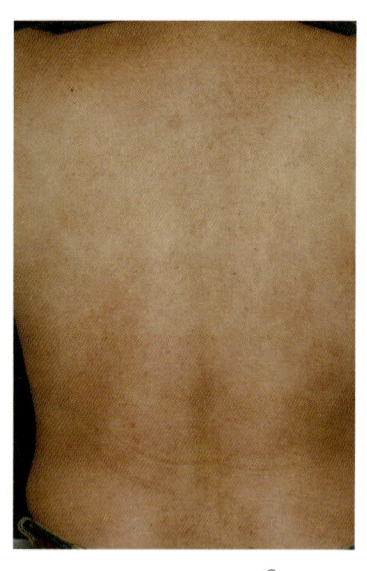

図3 症例26のヒュミラ®治療後
外用およびネオーラル®内服で効果不十分であったためヒュミラ®に変更したところ、乾癬皮疹はすべて消失した。その後もヒュミラ®を継続している

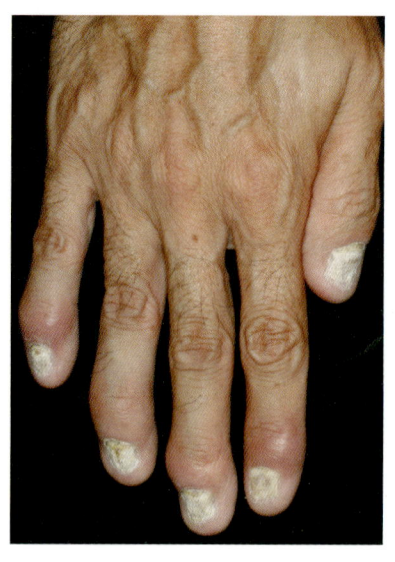

図4 66歳男性、乾癬性関節炎
手指関節炎による腫脹がみられる。爪囲腫脹、白濁や萎縮などの爪病変がある患者では、手指関節炎を生じやすい。手足だけでなく、強直性脊椎炎型の関節炎が体軸関節に起こりうる

■ より深い話（Advanced Lecture）

- 膿疱性乾癬（汎発型）は、**急激な発熱とともに全身の皮膚が潮紅し、無菌性膿疱が多発**する稀な疾患である。尋常性乾癬が先行する例としない例があるが、再発をくり返すことが本症の特徴である。皮膚だけでなく関節・眼・肺・心臓などの皮膚外臓器症状を示すことのある全身性炎症症候群としてとらえるべき病態である。乾癬性関節炎を3割程度で併発する
- **メタボリックシンドロームとの関連も深く**、乾癬の有病率、重症度、乾癬性関節炎の併発率と有意な相関があり、重度の乾癬はメタボリックシンドロームを悪化させるため、生活指導や内科との連携も重要である

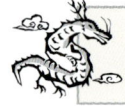

龍のひとこと
乾癬の亜型のなかでは、汎発性膿疱性乾癬のみが指定難病（医療費助成制度の対象）である。

引用文献
1) 「皮膚科臨床アセット10　ここまでわかった乾癬の病態と治療」（古江増隆/総編集, 大槻マミ太郎/専門編集）, 中山書店, 2012
2) 照井 正：乾癬性関節炎の診断と重症度基準. 臨床皮膚科, 69：154-156, 2015

（古田淳一）

第2章 上級編 龍の巻：皮膚科医でなくてもさらに知っておきたい皮膚疾患

症例27　下腿の難治性潰瘍

Question

77歳男性．4年前より両下腿に潰瘍が出現し，徐々に悪化した．

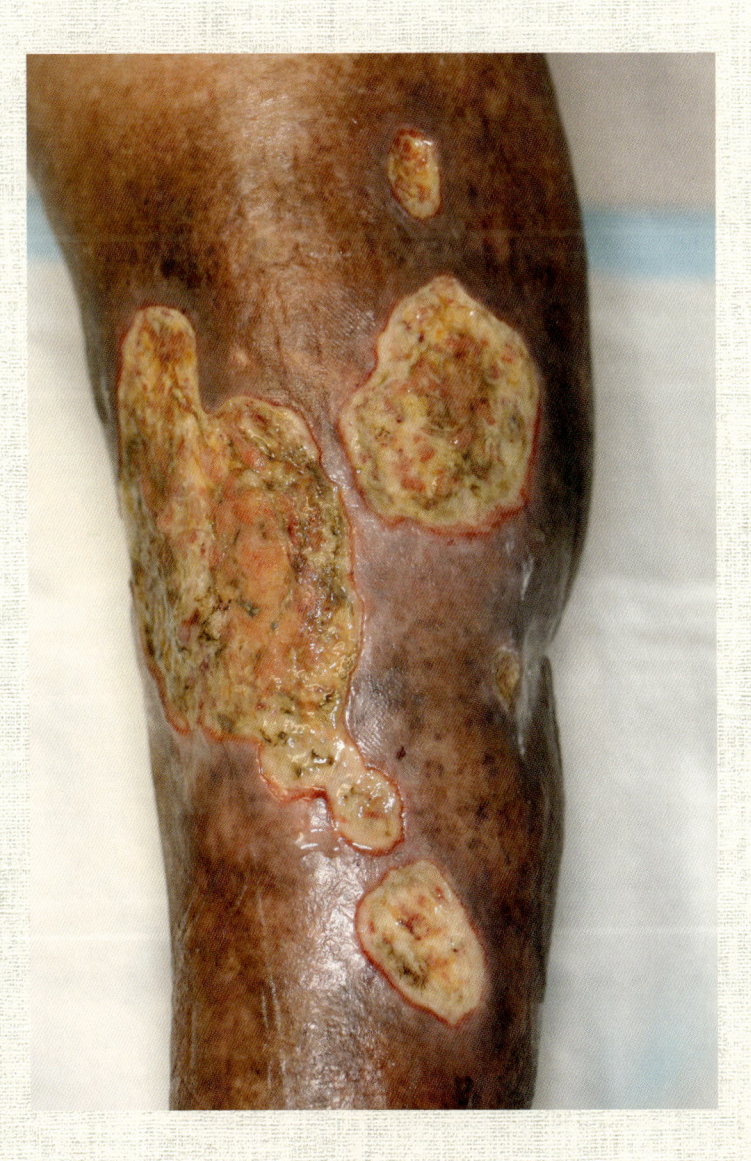

診断は？

Answer 鬱滞性潰瘍

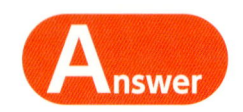

■ 鬱滞性潰瘍とはこういう病気

- 下腿の潰瘍については，そのまま**下腿潰瘍**という病名がある
- 下腿潰瘍の80〜90％は血管障害，とりわけ**静脈還流障害**が原因であるとされている[1]
- 静脈還流障害とは静脈鬱滞のことであり，それを原因とする下腿潰瘍を**鬱滞性潰瘍**という
- 鬱滞性潰瘍は，静脈高血圧状態により皮膚炎を生じ，これに打撲などの小外傷が加わって潰瘍を生じることが多い
- 原因の多くは拡張・蛇行している下肢表在静脈そのものに原因がある**一次性静脈瘤**であるが，深部静脈血栓症（DVT）後静脈瘤のほかに妊娠，動静脈瘻，血管性腫瘍などに伴う**二次性静脈瘤**によっても生じる[1]
- 静脈鬱滞では，その他，赤血球漏出による紫斑（鬱血性紫斑），ヘモジデリン沈着による色素沈着，湿疹化（鬱滞性皮膚炎），脂肪織炎（鬱滞性脂肪織炎）による硬化，などを呈する（**鬱滞性症候群**）

■ 診断のパターンはこれだ！　〜診断の考え方・進め方

> 下腿潰瘍 ＋ 色素沈着 ⇒ 下肢静脈瘤 ⇔ 鬱滞性潰瘍

- 上述のように，下腿の潰瘍は，頻度的に鬱滞性潰瘍である可能性が高い
- 静脈鬱滞であることの裏を取るために，鬱滞性症候群の他の所見（紫斑，**色素沈着**，湿疹，**硬化**）を探す
- 症例27では，潰瘍周囲の色素沈着が著明であり，鬱滞性潰瘍の蓋然性が高まる
- さらに下肢静脈瘤の有無を確認するため，**立位**で診察する．1分ほどで，下腿に蛇行した怒張静脈がみられ，鬱滞性潰瘍の診断が確定する
- 静脈還流不全による下腿潰瘍の初発症状は夕方に悪化する**下肢のむくみ**を伴い，就寝により軽快する
- 症例27では，息子の店を一日中立ち仕事で手伝っており，夕方になると悪化し朝になると軽快する両下肢の浮腫が存在した
- 鬱滞性潰瘍の多くは浅く，壊死組織を鋭匙などで取り除くと底面に顆粒状の肉芽がみられる

■ 治療のパターンはこれだ！　〜治療の考え方・進め方

> 鬱滞性潰瘍 ⇒ 圧迫療法 ＋ 皮膚潰瘍治療

- 静脈瘤のある下腿潰瘍に対しては，通常の皮膚潰瘍治療（デブリードマン，外用薬やドレッシング材を用いる）に加えて，**圧迫療法を行う**．弾性包帯を足背部から大腿末梢にかけて，引っ

ぱり気味に下腿に適切な圧をかけながら巻いていく
- 圧迫療法の作用機序は，表在静脈が圧排され静脈血の還流が物理的に抑制され，下肢静脈高血圧が改善され下腿潰瘍の改善につながる[1]ということである
- 一次性静脈瘤に対して，**静脈瘤手術**（高位結紮，静脈瘤除去術など）が推奨される[1]．2011年より新たに下肢静脈瘤の血管内治療（高周波またはレーザー）が保険適応になっている

■ ここが落とし穴！

- 圧迫療法は末梢動脈閉塞性疾患（PAD：peripheral artery disease）を合併している場合は動脈性血流障害につながる場合がある．そのためABI（ankle brachial index）で動脈血流障害が認められる場合には過圧迫や不均一にならないように注意して圧迫療法を行う[1]
- 潰瘍に植皮を行う場合には，潰瘍底が不良肉芽に被覆されていたり感染を伴っていると植皮が生着しにくい．静脈瘤手術によって静脈血の還流障害が改善され潰瘍底に良好な肉芽組織が形成された時期を選び，薄めの分層植皮を行った方がよい．静脈瘤の治療なしに植皮しても**再発することが多い**．植皮術後にも**下肢の圧迫療法**を行う必要がある[1]
- 深部静脈血栓症の後遺症としての二次性静脈瘤に静脈瘤手術を行うと，静脈鬱滞を悪化させる可能性がきわめて高い[1]．よって，術前に深部静脈の開存を確認する必要がある．一方，圧迫療法は二次性静脈瘤に対しても行える

■ より深い話（Advanced Lecture）

- 表在静脈の弁不全の有無のスクリーニング検査として，**ドプラ聴診器**（**図1**，Hadeco社，血

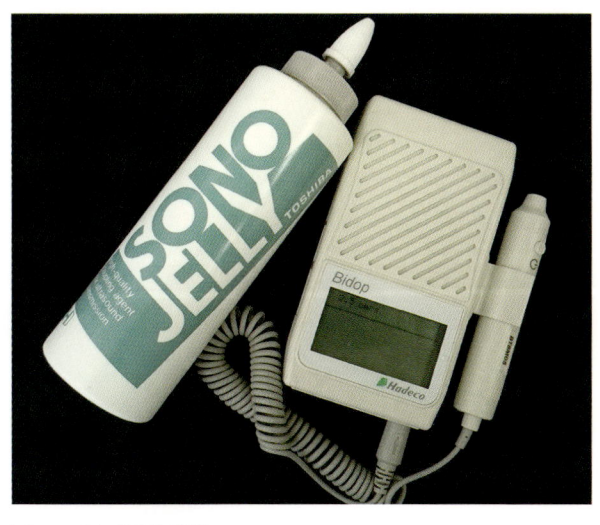

図1　ドプラ聴診器
超音波検査用ゼリーを用いる

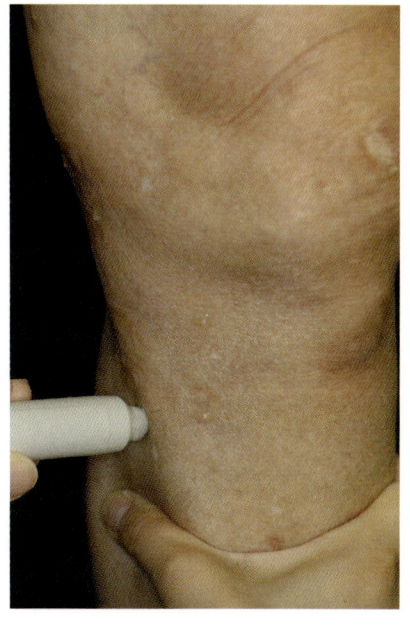

図2　ドプラ聴診器を用いた下肢表在静脈の逆流音の聴取方法

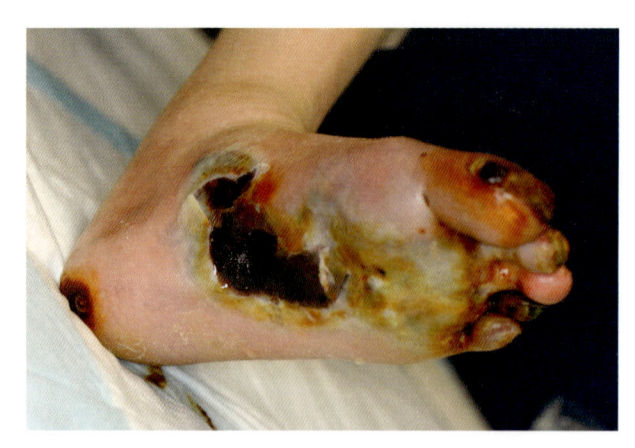

図3　PADを合併している糖尿病性壊疽

流方向検知機能をもつ）が簡便かつ有用である．静脈瘤直上の皮膚にゼリーをたっぷり付けたプローブを軽く置き，**立位で**腓腹部を圧迫，圧迫解除すると，「シュー」と逆流音を聴取する（表在静脈では逆流音を聴取しないのが正常である[1, 2]，図2）．ついでに下肢末梢動脈狭窄の有無も調べる

- 下肢末梢動脈狭窄による潰瘍では，黒い境界鮮明な凝固壊死，ミイラ化を伴うことが多く，通常疼痛が強いが糖尿病を合併している場合には疼痛を伴わないことがある（図3）
- 関節リウマチ，SLE（systemic lupus erythematosus：全身エリテマトーデス）などの膠原病に伴う血管炎も難治性潰瘍の原因となるため，注意を要する．潰瘍辺縁皮膚を含めた皮膚生検を行い，「血管炎性」と「非血管炎性」を鑑別する[3]

龍のひとこと
下腿潰瘍の8割は静脈性，1割は動脈性，残り1割は非血管性（褥瘡，腫瘍，感染症，膠原病など）．

引用文献
1) 伊藤孝明, 他：創傷・熱傷ガイドライン委員会報告-5：下腿潰瘍・下肢静脈瘤診療ガイドライン．日皮会誌, 121：2431-2448, 2011
2) 今山修平：血行障害, 下腿潰瘍．「最新皮膚科学大系　第4巻」（玉置邦彦／編）, pp209-222, 中山書店, 2003
3) 藤本 学, 他：創傷・熱傷ガイドライン委員会報告-4：膠原病・血管炎にともなう皮膚潰瘍診療ガイドライン．日皮会誌, 121：2187-2223, 2011

（井上多恵）

| 第2章 | 上級編 龍の巻：皮膚科医でなくてもさらに知っておきたい皮膚疾患 |

症例28　下腹部の紅色結節

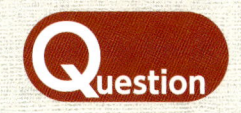

Question

62歳女性．5年前，卵巣嚢腫のため開腹手術を受けた．術後より縫合創の一部が赤く隆起しはじめ，年々拡大してきた．痒みがあり，つまむと痛みを自覚する．

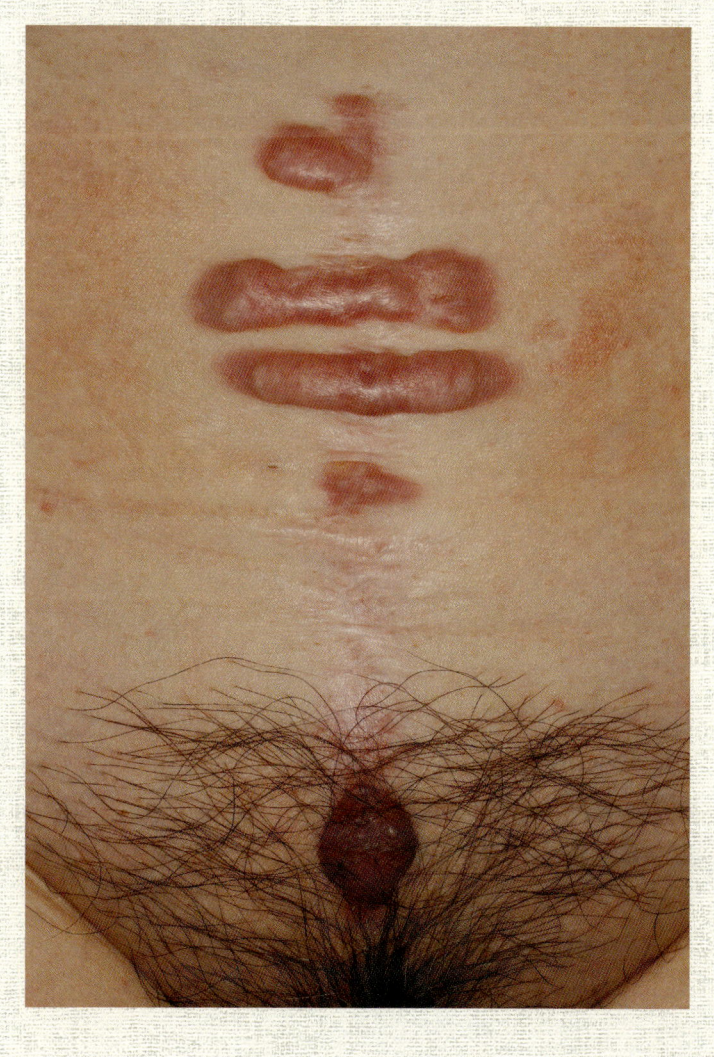

診断は？

Answer ケロイド

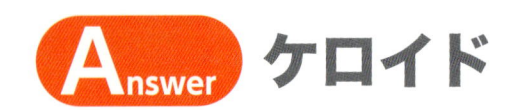

■ ケロイドとはこういう病気

- ケロイド（keloid）の名称は，鉤爪を意味するギリシア語に由来する．蟹の足に似ていることから，和名では蟹足腫（かいそくしゅ）とも呼ばれる
- 創傷治癒過程における制御異常により，**膠原線維の過剰な増生**をきたした病態である
- ケロイドはもとの**創部の範囲を超えて拡大**し，腫瘤状に盛り上がる[1]
- 臨床像は赤褐色に隆起した表面平滑で硬い結節を示し，**瘙痒や疼痛**を伴う
- 半年以上にわたって**持続的に増大**し，ゆっくりと進行する．中央部はしばしば褪色扁平化し，餅を引き延ばしたような像を示すようになる
- **前胸部・背部・肩部・恥骨部**など，下床に骨や軟骨があるために皮膚に張力がかかる部位に好発する
- 熱傷（図1）や手術後のみならず，痤瘡（図2），予防接種，虫刺症，衣服による摩擦（図3）などのわずかな外傷が引き金となって発症することがある

■ 診断のパターンはこれだ！ 〜診断の考え方・進め方

> 前胸部・背部・肩部・恥骨部 ＋ 赤みのある硬い結節 ＋ 半年以上拡大 ⇔ ケロイド

- 症例28は，下腹部の切開創から生じた赤みのある硬い結節である
- 切開，縫合した**創部の範囲を超えて**隆起し，**半年以上拡大**していることから，**ケロイド**と診断できる
- ときに瘙痒を伴い，押しても痛くないが，横から強くつまむと痛いことが多い．これを**側圧痛**という
- **肥厚性瘢痕**は鑑別を要するが，創部を超えて拡大することがなく，半年〜数年後にはしだいに

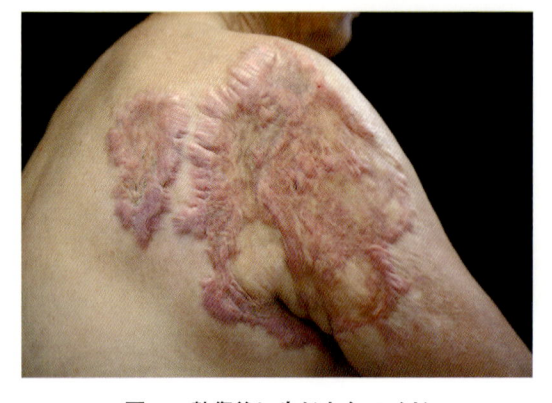

図1　熱傷後に生じたケロイド

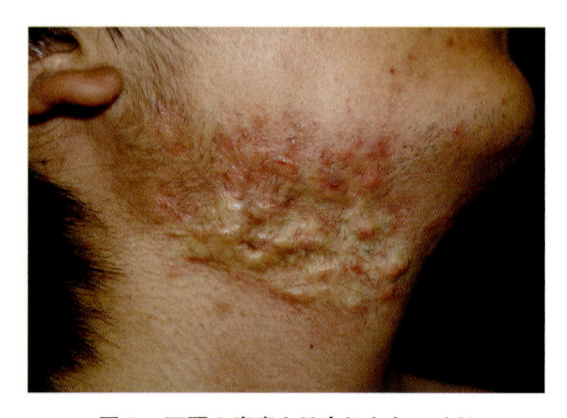

図2　下顎の痤瘡より生じたケロイド

軽快して平坦化する．ケロイドと肥厚性瘢痕の違いを表に示す

■ 治療のパターンはこれだ！ 〜治療の考え方・進め方

> ケロイド ⇒ ステロイド局所投与（局注，テープ剤貼付）

- ケロイドは，しばしば治療に抵抗性を示し難治であるため，少なくとも数年間の治療が必要である
- ケロイドには**ステロイドがある程度有効**であり，**局所注射**が広く行われている．ステロイド水性懸濁液（ケナコルト-A®）をリドカイン塩酸塩（キシロカイン®）で希釈して用い，3〜4週ごとに局注する．この際，皮下ではなく硬い瘢痕そのものに注入することが重要である[2]．強い痛みを伴うのが難点で，小児には施行しにくい
- ステロイドを外用する場合は，単純塗布では経皮吸収が乏しく効果が弱いため，経皮吸収に優れた**テープ剤を選択**する
- ステロイド含有テープ剤（ドレニゾン®テープ）を貼付し，1日1回交換する．周囲の健常皮膚にはみ出すと，ステロイド外用薬の副作用により皮膚萎縮や毛細血管拡張をきたすおそれがあるため，病変部よりやや小さめに切って使用させるのがコツである

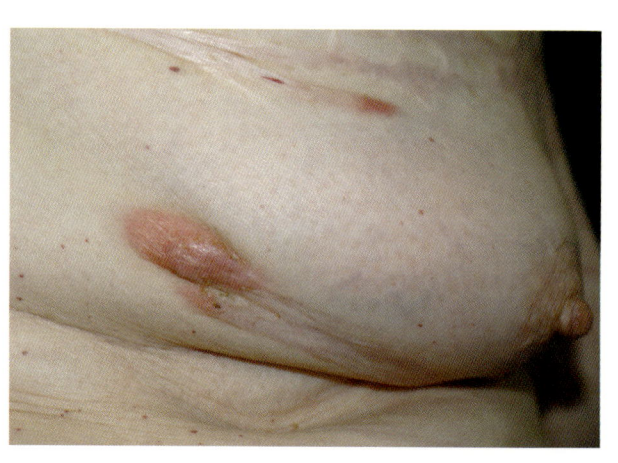

図3 下着による摩擦で生じたケロイド

表 ケロイドと肥厚性瘢痕の対比

	ケロイド	肥厚性瘢痕
好発部位	下床に軟骨・骨のある部位 前胸部・背部・肩部・恥骨部など	傷を受けた部位
病変の範囲	もとの創部の範囲を超えて健常皮膚へも拡大する	もとの創部を超えない
経過	半年以上にわたり増大傾向を示し，腫瘍性の要素が強い	半年〜数年後にはしだいに軽快する
治療への反応	しばしば抵抗性で難治，再発・増悪	良好

- この他，内服薬としてはトラニラスト（リザベン®）が唯一保険適応を有し，しばしば使用される．通常，成人には1回1カプセル（100 mg）を1日3回経口投与し，3～6カ月間継続する．副作用として，頻尿，排尿痛，血尿などの膀胱炎様症状がみられることがある

■ ここが落とし穴！

- ケロイドを切除すると，術後にさらに大きなケロイドを形成する可能性がある．そのため，一般的に手術は勧められない．手術を選択する際には，再発抑制のため術後に放射線照射などを併用する
- **隆起性皮膚線維肉腫**は，ケロイドに類似した臨床像を示すことがあり，注意すべきである．軟部悪性腫瘍との鑑別には，皮膚生検と病理組織学的診断を行う

■ より深い話（Advanced Lecture）

- ケロイドは黒人や黄色人種に発生しやすく，白人ではなりにくいことが知られている．家系内発生の報告も多く，遺伝的素因（いわゆるケロイド体質）が指摘されている
- わずかな外傷でもケロイドを生じうるため，特にケロイド体質であれば，痤瘡や虫刺されなどをつくらないよう心がける，ピアスの穴あけを避ける，など日常生活の注意が必要である

> **龍のひとこと**
> 耳垂のピアスケロイドは比較的術後経過がよいため，例外的に手術療法が行われている（もちろん再発はありうる）．

引用文献
1) 渡辺晋一：肥厚性瘢痕およびケロイド．「標準皮膚科学　第10版」（富田 靖/監，橋本 隆，他/編），pp334-335，医学書院，2013
2) 服部典子，他：ケロイド．治療，91：309-313，2009

（神﨑美玲）

第2章 上級編 龍の巻：皮膚科医でなくてもさらに知っておきたい皮膚疾患

症例29　耳前部の鱗屑を伴う紅斑

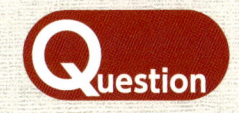

Question

80歳男性．農業に従事している．2年前に右耳前部に痒みのない紅斑が出現．次第に拡大し，鱗屑を伴うようになった．

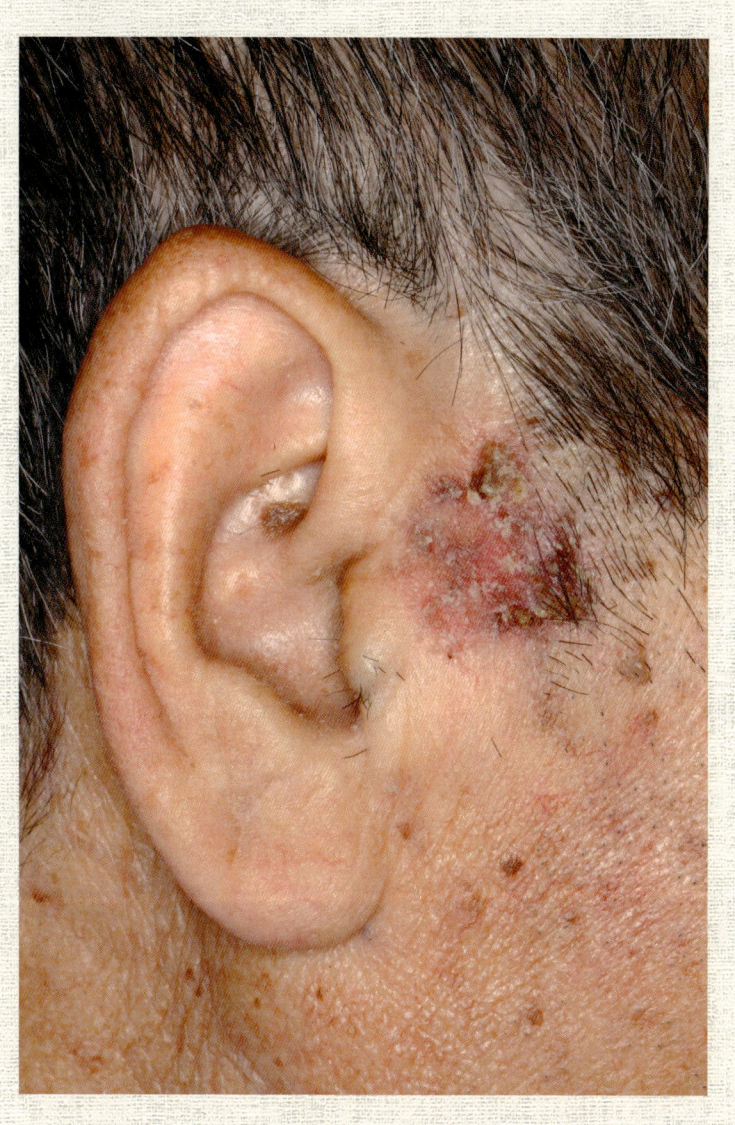

診断は？

Answer 日光角化症

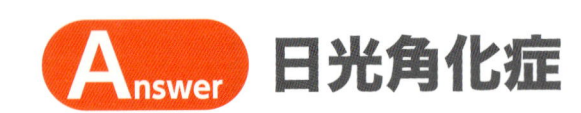

■ 日光角化症とはこういう病気

- **日光紫外線の曝露により生じた表皮内癌**である
- 光線角化症, 老人性角化症, 老人性角化腫は同義語である
- 通常, 鱗屑の付着した角化性紅斑の臨床像を示す. ときに角質が増生し, あたかも角のように突出する**皮角**を形成することがある (図1)
- **高齢者の頭部, 顔面, 手背などの露光部に好発する**. そのため病変が多発することもある (図2)
- 臨床所見は湿疹に似るが, 多くの場合痒みなどの自覚症状はない
- 病理組織学的には, 角化の増生・不全角化を伴いながら表皮基底層を主体とした角化細胞の核異型が生じる. 真皮上層は日光性弾性線維症 (solar elastosis) とリンパ球浸潤を伴う
- 本症が進行すると**有棘細胞癌**に移行することがある

■ 診断のパターンはこれだ！ 〜診断の考え方・進め方

> 高齢者 + 露光部 + 角化性紅斑 ⇔ 日光角化症

- 症例29は高齢者の露光部に発生した角化性紅斑であることより, まず本症を疑う
- 2年前から病変が持続しており, 痒みがないことからも湿疹は除外できる
- 農業に従事ということからも, 日光紫外線曝露の機会が多いことがうかがえる
- 確定診断は, 病変部の生検により表皮角化細胞の異型性, solar elastosis などを確認する

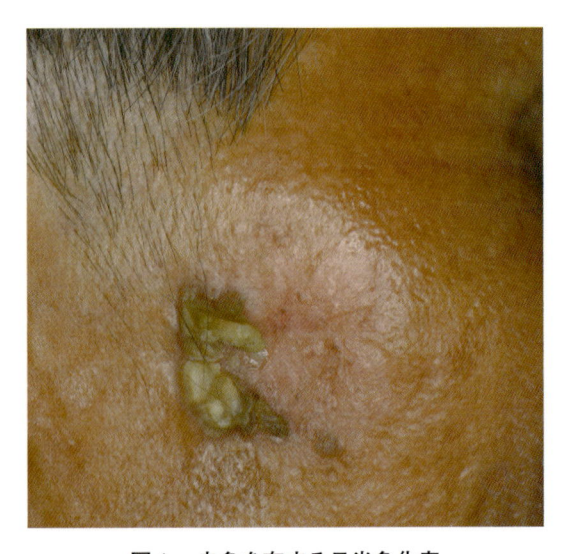

図1 皮角を有する日光角化症

■ 治療のパターンはこれだ！　～治療の考え方・進め方

> 日光角化症　⇒　イミキモド外用，凍結療法，切除

- 現在，本症に対して定まった治療はなく，本邦のガイドラインでも複数の治療が併記されている[2]
- 実際には，施行が簡便な**イミキモドクリーム**（ベセルナクリーム5％）外用，凍結療法などより開始し，反応が悪い場合には，救済処置として外科的切除（手術）を考慮することが多い
- 液体窒素による凍結療法は，綿球に液体窒素を浸して病変部に圧抵するが，圧抵時間，回数などの手技は定まっていない．ちなみに筆者は圧抵時間約3秒で2回くり返して圧抵している
- ベセルナクリームは免疫調整薬であり，サイトカインの生成および遊離を促進して，外用部位の免疫反応を高める薬剤である
- ベセルナクリームの使用法は，週3回外用を4週間行い，4週間の休薬ののち病変が残存していれば，さらに週3回外用を4週間追加する
- 凍結療法，ベセルナクリームの完全消失率はそれぞれ約75％，約60％と報告されており[3, 4]，手術より劣る（図3）
- 手術は完全切除すれば完治率は高い一方で，露光部に本症が多発する場合は治療手段として選択しにくい
- その他の治療として，抗腫瘍外用薬〔フルオロウラシル（5-FU）軟膏，ブレオマイシン硫酸塩（ブレオ®S）軟膏〕や光線力学療法，炭酸ガスレーザー，ケミカルピーリングなどの治療があるが，本邦ではあまり普及していない

■ ここが落とし穴！

- 一見日光角化症に見える病変でもすでに真皮内浸潤を生じ，有棘細胞癌に移行していることがある（図4）．ベセルナクリーム，凍結療法で効果がみられず，すみやかに手術に切り替えるべき症例も存在する

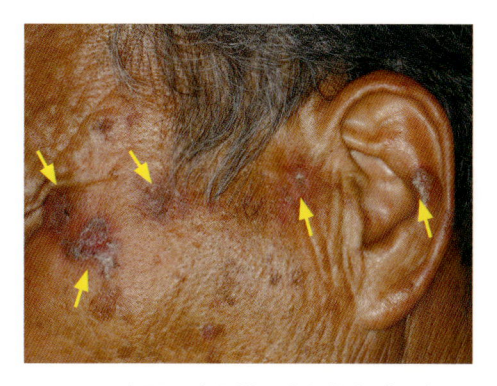

図2　顔面の多発性日光角化症（⇨）

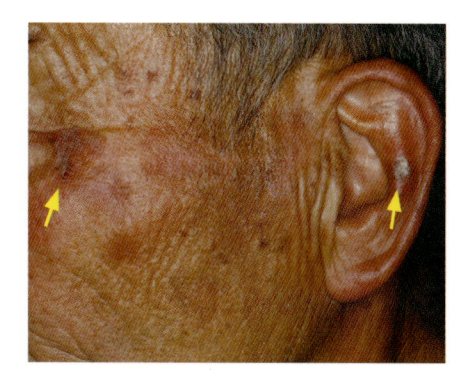

図3　図2の症例のベセルナクリームによる治療後
⇨に一部病変が残存する

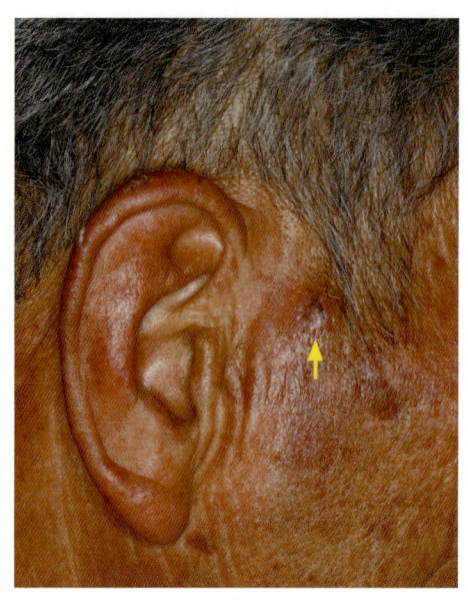

図4　ベセルナクリームで反応しない病変（⇒）
切除したところ，有棘細胞癌の病理診断であった

■ より深い話（Advanced Lecture）

- 本症が有棘細胞癌へ移行する割合は報告により異なるが，白人のデータでは，日光角化症発生後10年以内に6.1〜10.2％が有棘細胞癌に移行する，と推定されている[5]

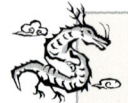

> **龍のひとこと**
> 放射線，砒素，温熱刺激による表皮内癌をそれぞれ放射線角化症，砒素角化症，温熱性角化症という．

Questionの写真は文献1より転載

引用文献

1) 皮膚癌について　2．有棘細胞癌．日本皮膚悪性腫瘍学会
   http://www.skincancer.jp/citizens_skincancar02.html
2) 土田哲也，他：皮膚悪性腫瘍診療ガイドライン　第2版．日皮会誌，125：5-75, 2015
3) Stockfleth E, et al：Guidelines for the management of actinic keratoses. Eur J Dermatol, 16：599-606, 2006
4) 師井洋一：イミキモドによる日光角化症の治療．Aesthetic Dermatol, 19：89-94, 2009
5) Dodson JM, et al：Malignant potential of actinic keratoses and the controversy over treatment. A patient-oriented perspective. Arch Dermatol, 127：1029-1031, 1991

（中村泰大）

第2章 上級編 龍の巻：皮膚科医でなくてもさらに知っておきたい皮膚疾患

症例30　大腿の鱗屑を伴う紅色局面

Question

67歳女性．3年前より大腿に紅斑が出現．徐々に増大し表面に鱗屑・痂皮が付着するようになった．瘙痒はない．

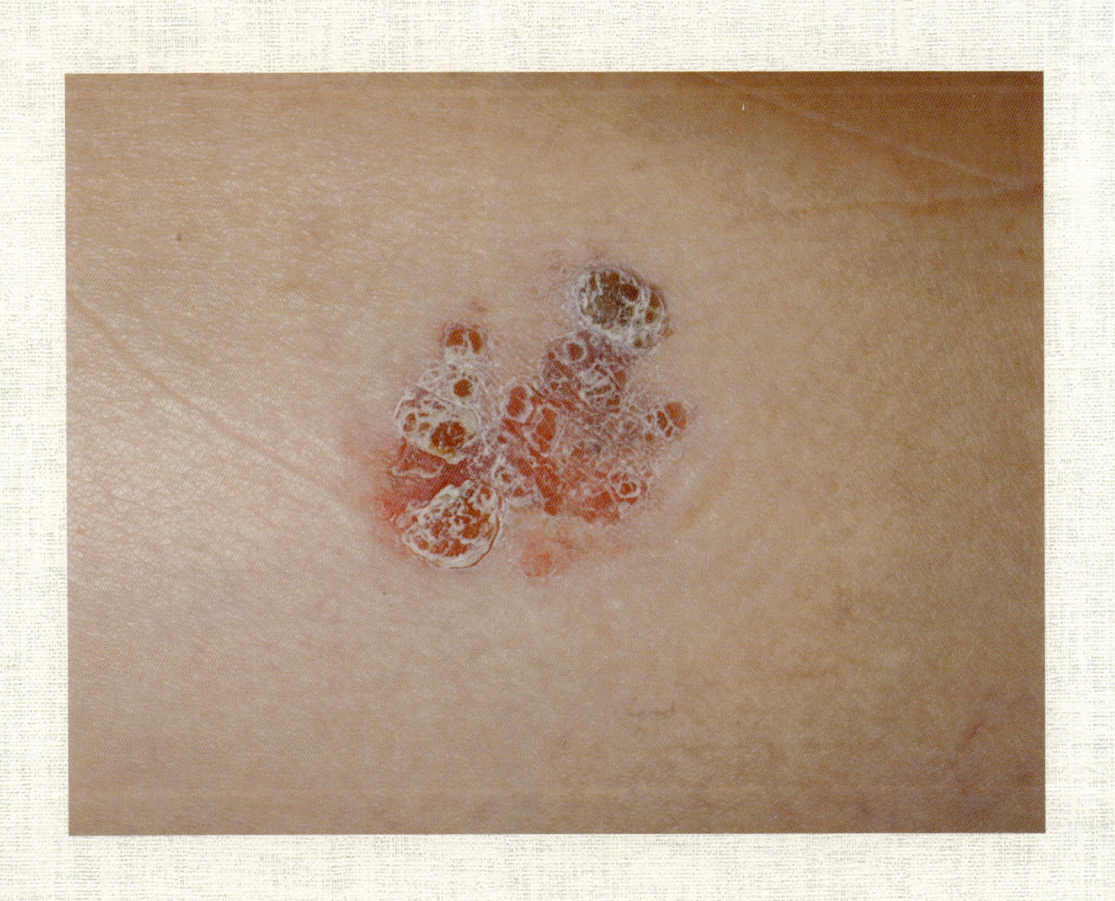

診断は？

Answer Bowen病

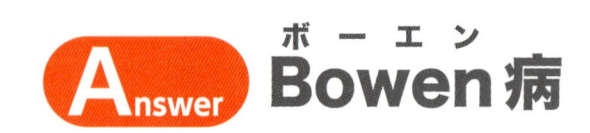

■ Bowen病とはこういう病気

- 異型ケラチノサイト（角化細胞）が表皮内で増殖する，いわゆる表皮内癌（**表皮内有棘細胞癌**）である．1912年，John T. Bowenによってはじめて報告された
- **高齢者の体幹・四肢に好発**し，緩徐に増大する
- 臨床像は境界が比較的明瞭な**淡紅色〜褐色の局面**で，表面に**鱗屑**や**痂皮**が付着する（図1）．ときに疣贅状や結節状の外観を呈する
- 露光部では**日光**，その他の部位では**砒素**や**ヒト乳頭腫ウイルス（HPV）**の関与が示唆されている

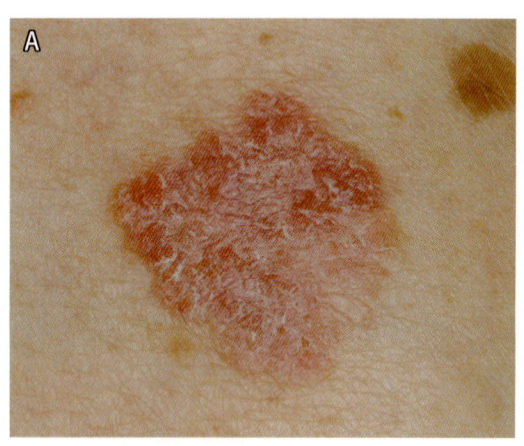

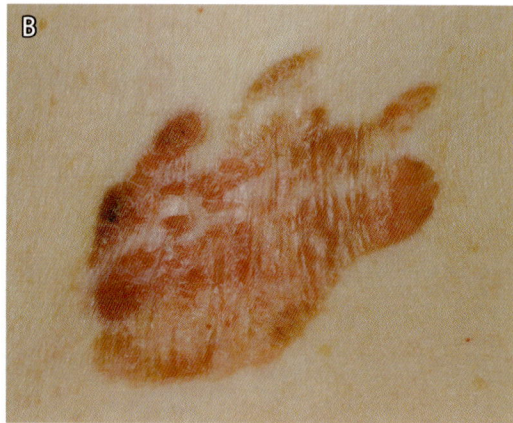

図1 Bowen病の臨床像
A）大腿，B）腰部
高齢者の体幹・四肢に好発する

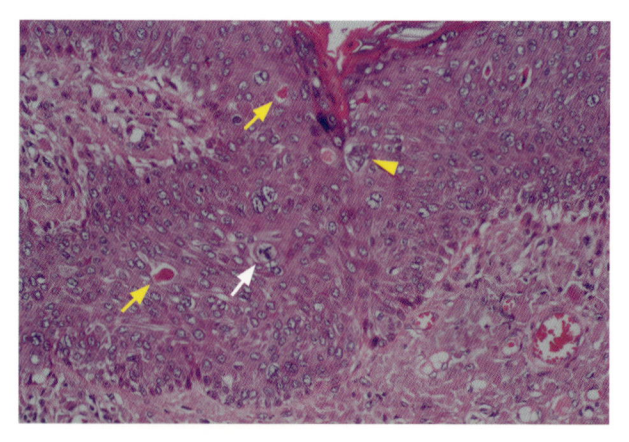

図2 症例30の病理組織像
Bowen病に特徴的な所見として，異常角化細胞（clumping cell，▷），異常核分裂像（⇨），個細胞角化（⇨）がみられる

- 通常単発性であるが，多発する症例もある．多発例では上記原因の関与のほか，**免疫抑制状態**や**内臓癌**を合併していることもある
- 病理組織学的には，不全角化を伴った表皮が肥厚し異型ケラチノサイトが表皮全層にわたり極性を失って増生する．異型ケラチノサイトの中に**多核異常角化細胞**（clumping cell），**異常核分裂像，個細胞角化**などを認める（図2）

■ 診断のパターンはこれだ！　～診断の考え方・進め方

> 紅色局面 ＋ 鱗屑・痂皮 ＋ 痒みなし　⇔　Bowen病

- 症例30では，鱗屑の付着する紅斑局面という特徴的な臨床所見より本疾患を疑う
- 臨床所見に加えて痒みがないこと，また症例30では前医で処方されたステロイドを3カ月外用しても症状が改善しなかったエピソードもあり，これらは湿疹よりBowen病を疑う根拠となる
- 確定診断には生検による病理組織検査が必要となる
- 病変が多発する症例では，診断や原因に関して病歴の聴取が特に重要である．1970年代に足白癬に対して放射線治療（当時良性皮膚疾患に対し限界線とよばれる低エネルギー線がしばしば照射されていた）を受け，その後両足の慢性放射線皮膚炎上にBowen病が多発した例もある（図3）

■ 治療のパターンはこれだ！　～治療の考え方・進め方

> Bowen病　⇒　切除

- **病変の完全切除**で完治する
- 日本皮膚科学会の皮膚悪性腫瘍診療ガイドラインでは，病変の辺縁より1～4mm程度離して

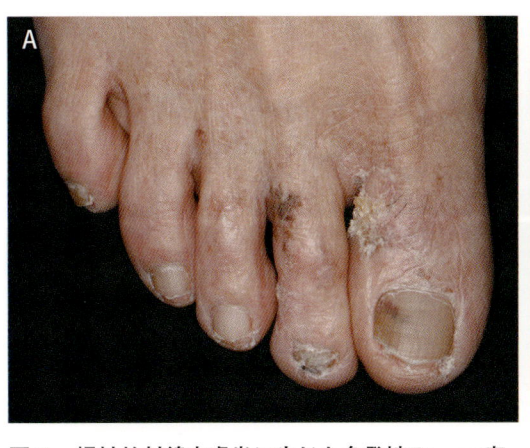

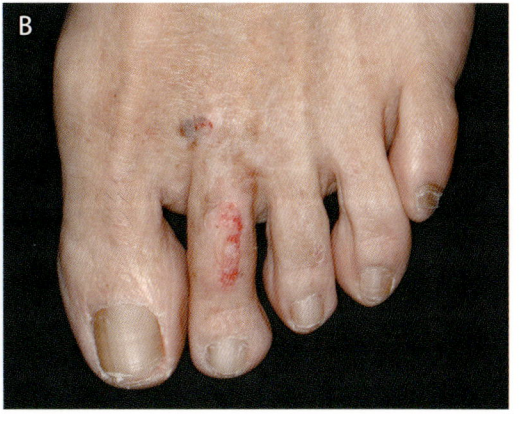

図3　慢性放射線皮膚炎に生じた多発性Bowen病
足部全体に軽度の角化や萎縮した皮膚を認め，角化や痂皮，紅斑が多発している

切除することが勧められている[1]．われわれは，境界明瞭な病変に対しては辺縁より2〜3 mm離して，境界が不明瞭な病変に対しては4〜5 mm離して切除している
- 高年齢やperformance status低下，手術拒否などにより手術困難な症例に対しては，**凍結療法**や**放射線治療**，光線力学療法（photodynamic therapy，保険適応外），イミキモド（ベセルナ）クリーム（保険適応外）・フルオロウラシル（5-FU）軟膏・ブレオマイシン硫酸塩軟膏（ブレオ®S）軟膏の外用などを考慮する[1]

■ ここが落とし穴！

- **真皮へ浸潤**したものはBowen癌と呼称され，有棘細胞癌に準じた治療および経過観察が必要となる．切除後の標本で病理組織学的に真皮への浸潤がないことを確認する
- **鑑別疾患**として慢性湿疹，表在性皮膚真菌症，日光角化症，乳房外Paget病などがあげられる
- 表在性皮膚真菌症を疑う場合，鱗屑のKOH直接鏡検や鱗屑・痂皮の培養検査を行い，菌要素の有無を確認する．湿疹を疑う際はステロイドの外用を行い，その効果をみることもあるが，**最終的には生検**を行って診断を確定する

■ より深い話（Advanced Lecture）

- 粘膜ないし**皮膚粘膜移行部**に生じたBowen病は**Queyrat紅色肥厚症**（ケイラット（ケーラー））と呼ばれる．一般には亀頭部に生じたBowen病と定義されるが，女性外陰部や口腔粘膜に生じたものを総称することもある．臨床症状は境界明瞭な光沢を有する紅色局面であり，臨床および病理組織学的に**乳房外Paget病**（パジェット）との鑑別が必要となる
- 頻度は低いが，**爪部**にもBowen病が生じることがある．臨床的に，爪甲側縁部に黒褐色の色素線条や爪甲下の角化，淡紅色肉芽様結節などを生じる．**尋常性疣贅や白癬，悪性黒色腫**などとの鑑別が必要となる
- **慢性砒素中毒**は高濃度の砒素を長期間摂取することにより発生し，摂取後数年以上経過して生じる．慢性砒素中毒ではBowen病をはじめとする**有棘細胞癌**や**基底細胞癌**などの皮膚がんのほか，**肺がん・腎臓がん・膀胱がん**が発生することもある．砒素は毒物および劇物取締法により医薬用外毒物に指定され，農薬や木材防腐剤に用いられている．砒素摂取の原因として，以前は井戸水の砒素汚染が多くみられた

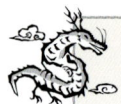

> **龍のひとこと**
> 外陰部の丘疹を呈し組織学的にBowen病と鑑別困難なHPV感染症を，Bowen様丘疹症という．

引用文献
1) 土田哲也，他：皮膚悪性腫瘍診療ガイドライン　第2版．日皮会誌，125：5-75，2015

（寺本由紀子）

第2章 上級編 龍の巻：皮膚科医でなくてもさらに知っておきたい皮膚疾患

症例31　外陰部のびらんを伴う紅色局面

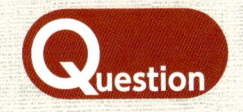

Question

58歳男性．5年前に外陰部に痒みのない紅斑が出現した．次第に拡大し局面を形成，さらに表面の一部にびらんを生じてきた．

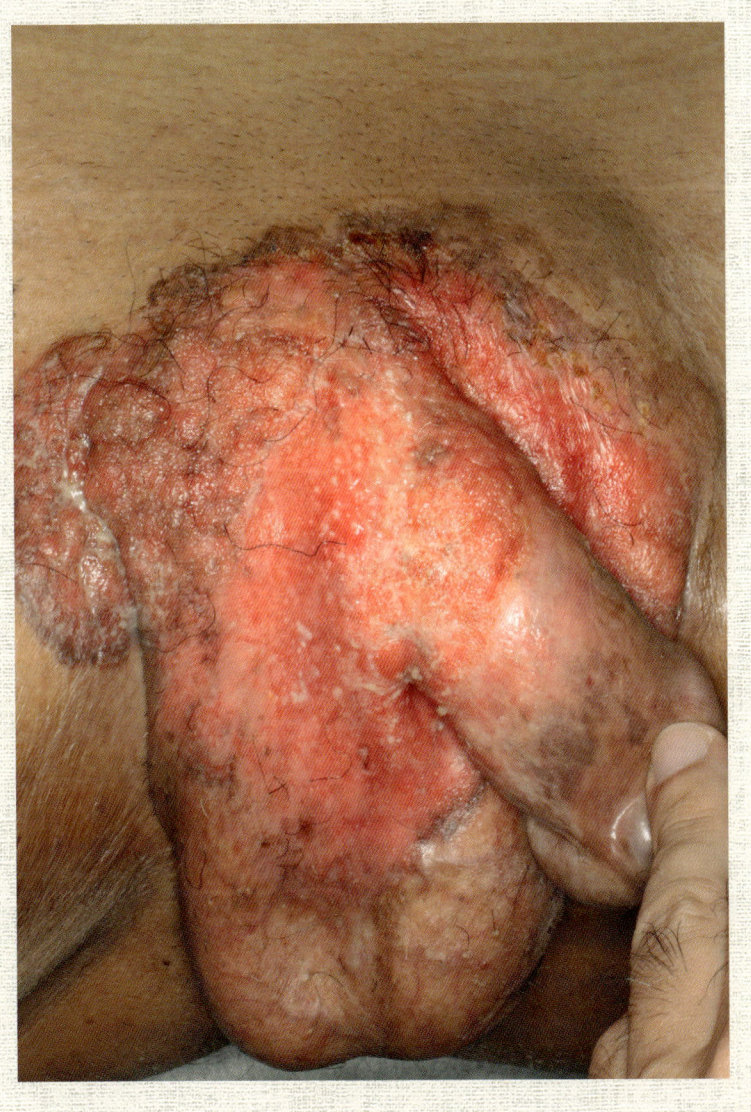

診断は？

症例31

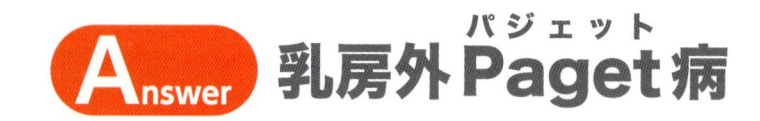

Answer 乳房外Paget（パジェット）病

■ 乳房外Paget病とはこういう病気

- 乳房のPaget病（後述）と同様の臨床像・組織像を呈する腫瘍が乳房外に発生したものを，乳房外Paget病という
- 本症では，アポクリン腺様の分化を示す異型細胞が**表皮内に増殖**する
- **外陰部に好発**するが，アポクリン汗腺の豊富な腋窩，臍周囲，肛門周囲などにも生じることがある
- 組織学的には胞体の明るい異型細胞（Paget細胞）が胞巣を形成して増殖する（図1）．進行すると真皮内に浸潤し，リンパ行性・血行性転移を生じるようになる

■ 診断のパターンはこれだ！　〜診断の考え方・進め方

> 高齢者 ＋ 外陰部 ＋ 紅斑・局面・色素斑・脱色素斑　⇔　乳房外Paget病

- 症例31はびらんを伴う紅色局面の周辺にも茶褐色斑，脱色素斑が混在する
- **湿疹・白癬などを疑われ外用薬を処方されるも改善傾向がない，という病歴があれば，本症を疑うポイントとなる**
- 湿疹・白癬・カンジダ症が本症に合併することがあるが，乳房外Paget病自体にステロイドや抗真菌薬は効かないので，病変は完全に消退せずに持続的に残存する
- 確定診断は，病変部の生検により表皮内のPaget細胞の増殖を確認することである

■ 治療のパターンはこれだ！　〜治療の考え方・進め方

> 乳房外Paget病　⇒　切除

- 遠隔転移のない症例では外科的切除が第一選択となる
- 水平方向の切除範囲は報告により異なるが，少なくとも病変辺縁より1 cmは離して切除する[1]
- 病変辺縁の正確な評価のために，湿疹・白癬・カンジダ症が合併している場合は，あらかじめステロイドや抗真菌薬の外用で治療しておく[1]
- 病変辺縁が不明瞭なことがあり，肉眼で辺縁の判定が難しい場合は，術前にマッピング生検（図2）を行い，病変の範囲を確認する
- 切除後の皮膚欠損は広範囲となることが多い．そのため，男性例では植皮術，女性例では植皮術または皮弁術で再建することが多い
- 所属リンパ節転移例には所属リンパ節郭清術（鼠径リンパ節郭清）を行うが，郭清による予後延長効果は現在のところ不明である

- 所属リンパ節転移の早期発見のためにセンチネルリンパ節生検を勧める報告もあるが，予後延長効果については不明である[2]．また，現在のところ保険適応はない
- 遠隔転移例に対してはタキサン系抗癌剤やシスプラチンを含むレジメンによる化学療法が行われることが多いが，明確な効果が確認された標準的レジメンは存在しない

■ ここが落とし穴！

- 一見病変が非常に小型で紅斑も淡い症例がある（図2）．湿疹・白癬などに対する外用薬で症状が軽快しない場合は，積極的に生検を行うべきである
- 前述のように乳房外Paget病の病変に白癬やカンジダ症を合併していることがある．KOH直接鏡検で真菌要素を確認できたからといって，本症を完全に否定できない
- 病変の大きさと進行度・予後は必ずしも比例しない．小型の病変でも真皮内に深く浸潤している場合がある

■ より深い話（Advanced Lecture）

- 乳房Paget病では，乳房外Paget病と同様，表皮内に胞体の明るい細胞が増殖する（図3）．乳腺上皮に発生した癌（intraductal carcinoma）で，表皮方向へ癌細胞が増殖，進展したものである（図4）．乳癌の一型とされ，治療も乳癌に準じる
- 乳房外Paget病では外陰部病変と同時に腋窩や臍周囲に病変を生じていることがある（double Paget disease, triple Paget disease）．外陰部のPaget病が疑われる際は，腋窩や臍周囲の皮膚も併せて診察すべきである

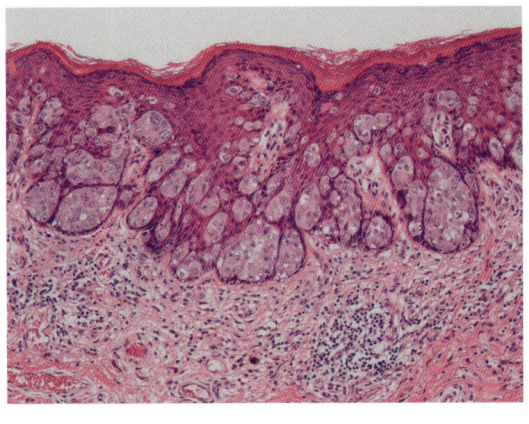

図1　乳房外Paget病の病理組織像
表皮内に胞体の明るいPaget細胞が胞巣を形成しながら増殖している

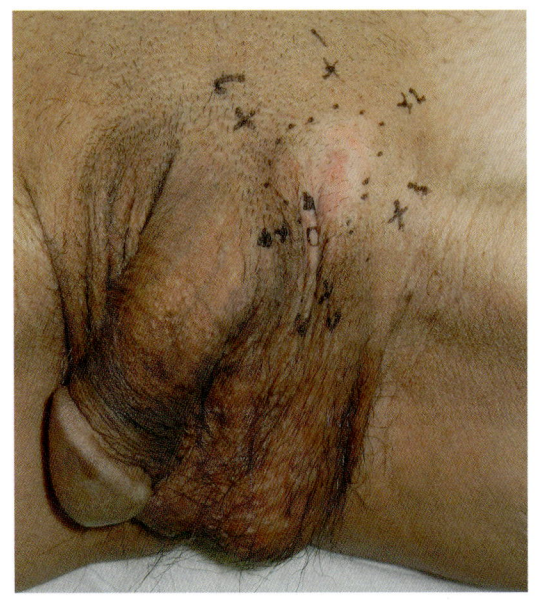

図2　境界不明瞭な小型の乳房外Paget病
マッピング生検時．複数の×印で生検部位をマッピングしている

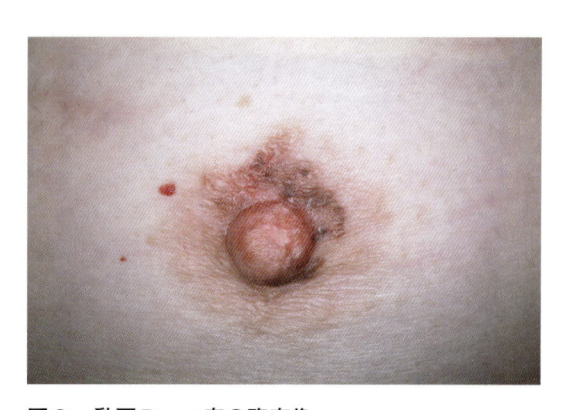

図3 乳房Paget病の臨床像
乳輪部に鱗屑を伴う茶褐色斑がみられる

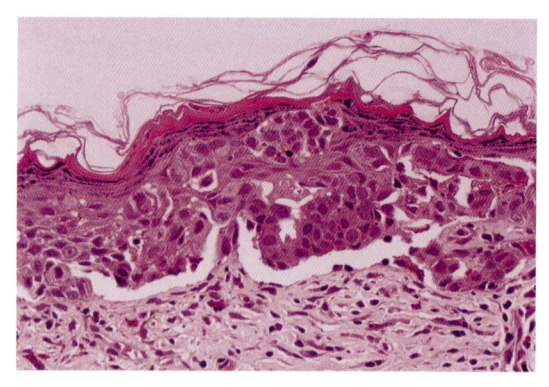

図4 図3の症例の病理組織像
表皮内に異型細胞の胞巣が見られる

- 肛門管癌などが表皮方向に進展して，あたかもPaget病のような臨床像を呈することがある．これは**続発性（二次性）乳房外Paget病**と呼称され，皮膚原発のPaget病とは区別される

龍のひとこと
高齢者で湿疹様病変が治りにくいときは，日光角化症，Bowen（ボーエン）病，乳房外Paget病を疑う

引用文献

1) Murata Y, et al：Extramammary Paget's disease of the genitalia with clinically clear margins can be adequately resected with 1 cm margin. Eur J Dermatol, 15：168-170, 2005
2) Nakamura Y, et al：Usefulness of sentinel lymph node biopsy for extramammary Paget disease. Br J Dermatol, 167：954-956, 2012

（中村泰大）

| 第2章 | 上級編 龍の巻：皮膚科医でなくてもさらに知っておきたい皮膚疾患 |

症例32　頤部の黒色結節

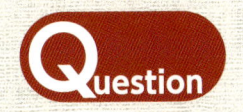

Question

57歳女性．5年前より右頤部に黒青色小結節が出現．次第に増大してきた．

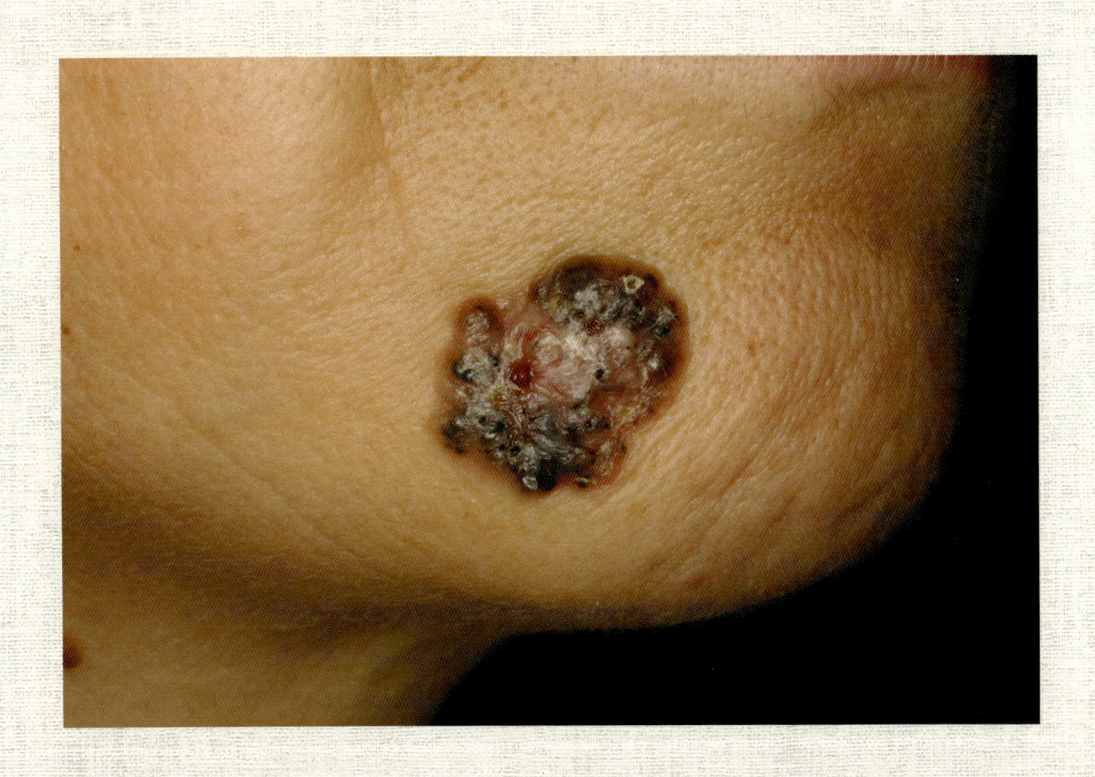

診断は？

症例32

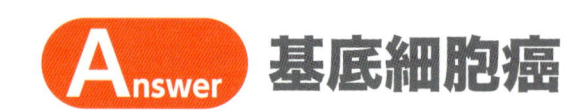

Answer 基底細胞癌

■ 基底細胞癌とはこういう病気

- 典型例では**結節潰瘍型**と呼ばれる黒青色蝋状光沢をもつ結節・腫瘤（図1）であり，しばしば病変内に潰瘍をきたす．**高齢者の顔面に好発する**
- 上記典型例のほかに，表在型，瘢痕化扁平型，斑状強皮症型，破壊型などの臨床病型がある（図1）が，頻度は結節潰瘍型が最多である
- 腫瘍細胞は局所で増殖するものの，**転移はきわめて稀**である
- 診断には**ダーモスコピーが有用である**．色素性母斑（ほくろ）でみられる網状色素沈着を欠き，かつ，樹枝状血管拡張（arborizing vessels），大型青灰色卵円形胞巣（large blue-gray ovoid nests），多発性青灰色小球（multiple blue-gray globules），葉状領域（leaf-like areas），車軸状領域（spoke-wheel areas），潰瘍（ulceration）のいずれか1つの所見がみられれば，基底細胞癌を考える（図2）
- 病理組織学的には表皮基底細胞様の腫瘍細胞が胞巣を形成して増殖する（図3）．腫瘍胞巣辺縁に柵状配列，裂隙の形成を伴うことが多い

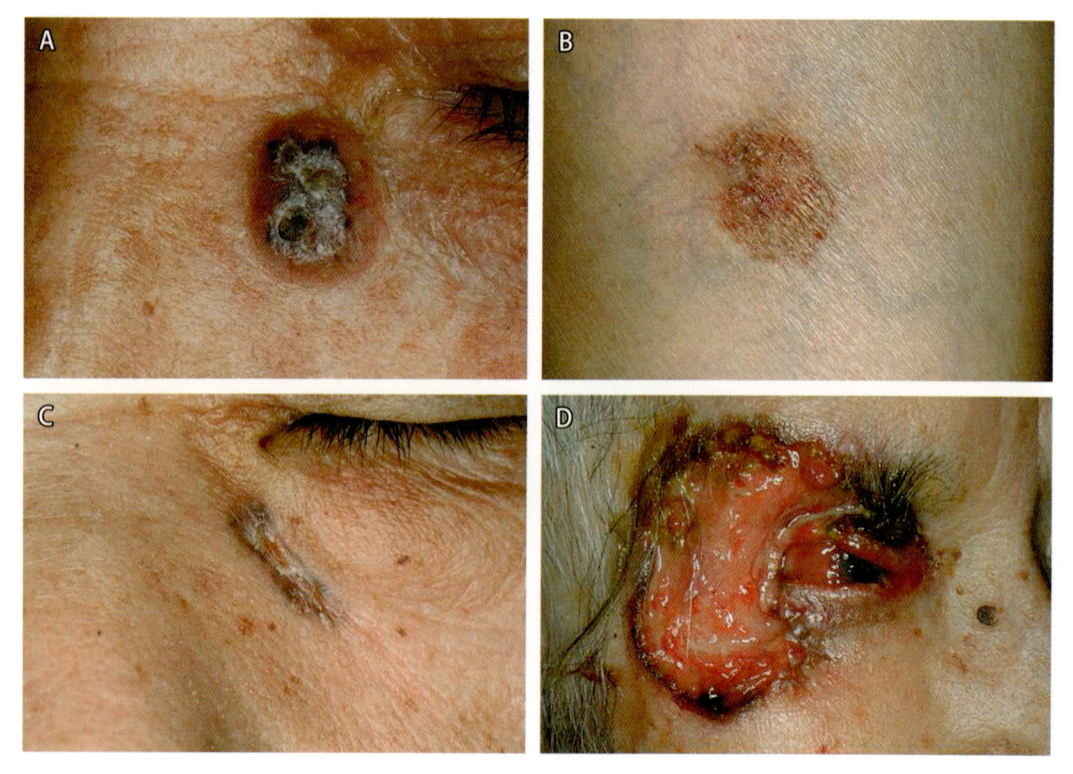

図1　基底細胞癌の臨床病型
　　　A）結節潰瘍型，B）表在型，C）瘢痕化扁平型，D）破壊型

■ 診断のパターンはこれだ！　〜診断の考え方・進め方

> 高齢者 ＋ 顔面 ＋ 黒色結節 ＋ 蝋様光沢　⇔　基底細胞癌

- 症例32は58歳とやや若いが，全体に黒青色調の腫瘤で，表面に光沢を帯びている
- ダーモスコピーにて病変内に大型青灰色卵円形胞巣と，明瞭な樹枝状血管がみられることから，基底細胞癌を強く考える
- 確定診断は，病変部の生検による．表皮から連続する基底細胞様の腫瘍細胞の増殖を確認する

■ 治療のパターンはこれだ！　〜治療の考え方・進め方

> 基底細胞癌　⇒　切除

- 本疾患は転移の可能性がきわめて低いため，腫瘍の完全切除ができれば治癒の可能性が高い
- 水平方向の切除範囲について本邦ガイドラインでは，少なくとも病変辺縁より4 mmは離して切除する，とされている[2]．一方で近年，病変辺縁が明瞭な症例に場合に限り2 mmの切除範囲でも問題ない，とする報告もある[3]
- 垂直方向の切除範囲は，腫瘍の発生部位，臨床病型，腫瘍の浸潤程度により，適切な切除範囲が異なるため，一律に決定するのは難しい．術中迅速検査を用いて深部断端を確認することもある
- 垂直方向の切除断端確認には，切除後に皮膚欠損を開放創としたまま，永久標本にて断端陰性を確認することも多い．断端陰性確認後，二期的に切除後欠損を再建する
- 本症の多くが顔面に発生するため，腫瘍切除後の再建は整容的な見地からカラーマッチに優れた局所皮弁術で再建することも多い

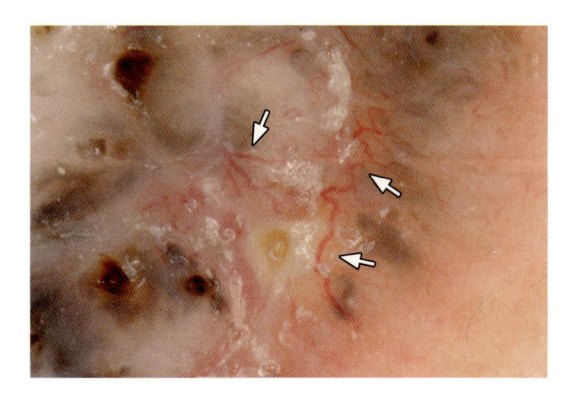

図2　症例32のダーモスコピー像
樹枝状血管（⇨）がみられる

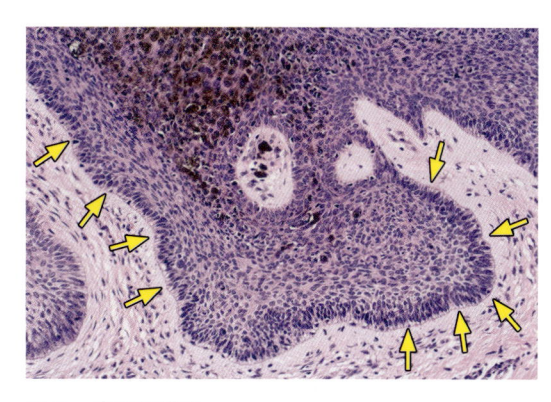

図3　病理組織像
腫瘍胞巣辺縁の柵状配列（⇨）が目立つ

■ ここが落とし穴！

- 高齢者の顔面に生じる黒色調の病変としては，老人性色素斑，脂漏性角化症，悪性黒子，色素性母斑などがあり，基底細胞癌との鑑別が必要となる
- 多くの場合は，ダーモスコピーにより鑑別が可能であるが，判断に迷う場合は，皮膚生検にて病理組織学的に確認する

■ より深い話（Advanced Lecture）

- 常染色体優性遺伝疾患である基底細胞母斑症候群では，全身に基底細胞癌が多発する（図4）
- 基底細胞母斑症候群は *PTCH* 遺伝子の変異が原因であり，特異な顔貌（前頭骨突出，顎骨突出，眼間隔開離など），掌蹠小陥凹，多発性顎骨嚢胞，大脳鎌・小脳テントの石灰化などがみられる
- 若年より顔面以外の部位にも基底細胞癌が多発する場合は，基底細胞母斑症候群を念頭におく

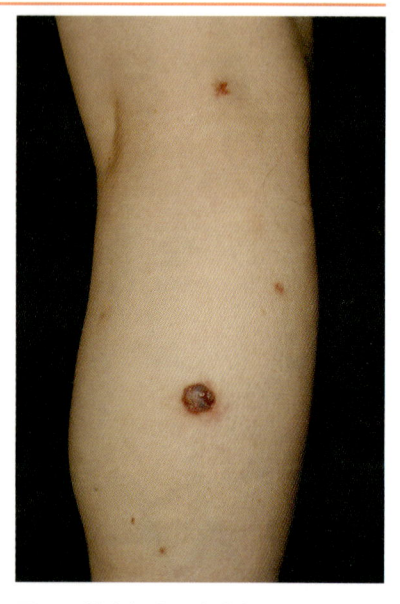

図4　基底細胞母斑症候群
下肢に基底細胞癌が多発している

龍のひとこと
皮膚悪性腫瘍で，最も多いのは基底細胞癌．

Questionの写真は文献1より転載

引用文献

1) 皮膚癌について　1．基底細胞癌．日本皮膚悪性腫瘍学会
   http://www.skincancer.jp/citizens_skincancer01.html
2) 土田哲也，他：皮膚悪性腫瘍診療ガイドライン　第2版．日皮会誌，125：5-75，2015
3) Ito T, et al：Narrow-margin excision is a safe, reliable treatment for well-defined, primary pigmented basal cell carcinoma：an analysis of 288 lesions in Japan. J Eur Acad Dermatol Venereol, 29：jdv.12689, 2014

（中村泰大）

第2章 上級編 龍の巻：皮膚科医でなくてもさらに知っておきたい皮膚疾患

症例33　頰部の紅色結節

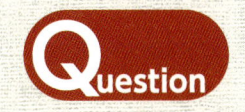

Question

83歳女性．3年前より右頰部に鱗屑を伴う紅斑が出現．徐々に増大し，半年前より隆起，出血・悪臭を伴うようになった．

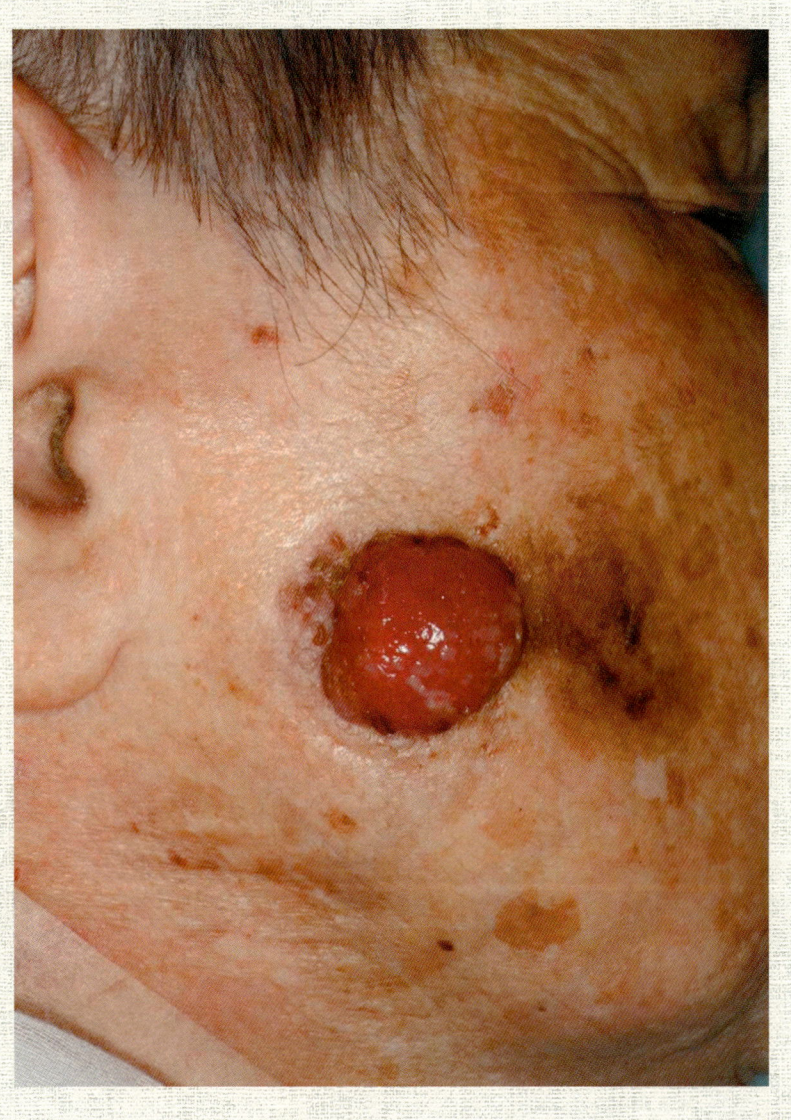

診断は？

Answer 有棘細胞癌

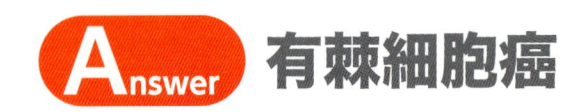

■ 有棘細胞癌とはこういう病気

- 有棘細胞癌（squamous cell carcinoma）は，表皮ケラチノサイト（角化細胞）への分化（角化傾向）を示す悪性腫瘍である
- 日本人の皮膚悪性腫瘍の16％を占め，基底細胞癌の次に頻度が高い腫瘍である
- **高齢者の露光部に好発**し，50％（欧米では80％）以上が**頭頸部**に発生する
- 角質や痂皮の付着する**紅色腫瘤**（図1）や**難治性潰瘍**（図2）を呈し，細菌の二次感染により特有の悪臭を放つ
- 慢性に経過する**先行病変**上に生じることが多い（表1）

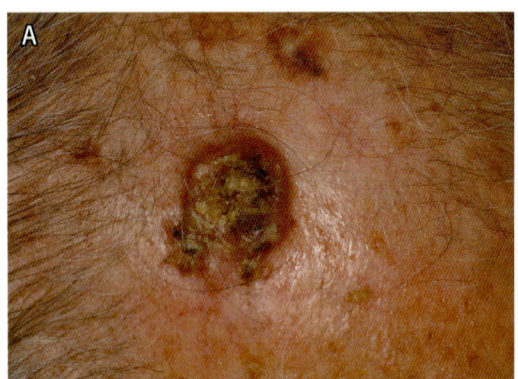

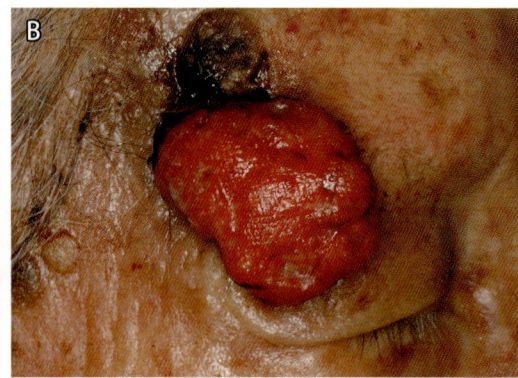

図1 有棘細胞癌（腫瘤）の臨床像
多くは高齢者の頭頸部に生じ，角質や痂皮を伴う紅色腫瘤を呈する

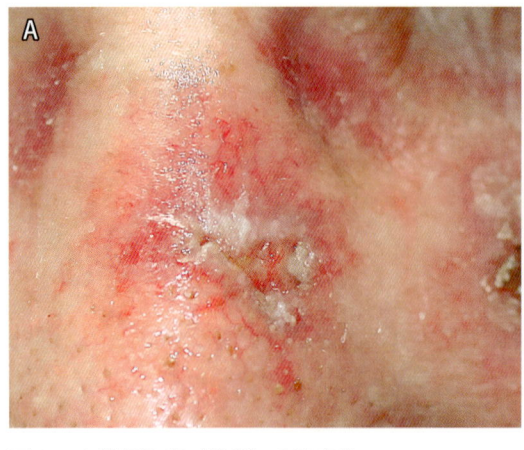

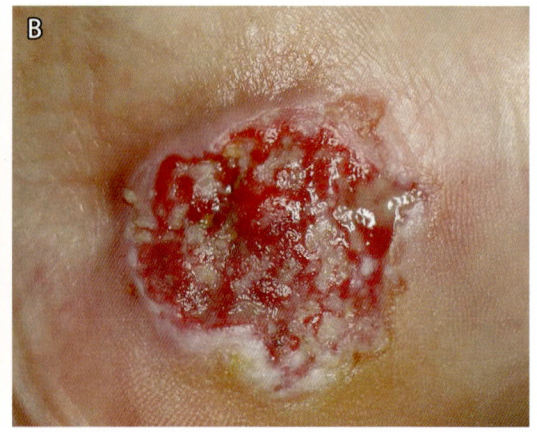

図2 有棘細胞癌（潰瘍）の臨床像
A）鼻背，B）足部
潰瘍病変の場合，辺縁・深部ともに腫瘍の境界が不明瞭であることが多い

■ 診断のパターンはこれだ！　～診断の考え方・進め方

> 紅色の腫瘤・潰瘍（＋先行病変）　⇔　有棘細胞癌

- 症例33は高齢者の顔面に発生しており，鱗屑を伴う紅斑が隆起してきたことから，先行病変として**日光角化症**の存在を想起させる
- 紅色腫瘤の臨床像より有棘細胞癌やMerkel細胞癌（皮膚の神経内分泌系の悪性腫瘍，Merkel細胞由来とされる）が鑑別疾患としてあげられる
- 確定診断には生検と病理組織学的検査が必要となる
- 初発の転移は所属リンパ節に生じる．そのため，初診時に触診で**所属リンパ節腫大の有無**を確認することが重要である
- 所属リンパ節転移のない症例に遠隔転移が発生することはきわめて稀であり，画像検査による術前全身検索の必要性については意見がわかれる

■ 治療のパターンはこれだ！　～治療の考え方・進め方

> 有棘細胞癌　⇒　切除
> 所属リンパ節転移あり　⇒　リンパ節郭清

- 局所再発または遠隔転移のリスク因子（表2）が米国のNCCN（National Comprehensive Cancer Network）や本邦のガイドライン[2,3]で示されている．低リスク群か高リスク群かにより，切除範囲など推奨される治療方針が異なる[3]
- 水平方向の切除範囲は，本邦のガイドラインでは低リスク群で病変の辺縁から4 mm以上，高

表1　有棘細胞癌の表皮内癌と前駆症

第1群（局所的な準備状態）
熱傷瘢痕，慢性放射線皮膚炎，慢性膿皮症，慢性瘻孔（骨髄炎などに伴う），尋常性狼瘡，慢性円板状紅斑性狼瘡，下腿潰瘍，粉瘤，集簇性痤瘡，温熱性紅斑（erythema ab igne），栄養障害型先天性表皮水疱症，脂肪性類壊死症，持久性隆起性紅斑，硬化萎縮性苔癬，扁平苔癬，褥瘡など

第2群（SCC in situ ないしはその早期病変）
Bowen病，日光角化症，放射線角化症，温熱性角化症（thermal keratosis），紅色肥厚症，白板症（狭義），砒素角化症，汗孔角化症など

第3群（SCCを生じやすい身体的状態）
色素性乾皮症，疣贅状表皮発育異常症，Werner症候群，慢性砒素中毒，臓器移植患者，AIDSなど

SCC：squamous cell carcinoma
文献1より引用

表2　有棘細胞癌の再発に対する高リスク因子

発生部位と直径
顔（頬・額以外）・陰部・手足で6 mm以上
頭・頬・額・頸部・前脛骨部で10 mm以上
体幹・四肢（前脛骨部，手足を除く）で20 mm以上

臨床所見
放射線照射部位や慢性炎症が発生母地
免疫抑制状態
再発例
急速な増大
境界不鮮明
神経症状あり

組織学的所見
中～低分化
adenoid, adenosquamous, desmoplastic type
深達度がレベルⅣ（網状層に侵入）以上
腫瘍厚が2 mm以上
神経・脈管浸潤

＊上記の一つでも該当する場合は高リスク群とし，一つも該当しない場合のみ低リスク群とする
文献3より引用

- リスク群で6 mm以上が勧められている
- 原発巣が大きく筋肉や骨への浸潤を疑う場合や，組織学的に神経周囲浸潤を伴う場合は，術前にエコー・CT・MRIなどで腫瘍の深達度を評価し，完全切除が可能か検討する
- 深部浸潤例の切除断端確認のため，切除後に皮膚欠損を開放創としたまま，永久標本にて断端陰性を確認することもある．断端陰性を確認した後に切除後の欠損を再建する（**二期的手術**）
- 所属リンパ節に転移のある症例では，**所属リンパ節郭清術**を行う
- 切除困難例に対しては，**放射線治療**や**化学療法**を検討する

■ ここが落とし穴！

- 高齢者に多い疾患であるため，認知症や麻痺，関節障害などで一定の体位や安静を保てず，手術や放射線療法を施行できない例も経験する
- 高齢者では化学療法による有害事象も出現しやすく，実際には施行困難なことも多い
- このような場合，姑息・緩和治療として**凍結療法**や**抗悪性腫瘍外用薬**〔フルオロウラシル（5-FU）軟膏，ブレオマイシン硫酸塩軟膏（ブレオ®S軟膏）など〕，**モーズペースト**（院内製剤）を用いることがある

■ より深い話（Advanced Lecture）

- 通常，手術が治療の第一選択であるが，早期例での**放射線療法**の成績は良好で，80％以上の症例で局所制御が得られる（一方，深部浸潤例では50〜60％程度にとどまる）[1]．また，放射線治療後の5年局所再発率は10％と報告されており，手術より局所再発率が高い[2]
- 近年，海外では抗EGFR（epidermal growth factor receptor）抗体薬の**セツキシマブ**やEGFRチロシンキナーゼ阻害薬の**ゲフィチニブ**など分子標的治療薬を有棘細胞癌に用いた臨床試験が行われ，高齢者に対しても比較的良好な結果が得られている

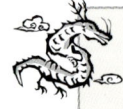

龍のひとこと
有棘細胞癌と表皮内有棘細胞癌（日光角化症，Bowen病）を合わせた頻度は，基底細胞癌を上回る．

引用文献

1) 「皮膚悪性腫瘍取扱い規約 第2版」（日本皮膚悪性腫瘍学会/編），金原出版，2010
2) NCCN Clinical Practice Guidelines in Oncology（NCCN Guidelines®）Squamous Cell Skin Cancer Version 1.2015. NCCN.org, 2015
3) 土田哲也, 他：皮膚悪性腫瘍診療ガイドライン 第2版. 日皮会誌, 125：5-75, 2015

（寺本由紀子）

第2章 上級編 龍の巻：皮膚科医でなくてもさらに知っておきたい皮膚疾患

症例34　頬部の黒色斑

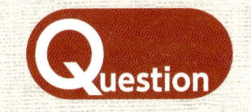

Question

88歳女性．約10年前に右頬部に黒色斑が出現．症状なく放置していたところ，徐々に増大した．

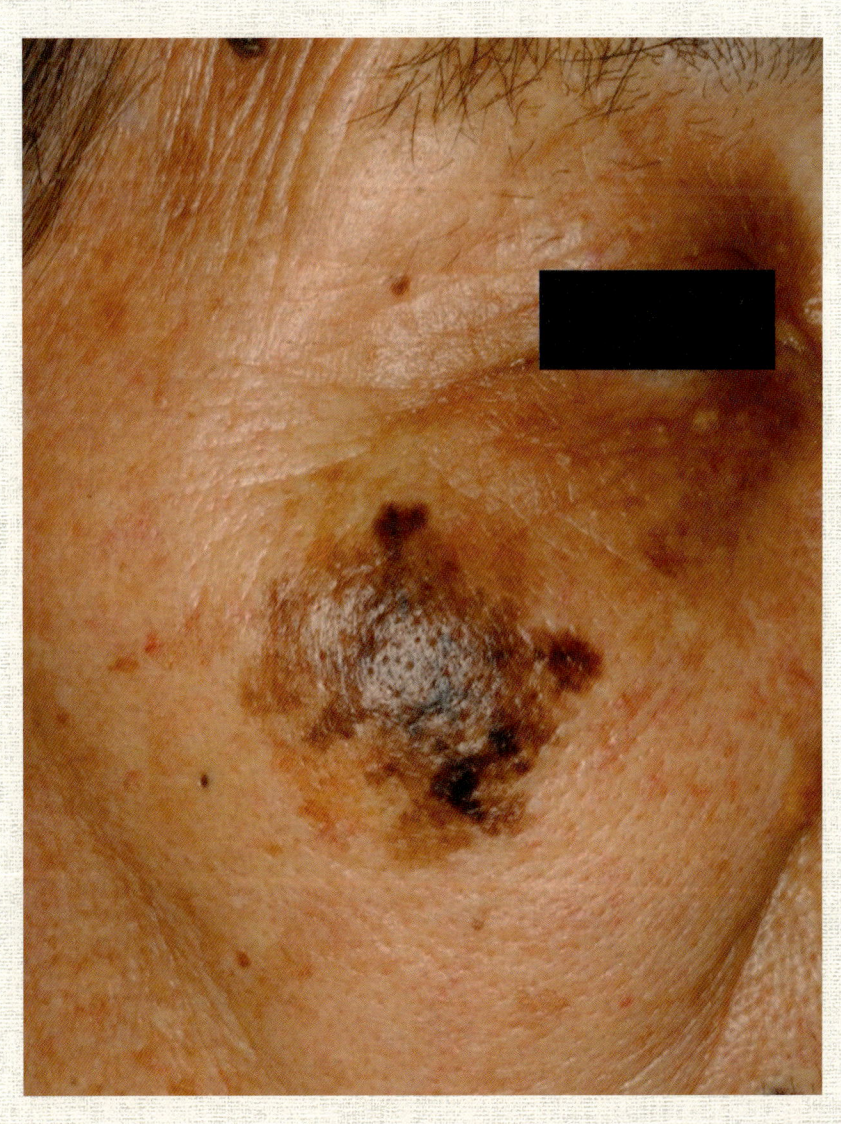

診断は？

Answer 悪性黒子

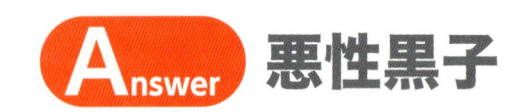

■ 悪性黒子とはこういう病気

- 悪性黒子（lentigo maligna）は，悪性黒子型黒色腫（lentigo maligna melanoma）の上皮内病変（上皮内黒色腫：melanoma in situ）である
- **悪性黒色腫**は異型メラノサイトが増殖する悪性腫瘍であり，臨床的に**結節拡大型，表在拡大型，末端黒子型，悪性黒子型**に分類される
- 病理組織学的には表皮内を水平方向に腫瘍細胞が増殖している像を呈する（水平増殖期）
- 悪性黒子型黒色腫は本邦の悪性黒色腫の10％を占める[1]
- 露光部（特に高齢者の顔面が多い）に好発する黒色斑で，数十年の経過をかけゆっくりと増大する
- 臨床的には境界が不明瞭な色調の濃淡差のある不整形黒色斑で，増大すると数cmにもなる．進行すると黒色斑内に結節を生じ，悪性黒子型黒色腫へと進展する（図1）

■ 診断のパターンはこれだ！ ～診断の考え方・進め方

> 高齢者 ＋ 顔面 ＋ 黒色斑 ＋ ABCDE rule ⇔ 悪性黒子

- 高齢者の露光部に出現し増大する黒色斑を診察する場合は，悪性黒色腫の可能性を疑う必要がある
- 黒色斑の診察の際には，病変の非対称性，境界の不明瞭さ，色調の濃淡，大きさなどについて確認する（ABCDE rule[2,3]，表）．病変内に隆起する部位があれば浸潤がん（悪性黒子型黒色腫）を念頭におく必要がある
- 本人が意識していない場合でも，過去に撮影した写真と比較することで黒色斑の経過を確認できることがある

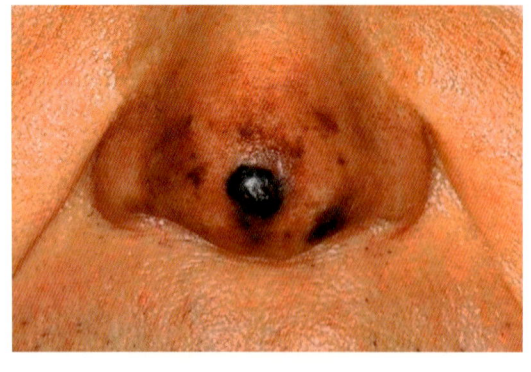

図1　鼻尖部の悪性黒子型黒色腫
境界不明瞭で色調に濃淡のある色素斑があり，中央に結節がみられる

表　悪性黒色腫の診断に有用なABCDE rule

Asymmetry	非対称
Border irregularity	境界が不整
Color variegation	多彩な色調
Diameter	直径が6 mm超
Elevation / **E**nlargement / **E**volving lesions	隆起，拡大，形状・色調・表面の性状・自覚症状などの変化

文献2，3より

- 悪性黒子との鑑別すべき疾患として日光黒子（老人性色素斑）がある（図2）．日光黒子は高齢者の露光部（顔面，手背など）に好発するが，境界が比較的明瞭な黒褐色斑である
- 色素性病変の診断にはダーモスコピーが有用である（後述）

■ 治療のパターンはこれだ！　～治療の考え方・進め方

> 悪性黒子　⇒　切除

- 悪性黒子は上皮内がん（上皮内黒色腫）であり，切除が治療の第一選択となる
- 悪性黒色腫の切除マージンはガイドラインでは腫瘍の厚さ（tumor thickness）で規定され，上皮内黒色腫の場合は3～5 mm離して切除する[4]．しかし，上皮内黒色腫でも顔面で2 cm以上の病変は5 mm以上離すことが勧められている[4]
- 悪性黒色腫は浸潤がんの場合には転移をきたしやすく予後不良とされるが，上皮内黒色腫のような早期病変であれば，完全切除にて良好な予後を得ることができる．上皮内黒色腫の5年生存率はほぼ100％である
- 悪性黒子，悪性黒子型悪性黒色腫ともに病変の境界が不明瞭であるために，腫瘍の境界を見極めるのが難しいことがある．また顔面では整容面から十分な切除マージンを確保できないこともある．これらの理由より術後に局所再発することもあり，慎重な経過観察が必要となる

■ ここが落とし穴！

- 悪性黒色腫は通常黒色であるが，臨床的に赤色調で，黒色を呈さない無色素性悪性黒色腫（amelanotic lentigo maligna）も稀にみられる．高齢者の露光部に生じた際には紅斑を呈し，湿疹などとの鑑別が必要となる
- ステロイド外用薬を使用しても改善しない湿疹様の病変を診た際には，漫然とステロイド外用を継続せずに，専門医の診察を勧めた方がよい

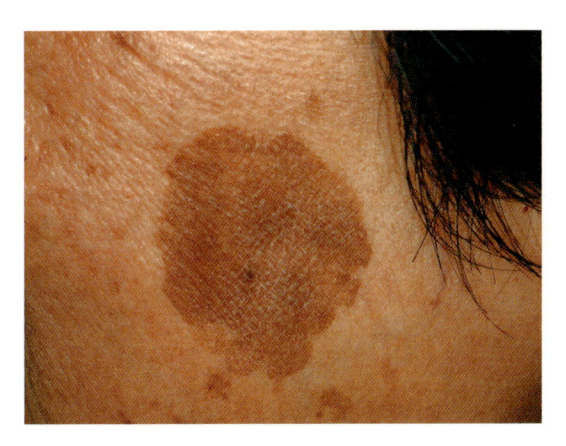

図2　日光黒子
境界明瞭で色調に不整のない褐色斑である

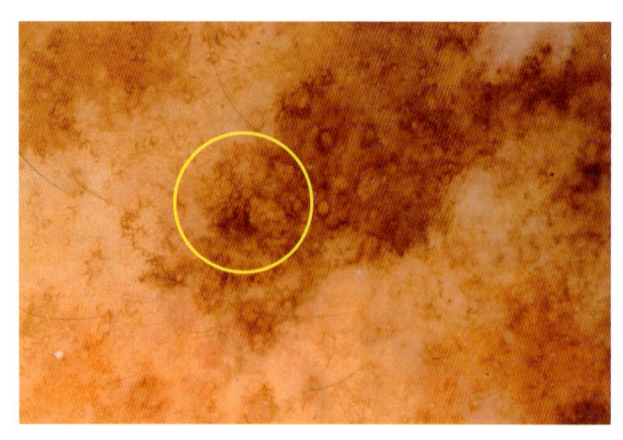

図3 悪性黒子のダーモスコピー像
色調の濃淡差があり，網目が不揃いな色素ネットワークの所見を呈する（◎）

■ より深い話（Advanced Lecture）

- ダーモスコピーは光源の付いた拡大鏡であり，皮膚表面の反射を抑えることで肉眼では観察困難なさまざまな所見を診ることができる．メラノサイト系病変や脂漏性角化症，基底細胞癌の診断などに有用である
- ダーモスコピーを用いると，悪性黒子の病変における濃淡の不整がより観察しやすくなる．また，非対称で網目が不揃いな色素ネットワークの像がみられる（図3）

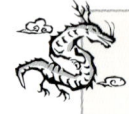

龍のひとこと
臨床的に日光黒子と思っても，組織像を見ると悪性黒子ということがある．生検で確認した方が安全である．

引用文献

1) 「皮膚悪性腫瘍取扱い規約 第2版」（日本皮膚悪性腫瘍学会/編），金原出版，2010
2) Kopf AW & Maize JC：Cutaneous malignant melanoma. J Am Acad Dermatol, 16：610-613, 1987
3) Learning the ABCDE rule for skin cancer can save your life！
   http://www.sun-protection-and-products-guide.com/ABCDE-rule-for-skin-cancer.html
4) 土田哲也，他：皮膚悪性腫瘍診療ガイドライン 第2版．日皮会誌，125：5-75, 2015

（佐藤さゆり，中村泰大）

第2章　上級編 龍の巻：皮膚科医でなくてもさらに知っておきたい皮膚疾患

症例35　足底の黒色斑と黒色腫瘤

Question

78歳男性．8年前より左足底に黒色斑が出現し徐々に増大．6カ月前より一部が隆起し，表面から出血するようになった．

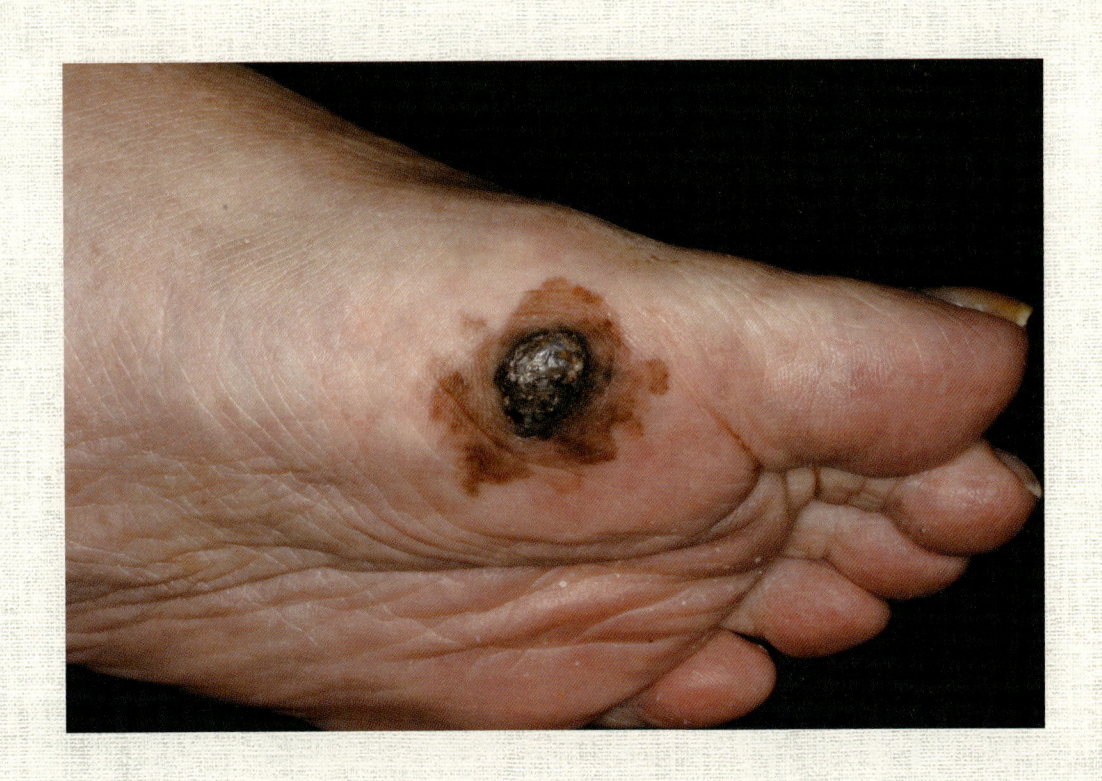

診断は？

A_{nswer} 悪性黒色腫

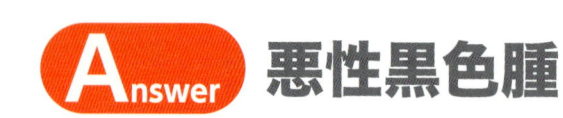

■ 悪性黒色腫とはこういう病気

- メラニンを産生するメラノサイトががん化した悪性腫瘍である
- 日本人の罹患率は10万人あたり0.5〜1人，年間新患数は1,200〜1,500人である．一方米国での2014年の新患数は76,100人におよび[1]，**白人に多く欧米でよくみられる疾患**である
- 病型分類は古くから **Clark分類**が用いられてきた．すなわち，臨床的特徴から，結節拡大型，表在拡大型，末端黒子型，悪性黒子型の4型に分けられる．日本人では症例35のように，掌蹠に生じる末端黒子型が最も多い
- 予後は原発巣の**腫瘍の厚さ**と**潰瘍**の有無，**所属リンパ節転移・遠隔転移**の有無により左右される．5年生存率は早期病変では90％を超えるが，所属リンパ節転移例では約50％，遠隔転移例では10％以下に低下する

■ 診断のパターンはこれだ！ 〜診断の考え方・進め方

> 足底 ＋ 黒色斑 ＋ ABCDE rule ⇔ 悪性黒色腫

- 臨床像をよく観察し，ABCDE rule（p152，表）に該当するかを見極める
- 症例35では，非対称性の病変（A）で，辺縁不整（B）で色調が不均一（C）な大型の褐色〜黒色斑（D）であり，内部に隆起性病変（E）もみられた．ABCDE ruleのすべてを満たす病変であり，まず肉眼的に悪性黒色腫を疑う

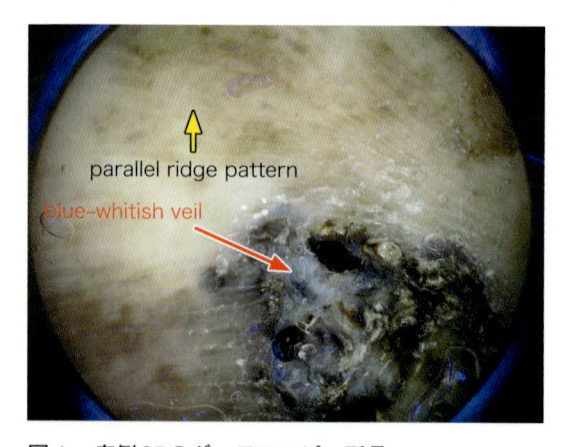

図1 症例35のダーモスコピー所見
parallel ridge pattern（⇨）：皮丘の表皮突起先端部に腫瘍細胞が増生する所見と一致する
blue-whitish veil（➡）：悪性黒色腫の真皮〜皮下病変を反映する所見

- 次に，ダーモスコピーで，足紋の凸面である皮丘に一致して不規則な帯状の色素が沈着するパターン（parallel ridge pattern）や灰青色〜青白色の色調が不規則に混在・融合する病変（blue-whitish veil）などを認める（図1）．これらは悪性黒色腫を強く示唆する所見である

■ 治療のパターンはこれだ！ 〜治療の考え方・進め方

> 悪性黒色腫 ⇒ 切除
>   所属リンパ節転移あり ⇒ リンパ節郭清
>   所属リンパ節転移なし ＋ 腫瘍厚0.76 mm以上 ⇒ センチネルリンパ節生検

- 局所進行例では術前にCT，PET検査などによる全身の転移検索を考慮する
- 病変が原発巣にとどまるか，所属リンパ節転移や遠隔転移があるかによって治療が大きく異なる
- 遠隔転移がなければ，原発巣の切除が第一選択となる
- 原発巣切除の際の水平方向の切除範囲は，腫瘍の厚さ（tumor thickness）に応じて病変の辺縁から1〜2 cmがガイドラインで推奨されている[1, 2]
- センチネルリンパ節生検（sentinel lymph node biopsy：SLNB）により早期のリンパ節転移の検出が可能である．腫瘍の厚さが0.76 mm以上の病変ではSLNBが推奨され，センチネルリンパ節に転移があれば所属リンパ節郭清術を行う[1, 2]

■ ここが落とし穴！

- 典型的な臨床像であれば診断は容易であるが，本症の臨床像は多彩であり，特に足底では**色素性母斑**や**血腫**などとの鑑別を要する
- 多くはダーモスコピーで観察される色素沈着のパターンで鑑別が可能である（図2，3）
- 非専門医の診療においては，切除後の病理組織検査ではじめて本症と認識されることも珍しくない．その際は専門医にすみやかに紹介し，円滑に治療に移行することが重要である
- 以前は部分生検にて転移を促進する可能性が示唆され，「生検は禁忌」とされていたが，近年の研究では否定的な意見も多い

■ より深い話（Advanced Lecture）

- 進行期悪性黒色腫に対する治療は近年急速に発展しており，現在，世界中で多くの新規薬剤についての臨床試験が行われ，いくつかの薬剤はすでに承認されている．日本で現在承認されている新規薬剤を下記に示す

① 免疫チェックポイント阻害薬
　がん細胞に不応答となっている抗原特異的T細胞を回復・活性化させ抗腫瘍効果を示す．抗PD-1抗体ニボルマブ（オプジーボ®）と抗CTCL-4抗体イピリムマブ（ヤーボイ®）がある

② 分子標的治療薬
　BRAF阻害薬：ベムラフェニブ（ゼルボラフ®）は，BRAF遺伝子変異により活性化された細胞増殖のシグナル伝達を阻害する

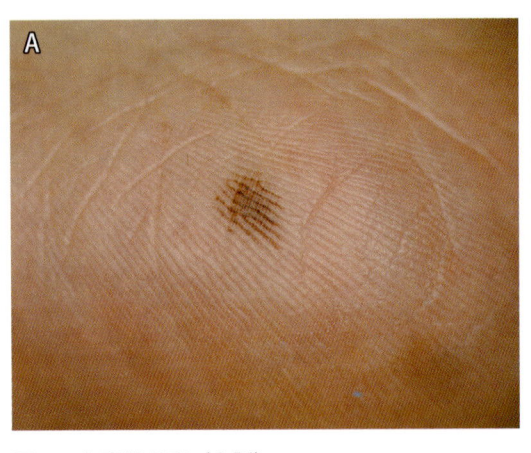

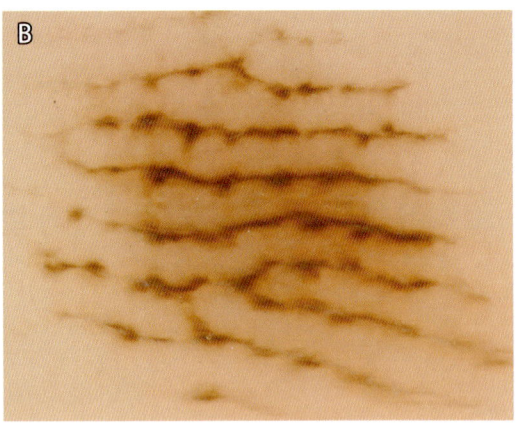

図2 色素性母斑（左踵）
A）臨床像，B）ダーモスコピー所見
parallel furrow pattern：皮膚の凹面（皮溝）に沿った線状色素沈着

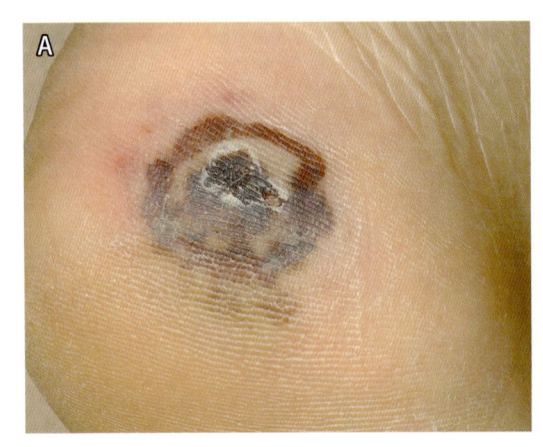

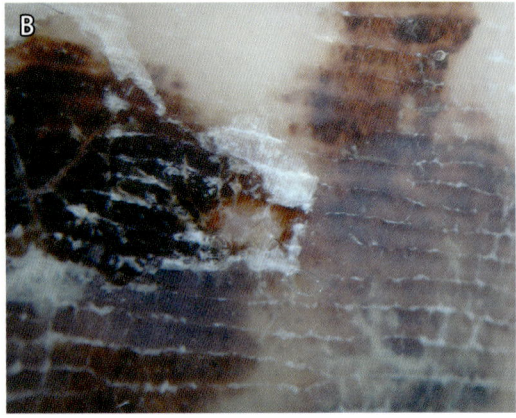

図3 血腫（右踵）
A）臨床像，B）ダーモスコピー所見
登山で長距離を歩行した後に出現した．ダーモスコピーでは，一見parallel ridge patternのように見えるが，全体に赤色調で濃淡差があまりない．数カ月の観察の後，自然消褪した

> **龍のひとこと**
> ベムラフェニブの使用にあたっては，腫瘍細胞にBRAF遺伝子変異があることが必須である．

引用文献

1) NCCN Clinical Practice Guidelines in Oncology（NCCN Guidelines®）Melanoma Version 3. 2015. NCCN.org, 2015
2) 土田哲也，他：皮膚悪性腫瘍診療ガイドライン　第2版．日皮会誌，125：5-75，2015

（寺本由紀子）

第2章 上級編 龍の巻：皮膚科医でなくてもさらに知っておきたい皮膚疾患

症例36　上肢に多発する紅色丘疹

Question

58歳女性．6月某日受診．昨日から左上肢と頸部に痒みを伴う皮疹が出現した．2日前に庭の植木の手入れをした．

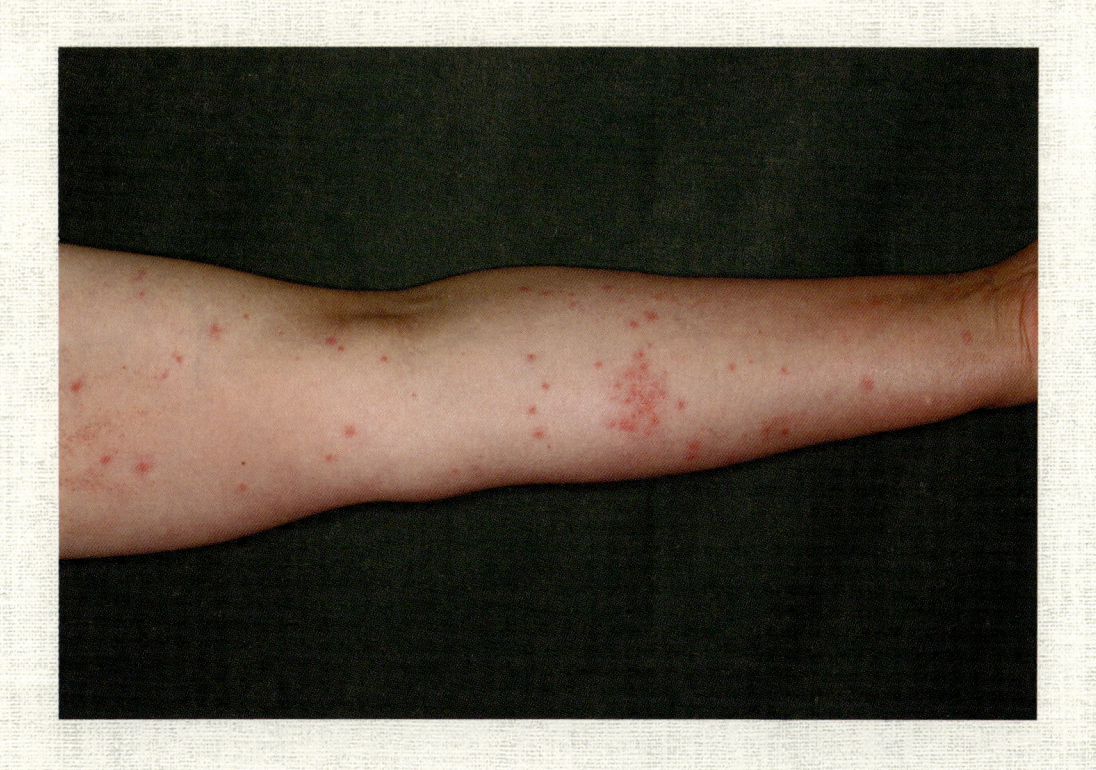

診断は？

症例36

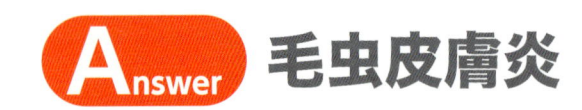

Answer 毛虫皮膚炎

■ 毛虫皮膚炎とはこういう病気

- ドクガ類〔ドクガ，チャドクガ（図1），モンシロドクガ，マイマイガなど〕の幼虫の毒針毛（図2）が皮膚に刺さって生じる．毒蛾皮膚炎とも呼ばれる
- 季節性が強く，チャドクガの幼虫が大量に発生する5～6月，8～9月に好発する．逆にそれ以外の季節に診ることは少ない
- チャドクガの幼虫が好むツバキやサザンカ，モンシロドクガの幼虫が好むサクラやクヌギ，クワなどの庭木の手入れ後や，これらの木の近くや下で草刈などの作業後に発症することが多い
- 毒針毛は卵や繭の表面，幼虫の脱皮殻や成虫の尾端部にもあり，これらに触れても起こる
- 毒針毛は約0.1 mmで肉眼では見えない

■ 診断のパターンはこれだ！ ～診断の考え方・進め方

> 毛虫発生時期（6月，9月）＋ 露出部 ＋ 紅色丘疹の多発 ＋ 痒み ⇔ 毛虫皮膚炎

- 毛虫皮膚炎の好発時期に，特徴的皮疹（下記）出現前数日以内に，屋外で作業をしなかったか，周囲に毛虫を見なかったかを病歴聴取時に確認する
- 外での作業がなくとも，自宅の庭や自宅周囲などに毛虫が多く発生していないか，洗濯物を外で干していないか確認する
- 皮疹は痒みの強い紅色丘疹が中心で，毛虫そのものに触れた部分に集簇して生じることが多い
- 個疹はそれぞれ同様の外観を呈し，新旧混在することはあまりない
- 上肢や頸部などの露出部に生じることが多いが，知らず知らずに毒針毛の付いた手で触れると，露出部以外にも生じる

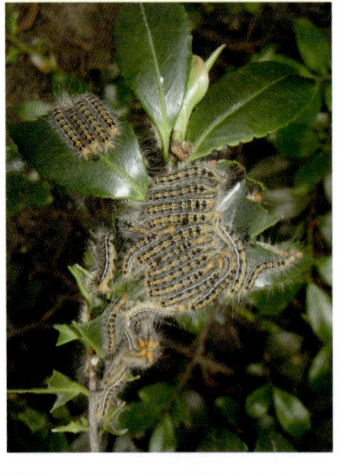

図1　サザンカに群生するチャドクガ終齢幼虫
文献1より転載

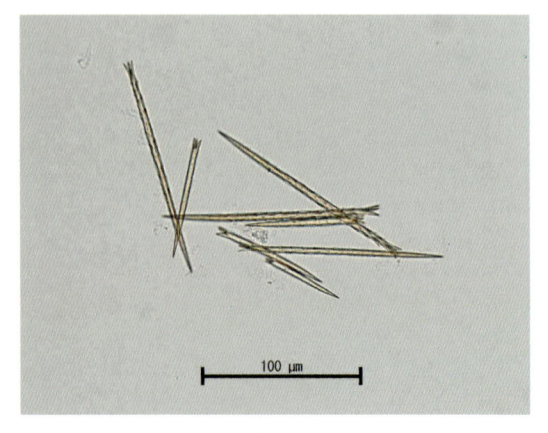

図2　チャドクガ毒針毛
文献1より転載

- 毛虫そのものを患者が触れていなくとも毒針毛は毛虫から容易に脱落するため，近くで見たことが聞き出せれば診断できる
- 脱落した毒針毛が風にのって飛ばされ，風下の洗濯物に付着することがある．このように，毒針毛が付いた衣類を着用することでも，非露出部の毛虫皮膚炎が発症する．この場合は，毛虫を見たという病歴は聞き出せない．「診断のパターン」通り，好発時期と臨床像で診断する

■ 治療のパターンはこれだ！　〜治療の考え方・進め方

> 毛虫皮膚炎　⇒　ステロイド外用 ＋ 抗ヒスタミン薬内服

- 四肢，体幹であればvery strong以上のステロイド外用薬（マイザー®やフルメタ®など），顔，頸部はmildクラスのステロイド外用薬（ロコイド®やアルメタ®など）を1日2〜3回程度外用させる
- 皮疹の範囲や，痒みの程度に応じて抗ヒスタミン薬（アレグラ®やアレジオン®など）の内服を用いる．非常に強い痒みを広範囲に訴える場合は，短期間（5日程度）少量のステロイド内服（プレドニゾロン15〜20 mg/日程度）も考慮する
- 毛虫に触れてしまった場合の初期対応としては，テープなどを利用して皮膚に付着した毒針毛を取り除き，石鹸を使用してよく洗う

■ ここが落とし穴！

- 皮疹があまり散布されずに部分的に集簇していると，帯状疱疹との鑑別が必要になる場合がある[2]．毛虫皮膚炎でしっかりとした水疱になることは稀であることや，帯状疱疹でみられる神経の走行に沿った痛みの有無で，ある程度鑑別可能である．水疱がありTzanckテストが行えれば，ウイルス性巨細胞の有無でも鑑別できる
- 皮疹が少なく全身にパラパラと散布された場合は，他の虫刺症との区別が難しいこともあるが，治療内容に差がないため問題は少ない
- 毒針毛が刺さり遅延型反応で症状が出るため，発症後数日は皮疹がやや広がることや，ステロイド外用を開始しても治癒までには1週間程度続くことも多いことを説明しておく

■ より深い話（Advanced Lecture）

- 毒針毛に触れてすぐに膨疹，紅斑を生じる即時型反応と，1〜2日後に痒みを伴う紅色丘疹を生じる遅延型反応があるが，通常われわれが目にするものは遅延型反応の皮疹である．感作頻度などにより皮膚炎の起こり方には個人差があり，即時型反応を欠くこともある[3]．毒棘型の毛虫皮膚炎もあり，イラガ類（イラガ，ヒロヘリアオイラガなど）の幼虫がもつ毒棘とよばれる鋭い有毒毛に直接触れると，直後にピリッとした痛みを感じ，その後遅延型反応として瘙痒を伴う紅斑，腫脹を生じてくる．毒針毛型に比べ痛みが激しいが，丘疹が多発・集簇するような臨床像をとらない
- 特定の地域でのマイマイガの大発生が時折ニュースになっており，これによる毛虫皮膚炎の集

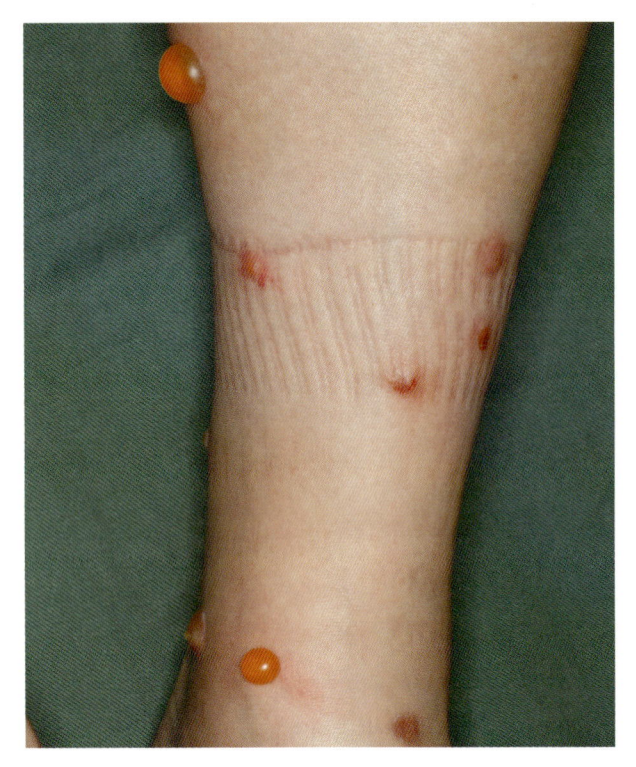

図3　ネコノミ刺症
膝から下の下肢に痒みを伴う丘疹，緊満性水疱を認める

団発生も報告されている[4]
- 毛虫皮膚炎以外で，臨床像から虫を推定できる皮膚疾患としては，ネコノミ刺症がある．庭などで30 cm程度までジャンプできるネコノミが地面から飛び跳ねて刺すため，膝から下のみに痒みの強い緊満性水疱や紅色丘疹を生じる（図3）
- その他，皮膚疾患を生じうる虫には，ハチ，アリ，ムカデ，クモ，サソリ，カ，ブユ，アブ，シラミ，ダニ，ツツガムシ，アオバアリガタハネカクシなどがある[1]

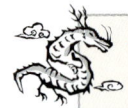

> **龍のひとこと**
> 畳やカーペットにいるヒョウヒダニは，アレルギーの原因にはなるがヒトを刺さない．ヒョウヒダニを捕食するツメダニはヒトを刺しうる．

Questionの写真提供：梅林芳弘

引用文献
1) 「Dr. 夏秋の臨床図鑑　虫と皮膚炎」（夏秋 優/著），学研メディカル秀潤社，2013
2) 夏秋 優：チャドクガ幼虫による皮膚炎　帯状疱疹との鑑別を要した症例. Visual Dermatology, 4：576-577, 2005
3) 夏秋 優：毛虫皮膚炎の発症機序．皮膚病診療，25：11-16, 2003
4) 菊池孝幸, 他：岩手県葛巻町で大発生したマイマイガによる毛虫皮膚炎集団発生の報告．日皮会誌，120：1179-1186, 2010

（伊藤周作）

| 第2章 | 上級編 龍の巻：皮膚科医でなくてもさらに知っておきたい皮膚疾患 |

症例37　全身の著しく痒い発疹

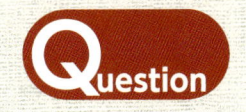

Question

72歳男性．3週間前より全身に痒みの強い発疹が出現した．ステロイド外用薬を使用するも拡大．夜間は特に痒みが激しく何度も目が覚める．

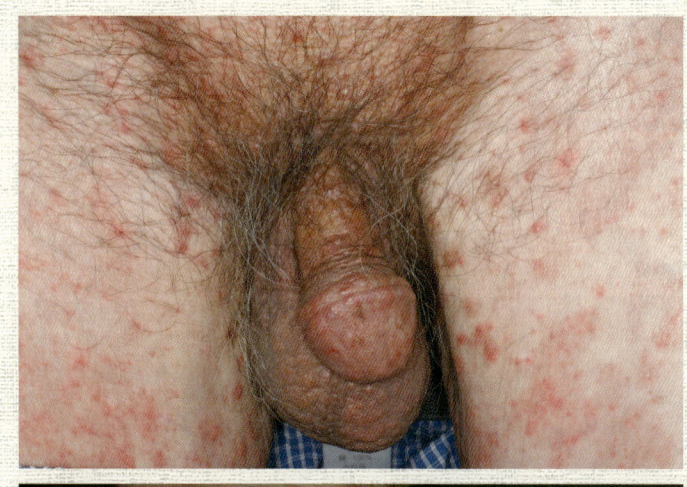

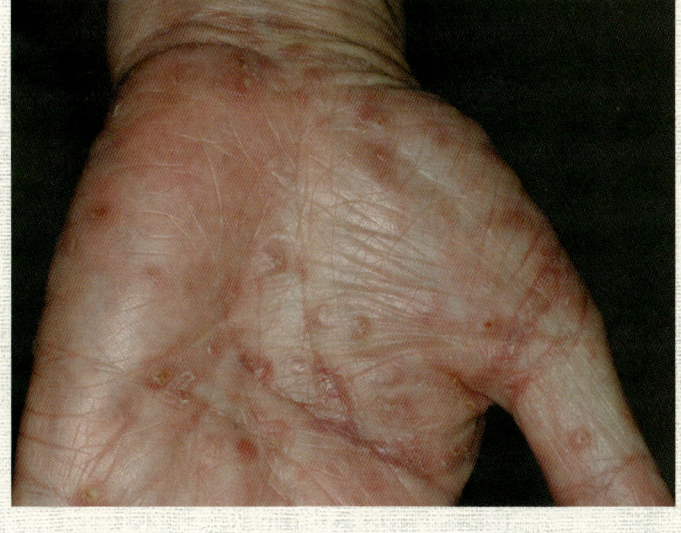

診断は？

Answer 疥癬

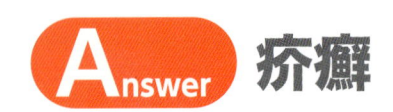

■ 疥癬とはこういう病気

- ヒトに寄生するヒゼンダニ（雌成虫で0.4 mm）が原因である
- 角層内に横穴（疥癬トンネル）を掘って寄生し，雄と交尾後にトンネルを掘り進めながら次々と卵を産み付けていく．卵は3～4日で次々と孵化していく
- 虫体やその排泄物などに対するアレルギー反応により，皮膚症状と**強い痒みを生じる．特に夜間の瘙痒が激しく，不眠を訴える患者**も少なくない
- 紅色小丘疹が全身に散在するが，腹部，腕や大腿の内側に多い
- 陰唇や陰嚢・亀頭・陰茎にできる小豆大の結節は特徴的だが，これを認める患者は7％ほどといわれる．臀裂や鼠径部，腋窩などにもみる
- **もっとも特異的な皮疹は疥癬トンネル**（図1，2）と呼ばれる皮疹である．これは長さ数mmのやや曲りくねった線状の皮疹で，トンネルと言うにはあまりに小さく注意して見なければ容易に見逃す．特に指間（特に水かきの部分），指の側面，手掌足蹠や手首のしわの間に見るが，臀部，鼠径部，腋窩などにも認める．疥癬を見慣れていれば，これだけでほぼ診断できる
- ヒゼンダニはヒトの皮膚上では動き回れるが，16℃以下では動くことができず皮膚から離れるとおおむね数時間で感染力が低下するといわれる[1]
- そのため恋人同士・夫婦・親子・老人と介護者など，肌と肌が直接，しかもある程度の時間触れ合うことで感染する．後述の角化型疥癬を除く通常の疥癬では，ちょっと触れ合う程度では感染しない
- 感染してから症状が出るまで約1～2カ月の潜伏期がある
- 病院や介護施設などで集団発生することも多い

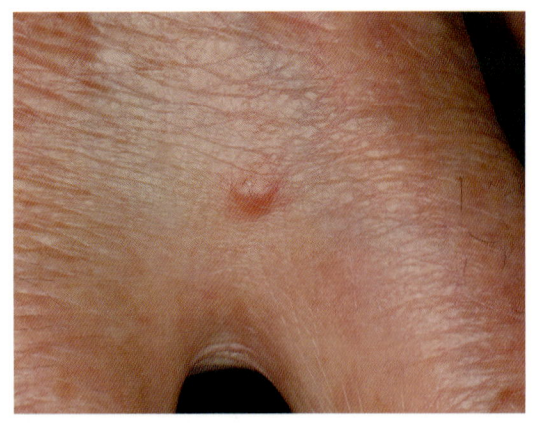

図1　指間の疥癬トンネル
よく見ると紅色丘疹の中央に4 mmほどの白色線状物がある

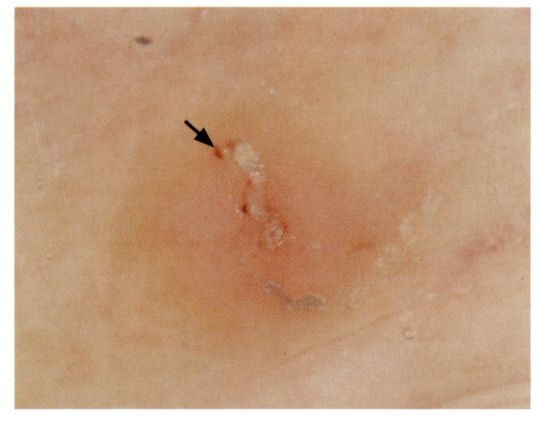

図2　疥癬トンネルのダーモスコピー像
蛇行するトンネルの先頭に虫体（→）あり

■ 診断のパターンはこれだ！　～診断の考え方・進め方

> 強い痒み　⇨　手掌・指間の診察　⇨　疥癬

- 一見すると紅斑，丘疹，掻破痕，色素沈着などが混在し湿疹様だが，ステロイド外用薬は無効であり増悪する
- 指間，手掌に皮疹があれば疥癬トンネルを形成していないか注意深く観察する．なるべく明るい場所で診ること，ルーペやダーモスコピーが利用できればベストである
- 疥癬トンネルらしきものが見つかれば，そこから採取した皮膚を鏡検する．虫体と虫卵のいずれかが証明されれば診断確定である（図3）．検体採取には，かなりコツがいるので，皮膚科医に依頼するとよい
- 痒みの強い皮膚疾患，あるいはステロイド外用薬が無効な湿疹様病変の1つとして常に疥癬の可能性を疑うことが重要である．入院してしばらくしてから疥癬と発覚した際の病棟の反応は穏やかでないことが多い
- 誤診対策として，強い痒みを訴える患者は全例，指間，手掌，手首のチェックをしてもよい

■ 治療のパターンはこれだ！　～治療の考え方・進め方

> 疥癬　⇨　駆虫剤の内服（イベルメクチン）もしくは外用（フェノトリン）

- 患者と直接接触する家族・介護者・同一施設内の患者などに蔓延していることがあるので，疑わしい人は早期に受診させ，確定すれば同時に治療する必要がある
- 体重に応じたイベルメクチン（ストロメクトール®）の内服が最も確実で簡便である（0.2 mg/kg/回）．空腹時に水で内服する．虫卵には効果がないため1回内服したら，1週間後にもう1

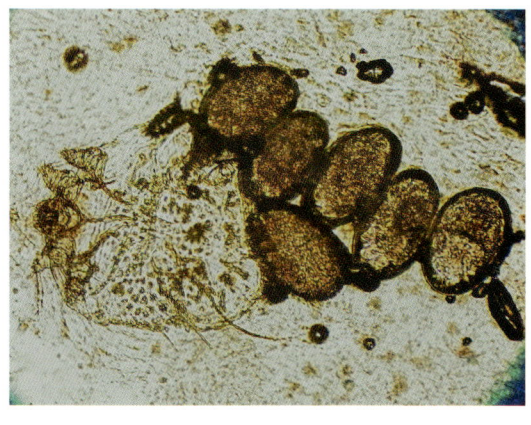

図3　疥癬トンネルから採取した皮膚の鏡検像
ヒゼンダニが1匹，楕円形の虫卵が複数個認められる
写真提供：梅林芳弘

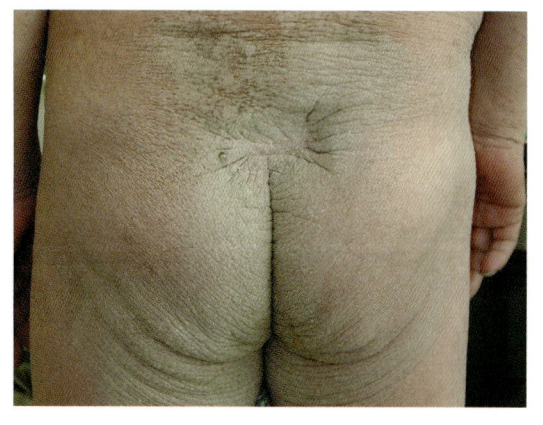

図4　角化型疥癬
前医で乾癬としてシクロスポリンを投与されていた

回内服する
- 肝障害のある患者や，内服が困難な患者はフェノトリン（スミスリン®ローション5％）の外用がよい．頸部以下の全身にくまなく塗る必要があることや，塗布して12時間以上経過後に洗い流す必要があることが難点である．これも1週間あけて少なくとも2回行う
- クロタミトン（オイラックス®）外用も効果はあるが弱いため，少なくとも1～2週間にわたって毎日全身にくまなく外用する必要があり，現在主流ではない
- 抗ヒスタミン薬などの内服も併用する
- ヒゼンダニが死滅後もしばらく硬い丘疹が残り痒みが続くため，治癒後にステロイド外用薬が必要になることもある．駆虫剤からの切り替えには，皮膚科医の判断が必要である
- 感染予防対策として，通常疥癬であれば患者に触れたあとの手洗いなど一般の感染症と同様の予防対策でよく，個室隔離は不要である．リネン類の洗濯，居室の掃除，入浴も通常通りでよい．集団発生時の対応など詳細は疥癬診療ガイドライン（第2版）[2]を参考にされたい

■ ここが落とし穴！

- 通常疥癬は，痒みを契機として疑うことで，見逃しを回避できる．一方，角化型疥癬（ノルウェー疥癬，図4）は，免疫抑制状態であることが多いため，痒みの訴えが乏しい．痒みから疥癬を疑う上記の対策だけでは，見逃されてしまう
- 通常疥癬での寄生数が1,000匹程度までなのに対し，角化型疥癬では100～200万匹と桁違いであるため感染力が強く，集団発生のもとになっていることがある．同じ病院や施設でいつまでも疥癬が終息しない場合，角化型疥癬の患者の存在を疑う
- 角化型疥癬では，1～2週間の個室隔離のうえ，面会制限，介護者の予防衣・手袋の着用，リネン類の洗濯後の乾燥機の使用や居室への殺虫剤使用などの対策が必要となる
- 角化型疥癬から感染する場合，一度に多数のヒゼンダニに感染するため，潜伏期も4～5日に短縮することがある

■ より深い話（Advanced Lecture）

- 角化型疥癬では，爪疥癬を合併していることがある
- 激烈な痒みのためか，目に見えぬダニというイメージのためか，疥癬罹患後に十分治癒しているにもかかわらず痒みを訴え続ける，いわば「疥癬妄想」になる人をみることもある

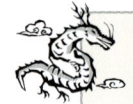

> **龍のひとこと**
> 角化型疥癬の角質にはダニが塊をなして存在するから，鱗屑の鏡検を思いつけば診断できる．

引用文献
1) 「疥癬はこわくない」（大滝倫子，他/著），医学書院，2002
2) 石井則久，他：疥癬診療ガイドライン（第2版）．日皮会誌，117：1-13，2007

（伊藤周作）

症例38　爪の肥厚と白濁

第2章　上級編 龍の巻：皮膚科医でなくてもさらに知っておきたい皮膚疾患

Question

70歳女性．10年前から，両側足趾の爪甲が肥厚・白濁してきた．

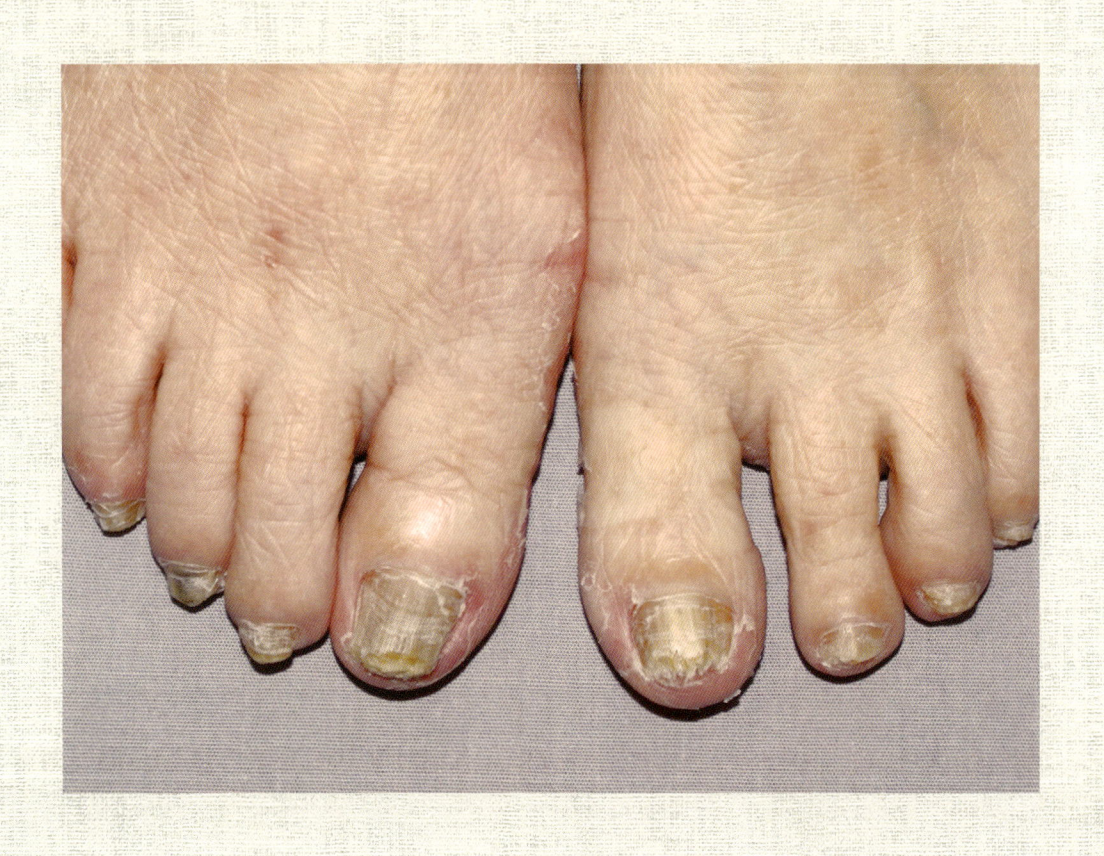

診断は？

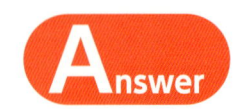

Answer 爪白癬（直接鏡検で真菌陽性なら）

■ 爪白癬とはこういう病気

- *Trichophyton rubrum* が原因菌であることが多い
- 爪白癬が単独で存在することはまずない．常に足白癬に合併ないし，続発する[1]
- 罹患爪は真菌感染の保菌源となり，足白癬の原因や，他者への感染源となりうる[1]

■ 診断のパターンはこれだ！ 〜診断の考え方・進め方

> 爪甲肥厚・白濁 ＋ 直接鏡検で真菌（＋） ⇔ 爪白癬

- 症例38は，足趾の爪甲肥厚・白濁と周囲の鱗屑から，足白癬を合併した爪白癬を疑わせる
- 爪白癬の診断確定には，**爪甲からの菌糸の証明が必要**である
- 爪白癬の場合，糸状菌は爪の基部に向かって増殖するため，爪の表面や先端部には真菌が存在しない．直接鏡検を行う際は，爪の基部に近い部位を検査材料にする必要がある（図1）

■ 治療のパターンはこれだ！ 〜治療の考え方・進め方

> 爪白癬 ⇒ 抗真菌薬の内服（テルビナフィン，イトラコナゾール）もしくは外用（エフィナコナゾール）

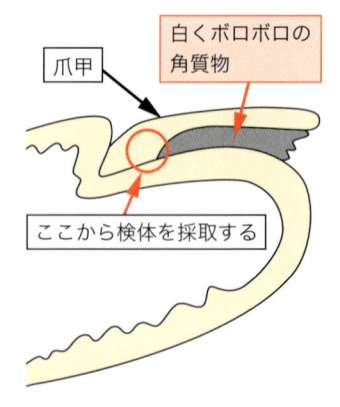

図1 爪白癬の検体採取に適した部位
白くボロボロになった角質物の中には白癬菌が存在しないことが多い．正常部との境目のあたりから検体を採取するとよい

- 爪白癬の治療には，**抗真菌薬**〔テルビナフィン（ラミシール®），イトラコナゾール（イトリゾール®）〕の内服療法が行われる
- ラミシール®は，125 mg/日を連日内服する方法（図2）が行われる．通常，24週間内服する．爪白癬に対する有効率は，84.4％である
- イトリゾール®は，400 mg/日を1週間内服し，3週間休薬することを1サイクルとして，3サイクルくり返す**パルス療法**（図2）が行われる．爪白癬に対する有効率は84.6％である
- 内服できない場合は，外用抗真菌薬を塗布させる．ただし，2014年に上市されたエフィナコナゾール（クレナフィン®爪外用液）を除いて，保険適応はない
- クレナフィン®爪外用液を48週間塗布した後の臨床的有効率は35.7％，完全治癒率は17.8％である

■ ここが落とし穴！

- 爪白癬は自覚症状を欠くことがほとんどで，見過ごされている場合も多く，家庭内で白癬の感染源となっていることがある
- 一見爪白癬様でも，真菌が検出されない症例がある．このような場合の診断名は，**爪甲鉤彎症**（図3），あるいは**厚硬爪甲**である．また乾癬の爪病変（爪乾癬）も，一見爪白癬と間違えられやすい（図4）
- よって，**直接鏡検を行わず，視診だけで爪白癬の治療を始めてはいけない**[2]
- 爪甲の肥厚が目立たず，爪甲が点状，あるいは斑状に白濁する表在性白色爪真菌症（superficial white onychomycosis：SWO）という病型もある（図5）
- ラミシール®では，重篤な肝障害や血球減少症があらわれることがあり，死亡に至った例も報告されている．同剤は，肝機能障害・血液障害・横紋筋融解症などの副作用の出現に注意する必要があり，内服前と内服後の定期的採血が必須である
- イトリゾール®は，併用禁忌・併用注意の薬剤が非常に多い．ほかに内服薬のない患者に用いる方が無難である
- クレナフィン®爪外用液は，内服薬のようなリスクはないが，有効性はかなり落ちるため，あらかじめ説明しておいた方がよい

■ より深い話（Advanced Lecture）

- ラミシール®250 mg/日×12週間とイトリゾール®パルスでは，前者の方が有意に優れている

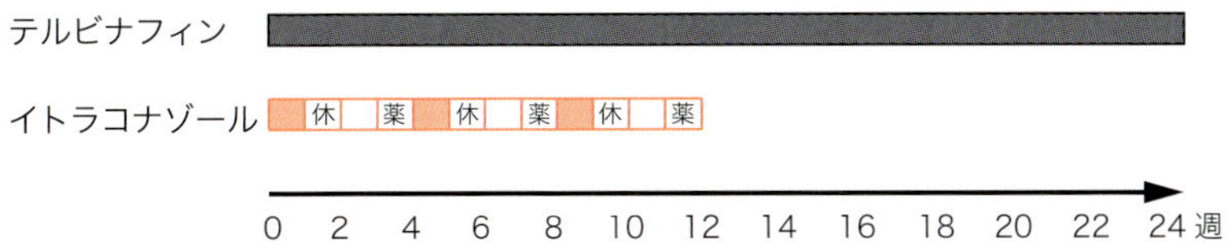

図2　爪白癬の内服療法
テルビナフィン（ラミシール®）は24週間連続投与，およびイトラコナゾール（イトリゾール®）は1週間内服して3週間休薬するパルス療法を行う

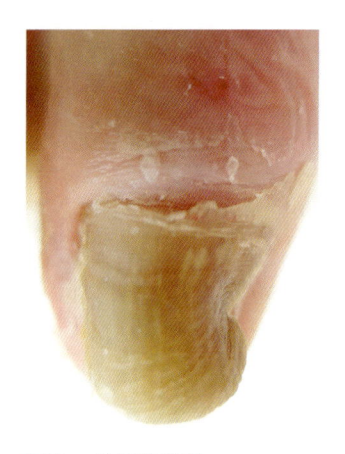

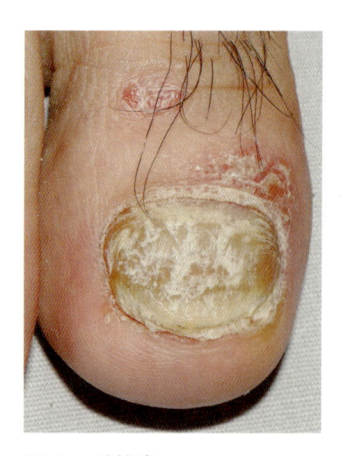

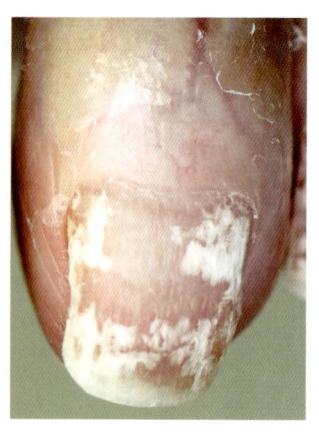

図3　爪甲鉤彎症
爪甲が混濁・変形し爪白癬を思わせるが，直接鏡検では真菌陰性である

図4　爪乾癬
爪甲が混濁，肥厚している．真菌は陰性．後爪郭，趾背に乾癬皮疹を伴っている

図5　表在性白色爪真菌症（superficial white onychomycosis：SWO）
爪甲は白濁しているが，爪甲下の角質増殖は目立たず，爪甲は肥厚していない

という比較試験[3]の結果があり，海外では前者が第一選択である[2]
- 本邦で行われているラミシール®125 mg/日×24週間とイトリゾール®パルスとの優劣についてはエビデンスがないため，どちらを優先させても間違いではない
- 仮にラミシール®連続投与法が優れているとしても内服し続けることができなければ有効性は当然期待できないから，より遵守しやすいイトリゾール®パルスを選択する，という考えはありうる

> **龍のひとこと**
> 直接鏡検陽性なら「爪真菌症」で，その9割以上が「爪白癬」である．「爪白癬」で間違いなければテルビナフィン（ラミシール®）だが，「爪真菌症」としか言えなければイトラコナゾール（イトリゾール®），という使い分けもある．

引用文献

1) 比留間政太郎：爪真菌症の新しい内服療法－抗真菌薬の間欠療法・パルス療法・短期投与療法．臨床皮膚科，52：135-139，1998
2) Robert DT, et al：Guidelines for treatment of onychomycosis. Br J Dermatol, 148：402-410, 2003
3) Evans EG, & Sigurgeirsson B：Double blind, randomised study of continuous terbinafine compared with intermittent itraconazole in treatment of toenail onychomycosis. BMJ, 318：1031-1035, 1999

（能登　舞）

第2章 上級編 龍の巻：皮膚科医でなくてもさらに知っておきたい皮膚疾患

症例39　頭部の著しく痒い発疹

Question

24歳女性．1カ月程度前より頭部に著しい痒みと脱毛を自覚した．ステロイド外用薬を使用していたが，むしろ悪化してきた．毛髪は容易に抜ける．

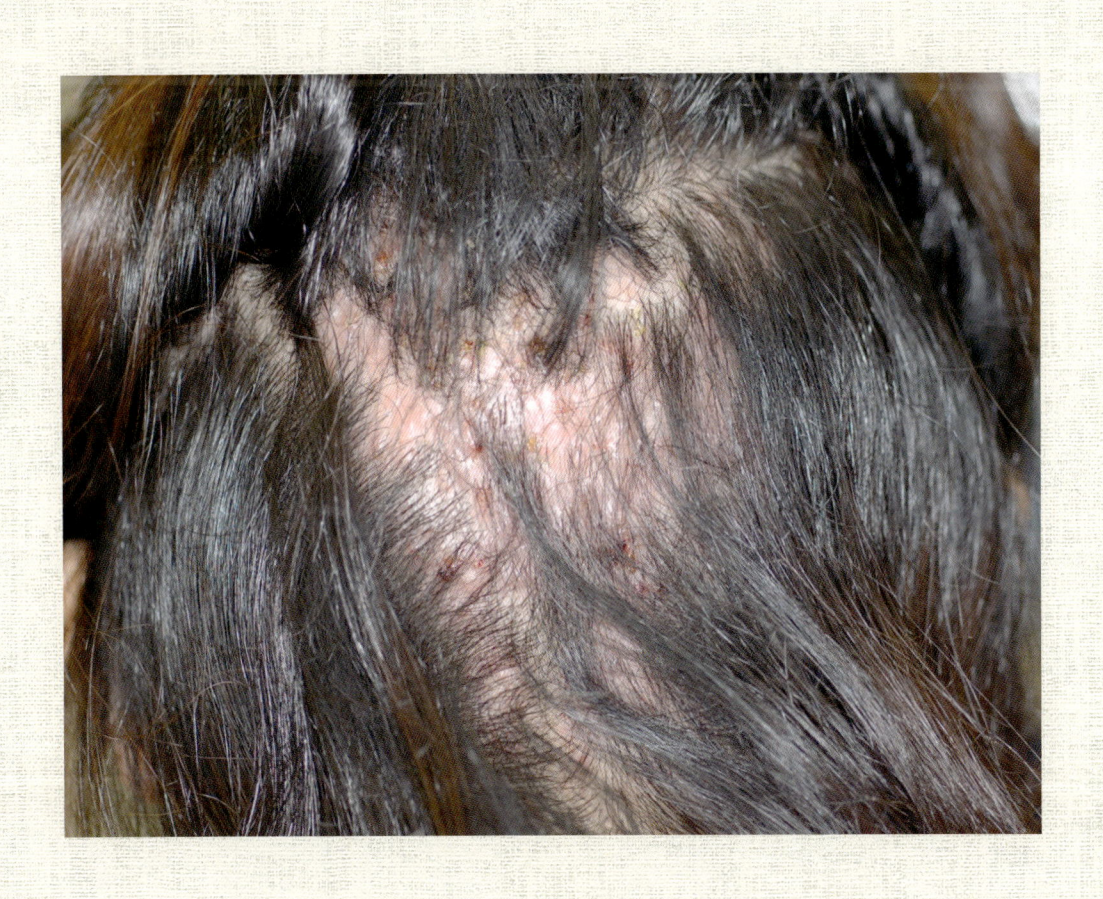

診断は？

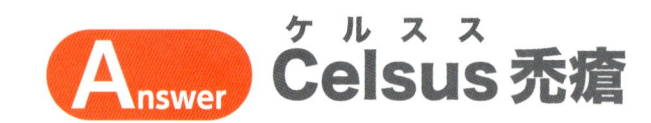

Answer   Celsus禿瘡（ケルスス）

■ Celsus禿瘡とはこういう病気

- 皮膚糸状菌が頭髪に寄生した白癬は，毛包周囲に強い化膿性炎症を伴った**Celsus禿瘡**と，そうでない**頭部浅在性白癬**の2種類に分類する．「頭部白癬」といった場合は通常，頭部浅在性白癬のことである[1]．
- 感染は**ヒトからヒト**，**動物からヒト**が多く，原因菌は*Microsporum (M.) canis*（猫からの感染），*M. gypseum*（土壌からの感染），*Trichophyton (T.) tonsurans*（格闘技を行う青年など），*T. rubrum*（高齢の女性）が多い[2]．

■ 診断のパターンはこれだ！ ～診断の考え方・進め方

> 頭部 ＋ 膿疱・鱗屑 ＋ 易脱毛性 ⇒ 毛髪のKOH直接鏡検 ⇔ Celsus禿瘡

- 頭部の脱毛で，**ステロイド外用薬で悪化**し周囲に紅斑・膿疱・鱗屑を伴う場合には感染症，特に真菌感染による**Celsus禿瘡**を考える[3]．
- 容易に抜去できる毛髪や，患部の鱗屑をKOHでとかし，直接鏡検する．毛髪ないし鱗屑内に胞子または菌糸が認められれば診断は確定する（図1）
- 感染源に関して聴取する．症例39は，柔道をたしなんでおり，同じ道場仲間に詳細不明ながら皮膚疾患を有する者がいるとのことであった．こういう場合は，*T. tonsurans*感染を疑う
- その他の感染源として，ペット（*M. canis*感染，図2，3），土いじり（*M. gypseum*感染），同居家族内の白癬患者（*T. rubrum*感染）の有無等につき詳しく聴取する

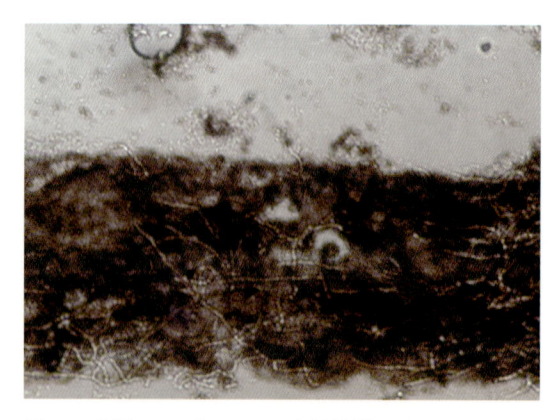

図1 症例39の毛のKOH直接鏡検所見
毛内に菌糸のほか多数の分節分生子（胞子状）が連鎖してみられる．真菌培養により*T. tonsurans*と同定した

■ **治療のパターンはこれだ！　〜治療の考え方・進め方**

> 頭部白癬　⇒　抗真菌薬の内服（テルビナフィン，イトラコナゾール）

- 成人には**テルビナフィン**（ラミシール®）125 mg/日内服，あるいは，**イトラコナゾール**（イトリゾール®）100 mg/日内服（食直後）を行う．抗真菌薬の内服で毛髪は大部分再生する[1]が，永久脱毛に至る場合もあるので要注意である[3]．
- 日本皮膚科学会の皮膚真菌症診断・治療ガイドライン[1]では，グリセオフルビンについて「小児では安全性が確立されている唯一の経口抗真菌薬である」と書かれている．しかし，本剤は2008年に製造・販売が中止されたため，小児に対してもラミシール®かイトリゾール®を使うことになる（添付文書に小児への使用量の記載はない）．
- *M. tonsurans* 感染症では，感染源（ヒトからヒトへと感染するので，例えば所属する運動部員

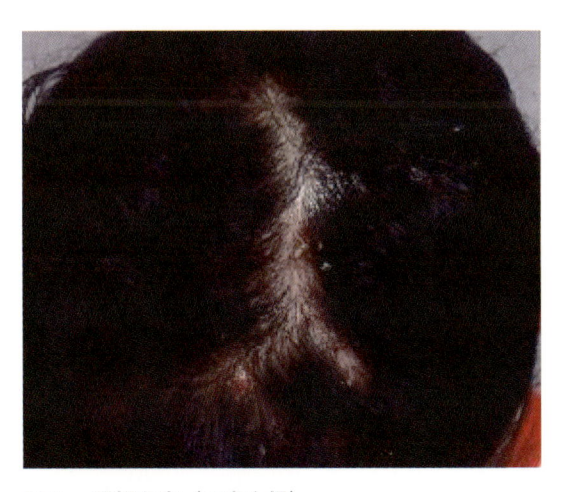

図2　頭部白癬（7歳女児）
飼い猫からの感染が疑われた

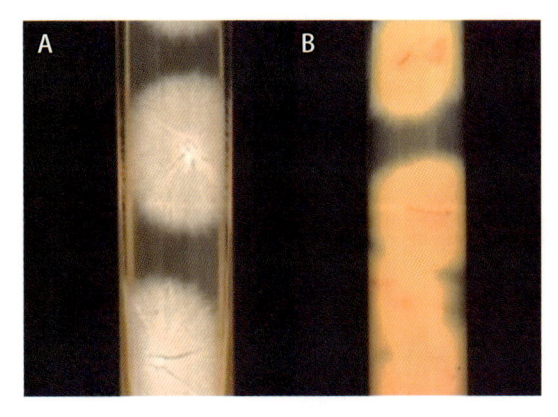

図3　図2の症例：サブロー培地での培養所見
菌糸が中央から放射状に伸びた集落を形成し（A），
裏面は黄色調である（B）．*M. canis* と考えた

全員）に対する徹底的な治療が必要である
- *M. canis* 感染症で飼育している猫や犬がいる場合には，獣医の診察・治療を受けるように指導する

■ ここが落とし穴！

- 外用抗真菌薬は頭部白癬を悪化させることがあるので，治療は**抗真菌薬の内服**が原則である．外用抗真菌薬と内服薬の併用によって治療効果が上がるというエビデンスはなく，むしろ併用により治癒が遷延する場合もある[1]
- 被髪頭部の湿疹・皮膚炎をステロイド外用薬で治療した場合に陥る最大の落とし穴は恐らく，**Celsus禿瘡**である．病変部の毛が容易に抜ける場合は皮膚科医に送った方がいい

■ より深い話（Advanced Lecture）

- 真菌培養も行う．培地は市販品ではクロラムフェニコール添加サブロー培地，マイコセル培地の斜面または平板を用いる．病毛の毛根部を短く切り，培地に滅菌した白金耳（エーゼ）あるいは滅菌綿棒の棒の部分で培地に検体を貼り付けるように乗せていく．雑菌混入に注意する．滅菌したヘアブラシなどで病変部を軽く10回こすり平板培地にスタンプするヘアブラシ法の検出率が高い．培養は27℃程度の保温器内，あるいは暖かい診察室内で2〜4週間行う
- 自ら真菌培養を行う場合は，事前に細菌検査室のスタッフと培養方法の打ち合わせを行い，一週間に一度程度培養の孵卵器を観察に行くとよい．事前に打ち合わせをすることで，専門機関へ菌種同定の手配をしてくれることがある

> **龍のひとこと**
> Celsusとは，古代ローマ時代の著述家 Aulus Cornelius Celsus（紀元前25年頃〜紀元後50年頃）のこと．「医学論（De Medicina）」で知られる．

引用文献

1) 渡辺晋一，他：皮膚真菌症診断・治療ガイドライン．日皮会誌，119：851-862，2009
2) 望月 隆：頭部白癬．「最新皮膚科学体系 第14巻」（玉置邦彦／編），pp217-221，中山書店，2002
3) 梅林芳弘：ふけが出やすい，「ふけ症」だ．「あらゆる診療科で役立つ皮膚科の薬 症状からの治療パターン60」，pp117-118，羊土社，2013

（井上多恵）

| 第2章 | 上級編 龍の巻：皮膚科医でなくてもさらに知っておきたい皮膚疾患 |

症例40　全身に多発する小水疱と痂皮

Question

生後6カ月の女児．3日前より37℃台の発熱があり，全身に小水疱・痂皮が出現してきた．体温36.8℃．機嫌はよく食欲もある．

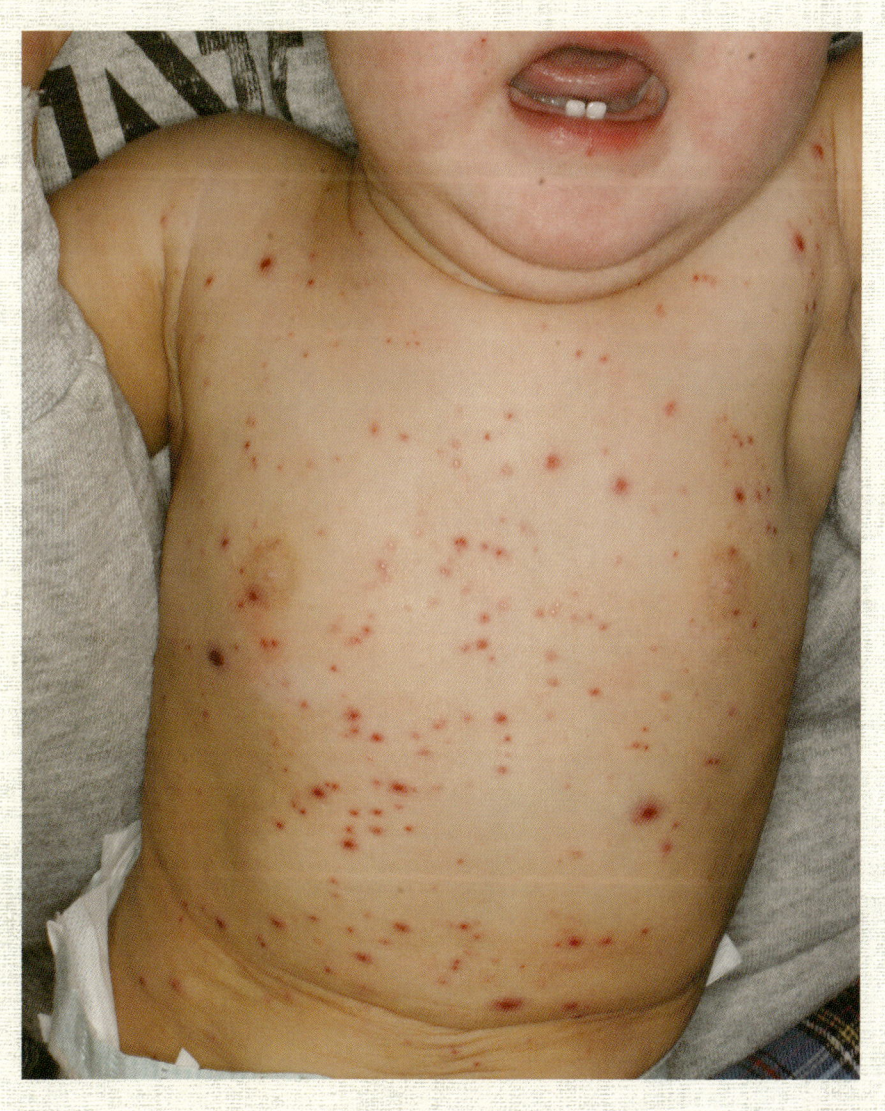

診断は？

Answer 水痘

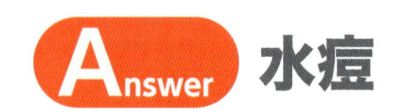

■ 水痘とはこういう病気

- 水痘は，水痘・帯状疱疹ウイルス（varicella-zoster virus：VZV）の初感染による
- 1～5歳くらいまでの小児に多いが，成人例も散見される
- 春から初夏にかけての発症が多い
- 潜伏期は10～20日である
- ウイルスは飛沫感染・空気感染・接触感染により，気道粘膜等から侵入する
- 発熱とともに，浮腫性の小紅斑が出現しすぐに水疱化する．紅暈を伴う小水疱が全身に散在し，個疹は3～4日で痂皮化するため，発症から時間が経つと新旧の皮疹が混在する
- 皮疹は体幹・顔面を中心に散在し，四肢は少数である
- **特に頭皮にも皮疹があるのが特徴的である**．口腔内にも水疱あるいはアフタとして認める．手掌足底には稀である
- 小児では病初期～数日間に38℃程度までの発熱を認めるのみで，その後は下熱し全身状態のよいことが多い
- 逆に成人では39℃以上の高熱を伴うことも多く，小児に比べ重症感が強い
- 小児では痒みを訴えることも多い

■ 診断のパターンはこれだ！　～診断の考え方・進め方

> 発熱 ＋ 頭皮・顔面・体幹 ＋ 小水疱・痂皮　⇔　水痘

- 小児では基本的に元気であることが多く，微熱や平熱であることも稀ではない
- 発症後数日経った皮疹の多い例では迷うことは少ないが，発症早期や皮疹が少ない軽症例では毛嚢炎や虫刺症などと鑑別が難しいことがある．このようなときに，皮疹部のTzanckテスト（後述）が役立つ
- 髪の生え際や頭皮を丁寧に観察し，小水疱や痂皮があることを確認できればより確実となる（図1）
- 保育園や学校内での流行，家庭内で兄弟などに同症がないかを尋ねるとともに，他疾患との鑑別のため水痘の既往や予防接種の有無も確認する

■ 治療のパターンはこれだ！　～治療の考え方・進め方

> 水痘　⇒　抗ウイルス薬の内服（バラシクロビル）もしくは点滴静注（アシクロビル）

- 健康な小児では，抗ウイルス薬を投与すべきか議論のあるところだが，保育園など集団生活を送っている子どもも多いため，できるだけ早く治すという意味で内服させることが多い

- 通常はバラシクロビル（バルトレックス®）内服とする．小児ではバラシクロビルとして1回25 mg/kgを1日3回，体重40 kg以上の小児もしくは成人は1,000 mg/回を1日3回内服する．投与期間は小児では5日間，成人では5～7日間とする
- 免疫不全患者や重症例ではアシクロビル（ゾビラックス®）5 mg/kg/回を1日3回8時間ごと，高熱を伴う成人例ではゾビラックス®250 mg＋生食100 mLを1日3回8時間ごとに1時間かけて点滴投与する．下熱してくればバルトレックス®内服へ切り替えてよいが，投与期間はゾビラックス®点滴とあわせて合計7日間とする
- 腎排泄型の薬剤のため，腎機能低下例では腎機能に応じた用量調整が必要である
- 必要に応じて，アセトアミノフェン（カロナール®など）などの解熱薬を使用する
- 外用は抗ウイルス薬の全身投与が開始されれば原則不要だが，小児などでは掻破による二次感染予防にフシジン酸ナトリウム（フシジンレオ®）軟膏や亜鉛華（単）軟膏などを外用してもよい
- 通常抗ウイルス薬投与後，1週間程度ですべて痂皮化する
- 学校感染症第二種に指定されており，すべての皮疹が痂皮化すれば登校可能である

■ ここが落とし穴！

- 水痘ワクチン接種者でも，自然水痘に曝露されると20％程度発症するといわれている[1]ので，水痘を否定する根拠にはならない．ただしワクチン接種者は軽症で終わることがほとんどである
- 成人例も多くはないにせよ存在するので，小児の病気と思い込まないこと．高熱でぐったりしている患者は入院での点滴加療とする
- 手足口病でみる臀部，肘，膝に出る皮疹は小水疱の外観を呈することがあり，水痘との鑑別を要する
- 小児で露光部に小水疱をくり返しつつ瘢痕を残す種痘様水疱症（図2）という稀な疾患がある．EBウイルスとの関連が指摘されている

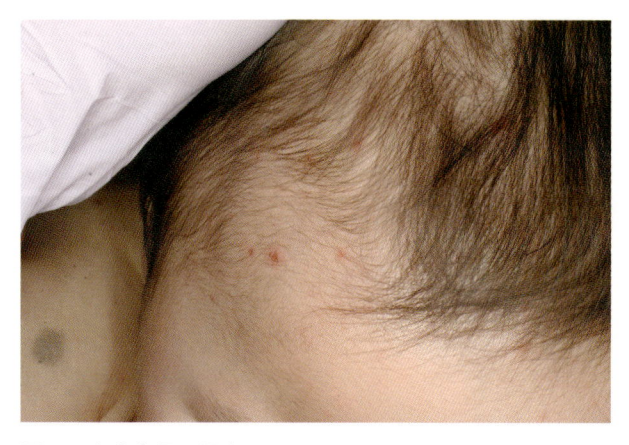

図1　水痘患児の頭皮
髪の生え際に小水疱，痂皮がある

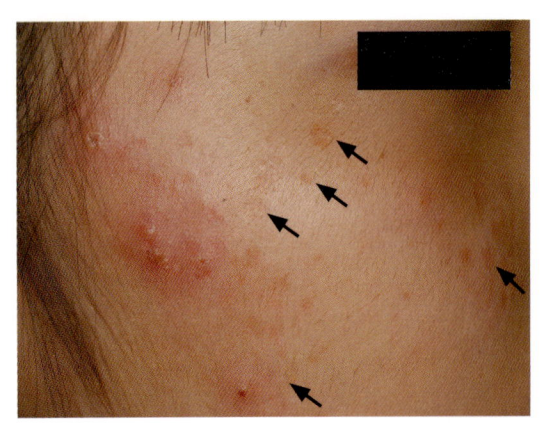

図2 種痘様水疱症の女児
露光部に小水疱がくり返し出現．その後の瘢痕（➡）を多数認める

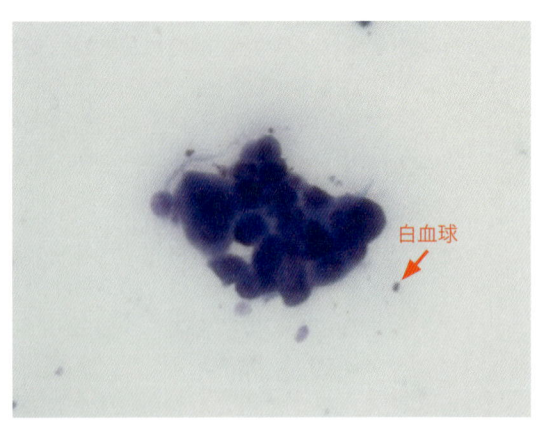

図3 Tzanckテストで検出したウイルス性巨細胞
正常の白血球（➡）よりはるかに大きい（×100）

■ より深い話（Advanced Lecture）

- これまで任意接種であった水痘ワクチンは2014年10月から定期接種になり，生後12カ月から生後36カ月までに1回目の接種を行うこととなった（合計2回接種）．今後，水痘を目にする機会はかなり減ると思われる
- Tzanckテストのスライドの染色は，簡易ギムザ染色キット（当院では市販品のヘマカラー®を使用）があれば15～30秒ほどで可能であるが，検査部で血球分画と同様に染色してほしいと依頼すれば比較的短時間で可能なことも多い
- その場合，水疱蓋を先の細い鑷子で摘み取り，スライドグラスへ水疱蓋内面をこすり付けるように伸ばし，風乾（自然乾燥）させて提出すればよい．顕微鏡での観察は100倍（接眼レンズ10倍×対物レンズ10倍）で行う．図3のごとくウイルス性巨細胞を認める．周囲の血球と比べると非常に大きな細胞であることがわかる

> **龍のひとこと**
> 水痘は生ワクチンであり，妊婦には禁忌である．接種前1カ月，接種後2カ月は避妊させる．

引用文献

1) 多屋馨子：水痘の疫学―日本・世界―．小児科，55：1367-1375, 2014

（伊藤周作）

第2章　上級編 龍の巻：皮膚科医でなくてもさらに知っておきたい皮膚疾患

症例41　頸部と胸部に多発するびらん

Question

3歳女児．1歳頃よりアトピー性皮膚炎あり．6日前より39℃台の発熱とともに頸部・胸部に小水疱・びらんが出現した．抗菌薬を内服するも拡大する．

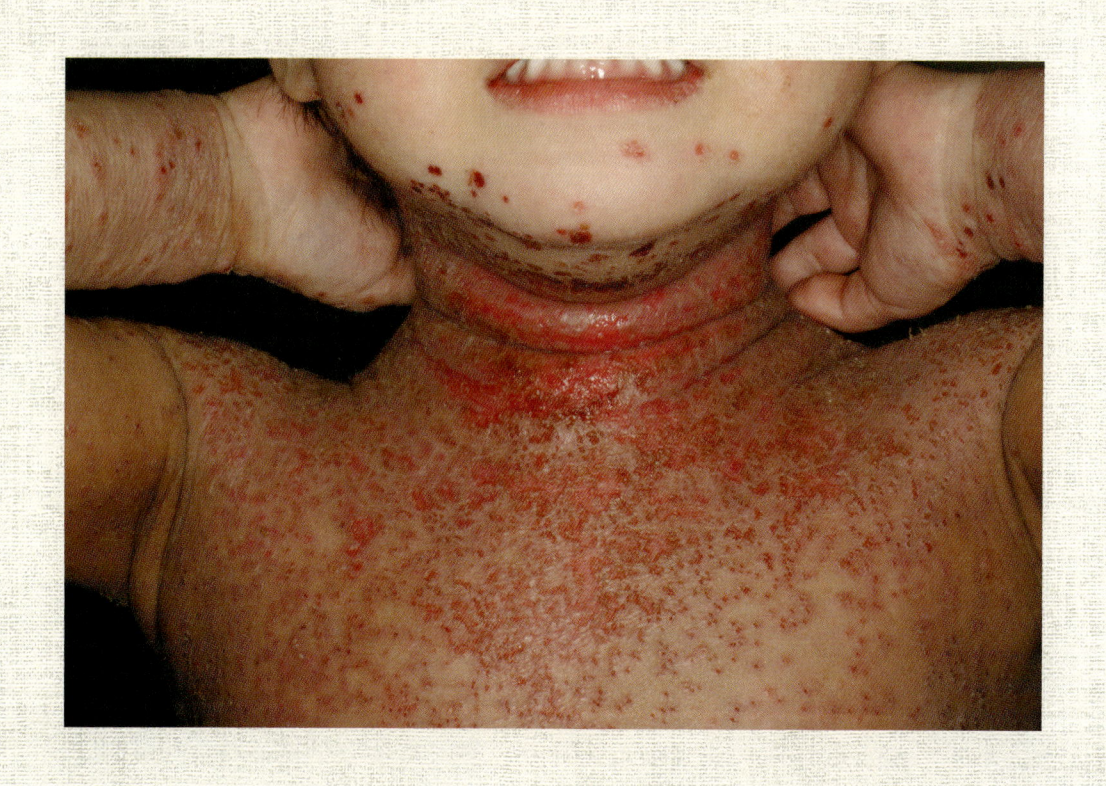

診断は？

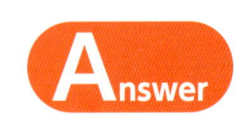

Answer Kaposi水痘様発疹症

■ Kaposi水痘様発疹症とはこういう病気

- Kaposi水痘様発疹症は，単純ヘルペスウイルス1型（herpes simplex virus type1：HSV-1）の初感染または再発によるが，稀にHSV-2によっても発症する
- **アトピー性皮膚炎（atopic dermatitis：AD）に合併することが圧倒的に多い**が，Darier（ダリエ）病，天疱瘡，熱傷，接触皮膚炎（図1）など他の皮膚疾患に合併することもある
- ADに続発するものは，疱疹性湿疹（eczema herpeticum）と呼ばれることもある．Kaposi水痘様発疹症の同義語と考えてよい
- 発熱・全身倦怠感・リンパ節腫脹などを伴い，重症例では稀に脳炎や肝炎などを合併することがある
- 女性では胸部，男性や子供では顔面・頸部に好発する．径数mm程度の**大きさのそろった小さなびらん・痂皮が汎発し拡大する**
- 個疹は中心臍窩をもつ小水疱で始まるが，比較的すみやかにびらん・痂皮となるため，小水疱は比較的早期（図2）でないと目立たない
- ヒリヒリないしチクチクとした痛みを訴えることが多く，病初期に痒みは通常伴わない．痂皮化が進み治癒へ向かうと痒みを訴えることがある

■ 診断のパターンはこれだ！ 〜診断の考え方・進め方

> アトピー性皮膚炎 ＋ 皮疹増悪 ＋ 発熱 ⇔ Kaposi水痘様発疹症

- AD患者で，発熱と皮疹の悪化を訴え，感冒など他に発熱の原因がない場合に，まず疑う疾患である．もともとADのコントロールが不良のことが多い
- 皮疹の出現とほぼ同時に，しばしば38℃以上の高熱をきたす．数日で皮疹は拡大する

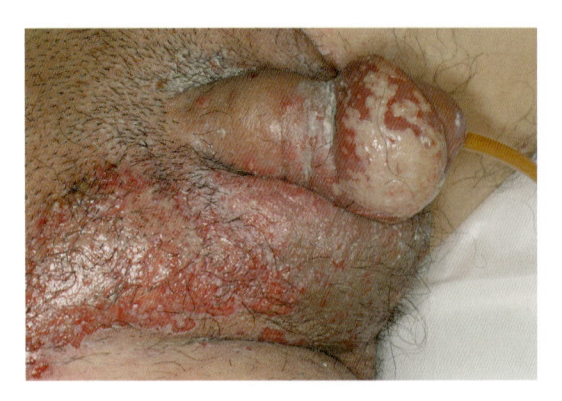

図1　陰部のKaposi水痘様発疹症
抗真菌薬による接触皮膚炎に合併した

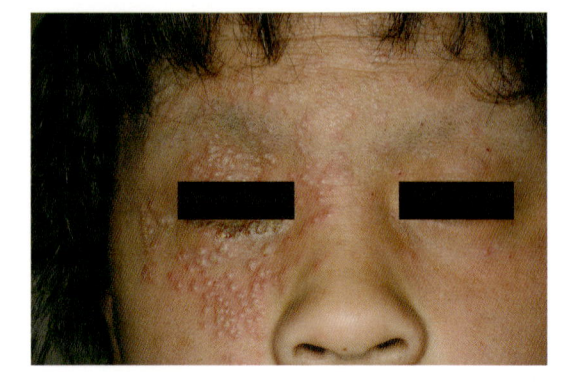

図2　発症早期のKaposi水痘様発疹症
小水疱が目立つ

- 本症を疑った場合，ADの好発部位である眼・口周囲，頸部，肘窩，膝窩などに小びらん，痂皮が多発・集簇していないかを診る
- 単にADの増悪であれば，通常発熱はなく強い瘙痒を訴えるが，**Kaposi水痘様発疹症の場合は皮疹部の痛みを訴えることが多い**
- ウイルス感染を証明する検査として，小水疱やびらんからのTzanck（ツァンク）テストや蛍光抗体法を用いた方法（HSV-1とHSV-2の区別可能）があるが，Kaposi水痘様発疹症の診断に必須ではない．最近では性器ヘルペス用ではあるが，免疫クロマトグラフィーを用いた迅速HSV抗原検査（プライムチェックHSV，図3）もある．ただしHSV-1とHSV-2の区別はつかない
- AD患者では，皮膚の重要なバリア機能を果たす角層が破綻しているため，そこへHSVが感染し発症するとされているが，最近ではステロイド外用薬の中止により，急速に回復する免疫反応（一種の免疫再構築症候群に近い病態）により発症する機序も考えられている[1]

■ 治療のパターンはこれだ！　～治療の考え方・進め方

| Kaposi水痘様発疹症 ⇒ | 抗ウイルス薬の内服（バラシクロビル）もしくは点滴静注（アシクロビル） |

- 高熱がなく皮疹の範囲も限局する軽症例であれば，単純疱疹に準じた内服療法でよい．すなわち，成人もしくは体重40 kg以上の小児でバラシクロビル（バルトレックス®）500 mg/回を1日2回，小児では体重10 kg未満はバラシクロビル25 mg/kg/回を1日3回，体重10 kg以上にはバラシクロビル25 mg/kg/回を1日2回経口投与する（ただし，1回最高用量は500 mgとする）
- 成人では，ファムシクロビル（ファムビル®）250 mg/回を1日3回でもよい
- 高熱で皮疹の範囲の広い重症例ではアシクロビル（ゾビラックス®）5 mg/kg/回を1日3回8時間ごとに1時間かけて点滴投与とする．投与期間は7日間．下熱し痂皮化が進めば，途中でバラシクロビル内服へ変更してもよい
- バルトレックス®，ゾビラックス®ともに腎排泄型の薬のため，腎機能低下例ではクレアチニンクリアランスに応じた用量調整が必要である
- 抗ウイルス薬の全身投与が開始されれば，外用抗ウイルス薬は必要ではなく，びらん面の保護を主な目的としたゲンタマイシン（ゲンタシン®）軟膏やフシジン酸ナトリウム（フシジンレ

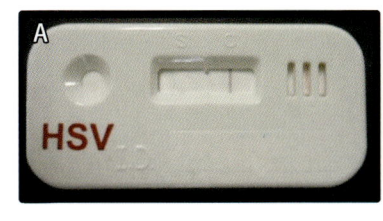

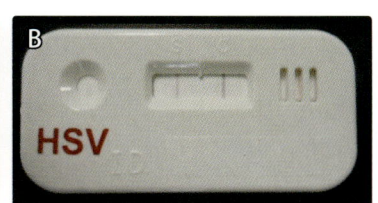

図3　プライムチェックHSV
A）陰性．判定表示部位の（C）の部分のみ線が現れる
B）陽性．判定表示部位の（S）と（C）の部分に線が現れる

オ®）軟膏，白色ワセリン（プロペト®）等の外用と，衣服からの保護の目的でメロリンなどの非固着性ガーゼを貼付してもよい．びらん面への膿痂疹合併の予防のため，シャワー浴や微温湯での洗浄を適宜行うとよい
- 通常，抗ウイルス薬投与後数日以内に下熱し，1週間程度で痂皮化し痛みもなくなる
- もともとADのコントロールが悪い部分に生じやすいため，下熱し痂皮化が進んだ段階で外用薬をステロイドに切り替え，ADのコントロールを図る必要がある．切り替えのタイミングについては，皮膚科医の判断が必要である

■ ここが落とし穴！

- 本症の好発部位はADの皮疹部と一致するため，ADが急激に増悪したと訴えて来院することが多い．ADの悪化と単純に決めつけると危険である．皮疹部の痛みを掻き壊しのためと思わないこと
- 皮疹が多発・融合し大きなびらん面になると，しばしば細菌性二次感染を合併する
- 細菌感染の合併が疑われる例では，抗菌薬〔セフジニル（セフゾン®）などの内服あるいはセファゾリン（セファメジン® α）の点滴静注〕を加える
- 伝染性膿痂疹も特に小児のADに合併しやすいが，Kaposi水痘様発疹症よりも大型のびらん，弛緩性水疱，痂皮を呈し，その大きさも不揃いである．伝染性膿痂疹は黄色ブドウ球菌によるものが多く，通常，発熱はみられない
- 化膿性レンサ球菌（A群β溶血性レンサ球菌）による伝染性膿痂疹（痂皮性膿痂疹）は，発熱・リンパ節腫脹といった全身症状を伴い，Kaposi水痘様発疹症と鑑別困難のことがある[2]．また，レンサ球菌性膿痂疹とKaposi水痘様発疹症の合併例もある[3]

■ より深い話（Advanced Lecture）

- Kaposi水痘様発疹症をくり返すAD患者は多い．慣れた患者は，その独特のチリチリとした痛みで気づくため，発熱と病初期の少数の皮疹で，「また始まりました」と来ることも多い
- ADのコントロール不良患者に多いため，ADの再診には現れずに，もっぱらKaposi水痘様発疹症になったときのみ来院（多くは救急外来）するという患者も珍しくない

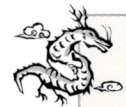

> **龍のひとこと**
> 「アトピー性皮膚炎 ＋ 皮疹増悪 ＋ 発熱」では，本症とレンサ球菌性膿痂疹を考える．

引用文献

1) 塩原哲夫：ステロイド薬中止後の症状の悪化とカポジ水痘様発疹症．薬局，64：1926-1932，2013
2) 伊川友香，他：アトピー性皮膚炎の診断基準・鑑別診断．「アトピー性皮膚炎−湿疹・皮膚炎パーフェクトマスター」（中村晃一郎，他/編），pp13-18，中山書店，2011
3) 谷野千鶴子，他：細菌・ウイルス感染症による合併症の診断と治療．「アトピー性皮膚炎−湿疹・皮膚炎パーフェクトマスター」（中村晃一郎，他/編），pp106-111，中山書店，2011

（伊藤周作）

第2章 上級編 龍の巻：皮膚科医でなくてもさらに知っておきたい皮膚疾患

症例42　全身の潮紅とびらん

Question

生後2カ月の男児．3日前より発熱を伴い，口囲に発赤が出現した．しだいに全身が潮紅して，口囲・耳介および頸部の皮膚が剥離するようになった．触ると痛がり，擦ると表皮が容易に剥離する．粘膜症状はみられず，薬剤の使用歴もない．

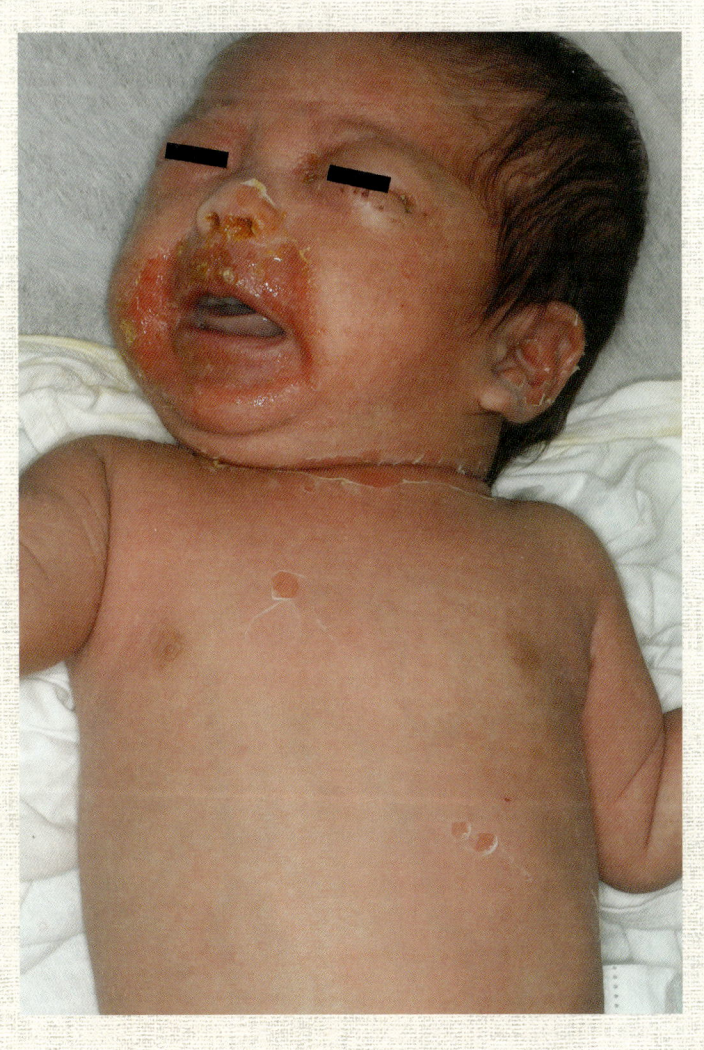

診断は？

症例42

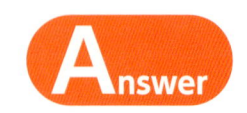

Answer ブドウ球菌性熱傷様皮膚症候群

■ ブドウ球菌性熱傷様皮膚症候群とはこういう病気

- ブドウ球菌性熱傷様皮膚症候群（staphylococcal scalded skin syndrome：SSSS）は，**黄色ブドウ球菌**による重篤な**急性細菌感染症**である[1]
- **表皮剥脱毒素**（exfoliative toxin：ET）が血流を介して全身の皮膚に散布されて中毒反応を起こす
- ETは表皮細胞間接着因子である**デスモグレイン1**を特異的に切断するため，表皮上層で落葉状天疱瘡（pp116〜117）に類似した棘融解をきたし，水疱・びらんを生じる[2]
- 眼脂，口囲の放射状亀裂がみられ，特有の顔貌（図1）を示す
- 表皮は摩擦により容易に剥離してびらんとなる（**Nikolsky現象が陽性**）
- 起因菌はおもに咽頭，鼻腔，結膜などの遠隔部位に感染・増殖しており，水疱・びらん部位は無菌性である
- 伝染性膿痂疹や癤など，黄色ブドウ球菌による皮膚感染症から進展して生じることがある

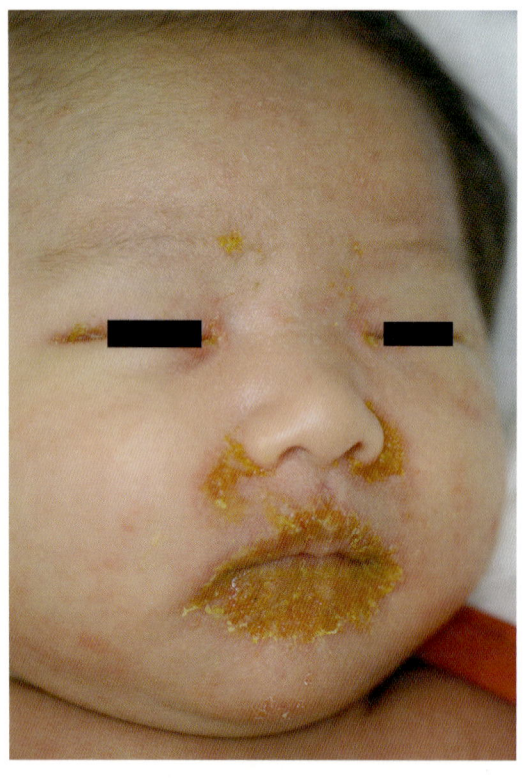

図1　SSSSに特有の顔貌
眼脂，口囲の痂皮および放射状の亀裂がみられる

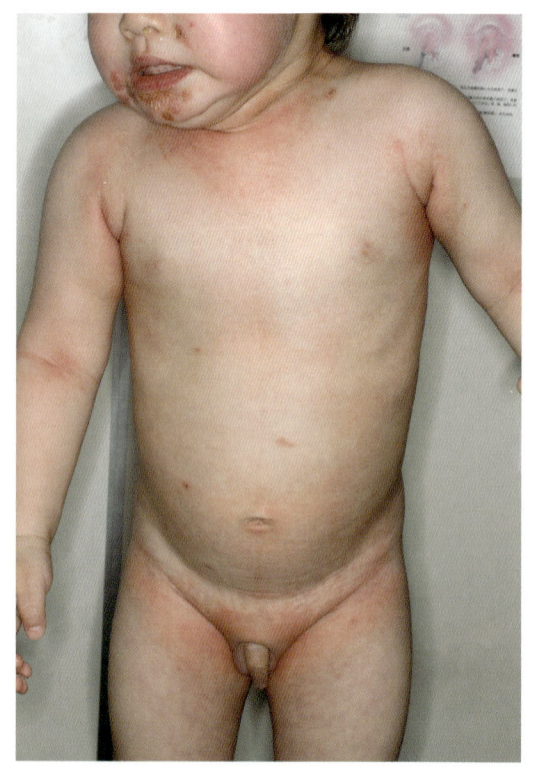

図2　口囲の伝染性膿痂疹からSSSSを続発した症例
間擦部位の潮紅がみられる

■ 診断のパターンはこれだ！　～診断の考え方・進め方

> 乳幼児 ＋ 発熱 ＋ 口囲の発赤と亀裂 ＋ 全身の潮紅 ＋ びらん　⇔　SSSS

- SSSSは主として**乳幼児および小児**，稀に免疫能の低下した成人にも生じる
- 症例42では，口囲の発赤と亀裂より始まる**特有の顔貌**，全身に急速に広がる**潮紅**，および**びらん**がみられることから，SSSSの診断は比較的容易である
- SSSSは臨床症状により診断するため，典型的な経過と症状を以下に示す
- 発症初期には，**発熱**，不機嫌，感冒様症状などとともに**口囲・眼囲の発赤**，**眼脂**がみられる
- 続いて，**口囲に薄い痂皮と放射状の亀裂**が現れ，頸部・腋窩・鼠径部などの**間擦部位が潮紅**する（図2）
- 数日のうちに症例42のように潮紅が全身に拡大して，擦過部位の皮膚が**濡れたティッシュペーパー状に剥離**する
- **接触痛**があるため，触れると痛がって泣くことが多い
- 有髪頭部は通常剥離せず，**口腔粘膜には病変がみられない**ことも診断のポイントとなる

■ 治療のパターンはこれだ！　～治療の考え方・進め方

> SSSS　⇒　抗菌薬の全身投与

- 本症は黄色ブドウ球菌が産生する外毒素による全身中毒性疾患であるため，**抗菌薬の全身投与**が必要である
- 鼻腔や眼脂からの細菌培養検査を行い，起因菌に感受性のある抗菌薬を選択すべきであるが，時間がかかるため，結果を待たずに抗菌薬を開始する
- 新生児・乳児では**原則として入院**のうえ，輸液などの全身管理とともに，抗菌薬を点滴投与する
- 抗菌薬は，セファゾリンナトリウム（セファメジン®α），セフォチアム（パンスポリン®）などの**セフェム系注射薬が第一選択**である
- 3～4日経過しても改善がみられない，もしくは起因菌が**メチシリン耐性黄色ブドウ球菌**（methicillin-resistant Staphylococcus aureus：**MRSA**）と判定された場合には，ホスホマイシン（ホスミシン®S）を併用するか，バンコマイシンなどの抗MRSA薬への切替えを検討する
- 年長児で全身状態が比較的良好な場合など，軽症例では，セフジニル（セフゾン®）やファロペネムナトリウム（ファロム®）の内服による通院治療も可能である
- 外用療法は，皮膚の疼痛緩和などを目的に白色ワセリンまたはアズレン（アズノール®）軟膏を厚めに塗布し，びらん部位は非固着性のシリコンガーゼで保護する
- 基本的に抗菌薬の外用は不要であるが，二次感染が疑われる部位には，フシジン酸ナトリウム（フシジンレオ®）軟膏，ナジフロキサシン（アクアチム®）軟膏などを使用してもよい
- 適切な加療を行えば，2週間程度で落屑を伴って軽快する

表　黄色ブドウ球菌による代表的な皮膚細菌感染症

細菌の直接侵襲による	細菌性毒素による
毛包炎 伝染性膿痂疹 癤，癰 多発性汗腺膿瘍 蜂窩織炎	ブドウ球菌性熱傷様皮膚症候群（SSSS） トキシックショック症候群（TSS）

■ ここが落とし穴！

- 最近では，SSSSの起因菌としてMRSAの占める割合が増加しており，80％を超えたとの報告がある[3]．市中獲得型が多く，β-ラクタマーゼ活性は高くないため，セフェム系抗菌薬に感受性が低くても，テトラサイクリン系やホスホマイシンなどには感受性がある場合が多い
- ただし，テトラサイクリン系は歯牙着色のリスクがあるため，8歳未満の小児への投与は原則禁忌である
- 成人例では基礎疾患に免疫不全や腎障害がある場合が多く，敗血症や肺炎を合併してしばしば重篤化する

■ より深い話（Advanced Lecture）

- **黄色ブドウ球菌**による代表的な皮膚細菌感染症を**表**に示す．細菌の直接侵襲によるものと，細菌性毒素によるものに分けて理解するとよい
- 発熱に続いて間擦部位の潮紅をきたした際には，**猩紅熱**を鑑別すべきである．猩紅熱は化膿性レンサ球菌（A群β溶血性レンサ球菌）の産生する発赤毒素（erythrogenic toxin）による全身性感染症である．粘膜疹を伴い，接触痛やNikolsky現象はみられない
- 成人に発症するSSSSでは，中毒性表皮壊死症（toxic epidermal necrolysis：TEN）との鑑別が問題となる．TENは薬剤によって生じることが多く，粘膜病変が顕著で，Nikolsky現象も陽性である．病理組織学的に表皮全層の壊死がみられ，死亡率は20〜30％にのぼる

> **龍のひとこと**
> Nikolsky現象陽性になるのは，①SSSS，②TEN，③天疱瘡，④先天性表皮水疱症

引用文献

1) 山川岳洋，他：ブドウ球菌性熱傷様皮膚症候群．「シンプル皮膚科学」（眞鍋 求，梅林芳弘／編），pp192-193，南江堂，2014
2) 天谷雅行：ブドウ球菌性熱傷様皮膚症候群：SSSS．小児科診療，67：391-395，2004
3) 山口由衣，他：MRSAによるブドウ球菌性熱傷様皮膚症候群（SSSS）の1例．皮膚科の臨床，45：535-539，2003

（神﨑美玲）

症例43 顔面の紅斑と腫脹

第2章 上級編 龍の巻：皮膚科医でなくてもさらに知っておきたい皮膚疾患

Question

52歳男性．2日前より38℃台の発熱とともに，左頬部から眼囲にかけて発赤・熱感・腫脹が出現し拡大してきた．

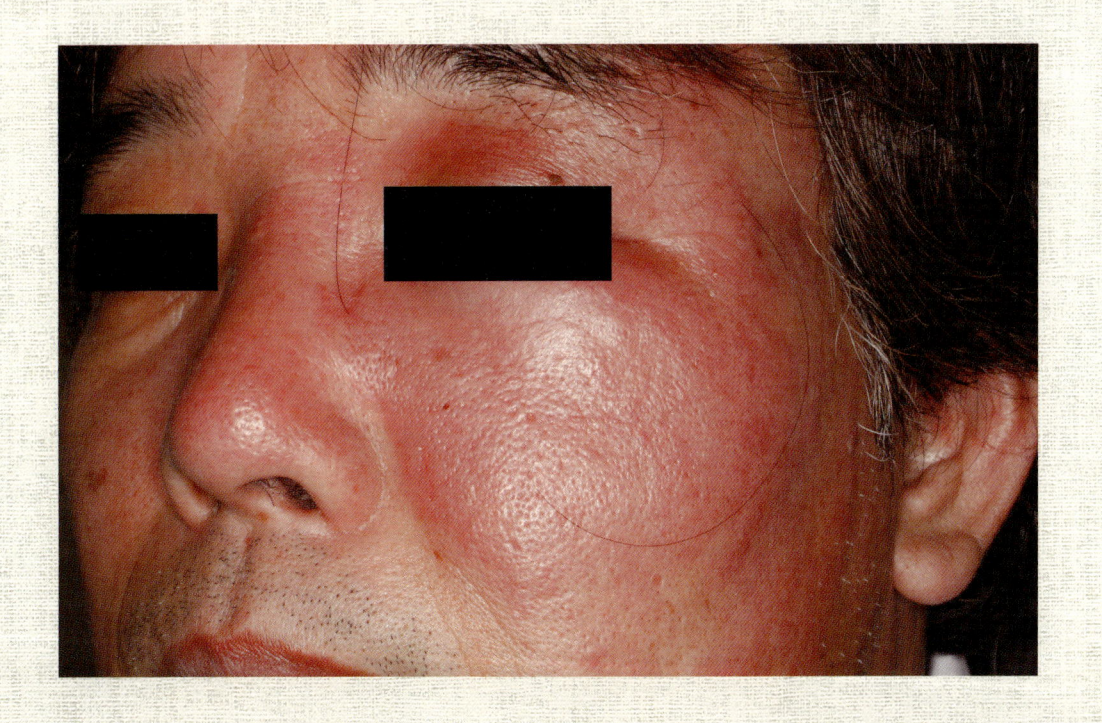

診断は？

症例43

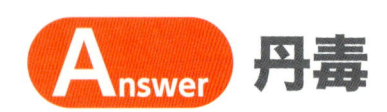

Answer 丹毒

■ 丹毒とはこういう病気

- 丹毒は，主に真皮に沿って広がる細菌感染症であり，発熱を伴う
- 脂肪組織に沿って広がる蜂窩織炎より病変が浅いため，蜂窩織炎に比べ紅斑が鮮やかで境界が明瞭である
- 顔面に多く，熱感・圧痛を伴うやや光沢のある紅斑および腫脹がみられる
- 耳前部・頬部・眼囲から始まり次第に拡大する．耳介は皮下脂肪組織がほとんどないので脂肪組織を主座とする蜂窩織炎は波及しないが，真皮が主座である丹毒は波及しうる（Milian's ear sign）
- 紅斑は，**鼻唇溝を越えない**
- 四肢にも起こるが，リンパ節郭清後や下肢静脈瘤などに伴うリンパ浮腫を背景とすることが多く，何度も同一部位にくり返すものを**習慣性丹毒**（図1）と呼ぶ
- 起因菌は化膿性レンサ球菌（A群β溶血性レンサ球菌：溶連菌）が多いが，血液培養で陽性にならない限り証明できることは少ない

■ 診断のパターンはこれだ！ 〜診断の考え方・進め方

> 発熱 ＋ 顔面の紅斑・腫脹 ＋ 耳介に波及 ⇔ 丹毒

- 比較的急性の細菌感染症であることから，発症から受診まで数日以内であることが多い
- 顔面の左右どちらか片側で始まるパターンが多いが，拡大すると鼻背や額部で正中を超え両側性となることもある（図2）

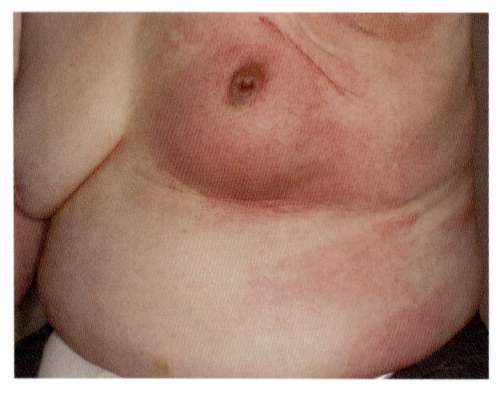

図1 乳癌術後部位の習慣性丹毒
左胸部から側腹部に広がる紅斑

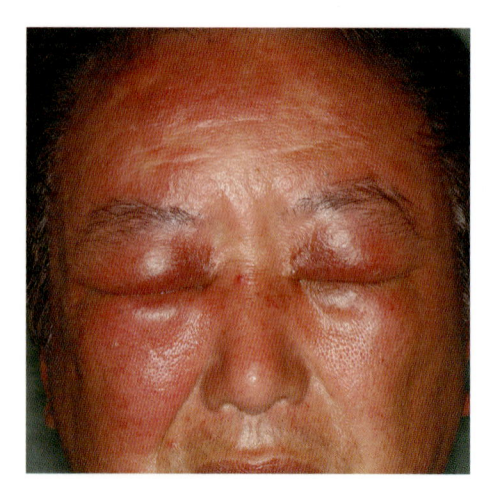

図2 両側性の丹毒
前額部，両側の眼囲・頬部に広がる紅斑と腫脹．病変は，鼻唇溝を超えていない

- 程度によりばらつきはあるが，採血にて好中球優位の白血球上昇，CRPの上昇を認める

■ 治療のパターンはこれだ！　〜治療の考え方・進め方

> 丹毒　⇒　β-ラクタマーゼ阻害薬配合ペニシリン系抗菌薬，またはセフェム系抗菌薬

- 丹毒の起因菌は化膿性レンサ球菌とされる．この場合に選ばれるのは，ペニシリン系抗菌薬である．一方，蜂窩織炎では黄色ブドウ球菌が起因菌となることが多く，これに対して選択されるのは，β-ラクタマーゼ阻害薬配合ペニシリン系抗菌薬，またはセフェム系抗菌薬である
- 丹毒と蜂窩織炎は明確に区別できない症例もあるため，丹毒であっても黄色ブドウ球菌をターゲットとすることが多い
- 黄色ブドウ球菌に対するセフェム系抗菌薬は，注射薬では第一世代が選ばれる．内服薬では世代にかかわらず使われている
- 具体的には，注射薬であればスルバクタム・アンピシリン（ユナシン®-S）を1回3g1日2回あるいはセファゾリン（セファメジン®α）を1回1g1日2〜3回投与する
- 内服であれば，クラブラン酸・アモキシシリン（オーグメンチン®配合錠250RS）を1回1錠1日3回，もしくはセファレキシン（ケフレックス®カプセル250 mg）を1回1カプセル1日4回，あるいはセフジニル（セフゾン®カプセル100 mg）を1回1カプセル1日3回投与する
- 発熱の程度や腫脹の範囲，白血球数やCRP値などを参考にして，内服薬でいくか注射薬を点滴投与するかを選択する
- 明確な基準はないが，免疫抑制状態となるような基礎疾患のない人なら内服薬で治療可能なことも多い．筆者は目安として白血球数が15,000/μL以下でかつCRP 10 mg/mL未満であれば内服薬を考慮している
- 抗菌薬への反応も通常良好であり，基礎疾患のない元気な人なら，CRP 20 mg/mL程度あっても入院できないなどの本人の希望があれば，抗菌薬内服のみで治療することも多い
- 習慣性丹毒の患者では長めに抗菌薬を投与する．ロキシスロマイシン（ルリッド®）やミノサイクリン（ミノマイシン®）などの静菌性の抗菌薬で2カ月程度継続させることもある

■ ここが落とし穴！

- うるしかぶれや，ぎんなん皮膚炎（図3）などのひどい接触皮膚炎で顔面の紅斑・腫脹をきたすことがある．これらの場合，発熱は通常ない
- 帯状疱疹（pp95〜98）でも片側性の浮腫性紅斑が目立つことがある（図4）．一部に水疱や痂皮があることや，片側性の強い痛み，紅斑の分布が三叉神経の支配領域に沿っていないかをみる
- 全身性エリテマトーデス（SLE）での蝶型紅斑も頬部から鼻背にかけて起こるが，丹毒ほど急性でなく当初から両側性であることが多い．抗菌薬にも反応しない
- 乳癌などで，リンパ節郭清後のリンパ浮腫を基盤として生じることがあるが，抗菌薬に反応しない場合は，丹毒様癌を考える（リンパ管内に癌が再発し炎症を生じている可能性がある）
- 化膿性レンサ球菌の外毒素の影響のためか，CK値が1,000 U/L以上の高値を認める例がある[1]．があわてて壊死性筋膜炎と誤診しないこと．CK値が高くても治療経過に特に差はない

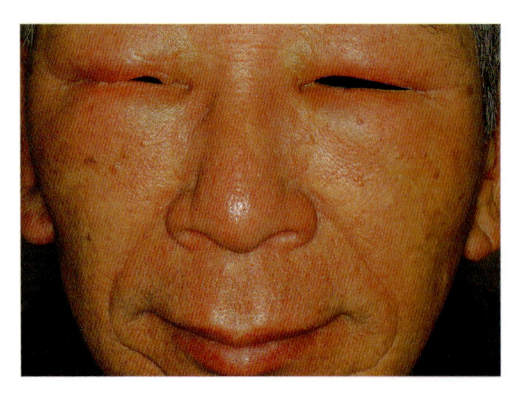

図3　ぎんなんによる接触皮膚炎
両側の眼囲を中心として紅斑・腫脹が見られる

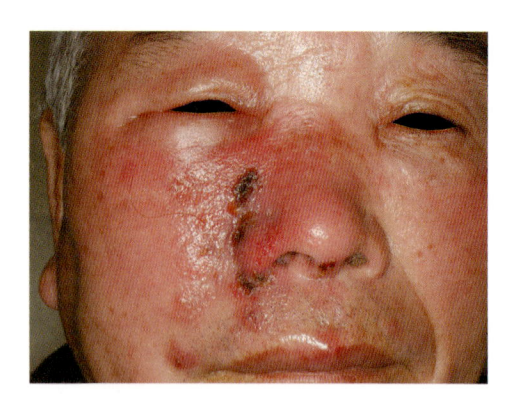

図4　浮腫性紅斑の目立つ帯状疱疹
右頬から鼻にかけて浮腫性紅斑が目立ち，丹毒に似る

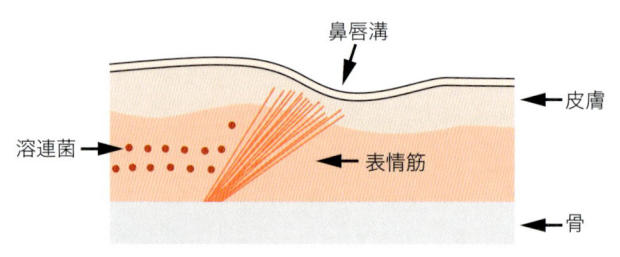

図5　丹毒が鼻唇溝を越えない理由
鼻唇溝の皮膚に付着する表情筋の一端が，溶連菌の広がりを遮断していると考えられる
文献2より引用

■ より深い話（Advanced Lecture）

- 四肢などでは丹毒か蜂窩織炎かを臨床像から厳密に区別をつけるのは難しく，正直なところ主観的な判断と言わざるを得ない
- 丹毒の紅斑が鼻唇溝を超えない理由としては諸説あるが，角田ら[2]は鼻唇溝付近では頬部の骨から始まる表情筋の一端が皮膚に付着し，菌の広がりを遮断しているためではないかと推察している（図5）

龍のひとこと
丹毒もSLEも，紅斑は鼻唇溝を越えない．

引用文献
1) 松立吉弘，他：横紋筋融解症を伴った丹毒　自施設症例の解析を含めて．皮膚科の臨床，54：939-942，2012
2) 角田孝彦，他：なぜ丹毒の赤みは鼻唇溝を超えないか．皮膚科の臨床，54：973-975，2012

（伊藤周作）

第2章　上級編 龍の巻：皮膚科医でなくてもさらに知っておきたい皮膚疾患

症例44　下肢の疼痛，腫脹，紫斑，水疱

Question

63歳女性．3日前より右下肢の腫脹，疼痛が出現．訪れた知人が，様子がおかしいため救急車を要請し受診した．体温36.0℃，血圧80/47 mmHg．WBC 4,100/μL（左方移動あり），Hb 11.2 g/dL，Plt 7.2万/μL，CRP 22.35 mg/dL，Cre 4.4 mg/dL，Na 124 mEq/L，BS 60 mg/dL．
足背動脈の触知は良好である（初期対応の医師がマーカーで○をつけている）．

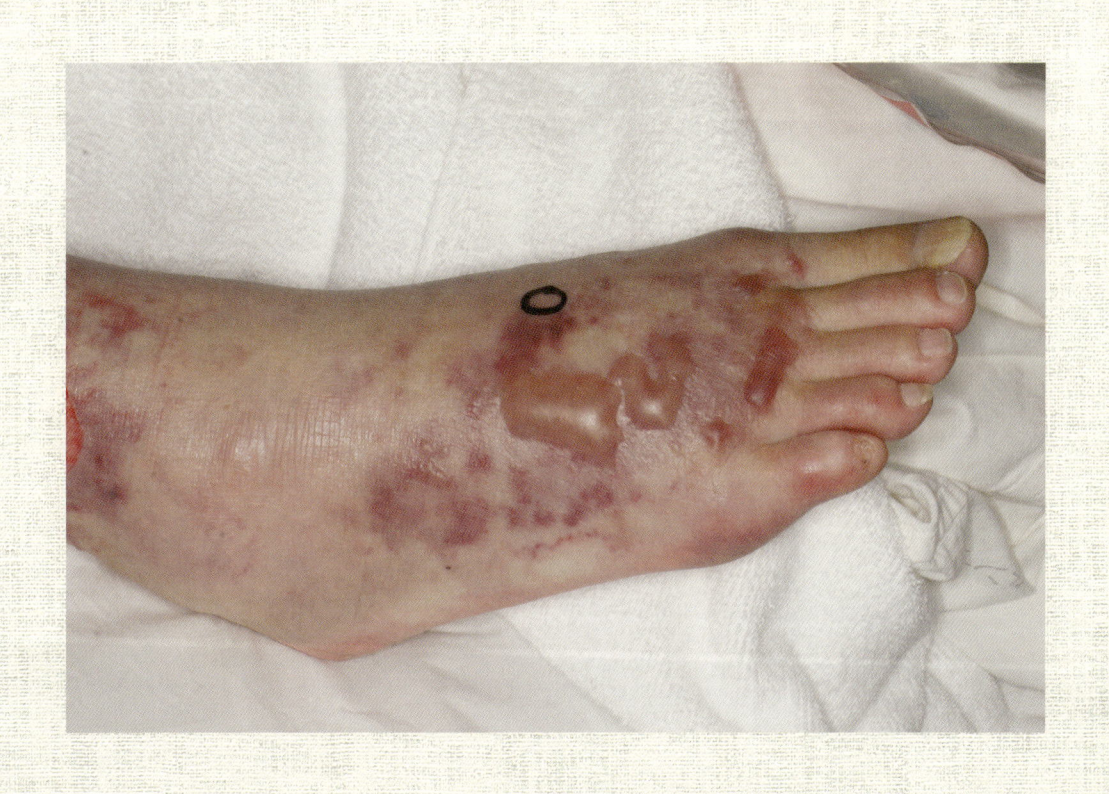

診断は？

Answer 壊死性筋膜炎

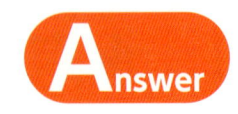

■ 壊死性筋膜炎とはこういう病気

- 主に皮下脂肪織深層から筋膜に沿って広がる重篤な細菌感染症である
- 本症は広義にはガス壊疽やFournier（フルニエ）壊疽（図1）を含むが，これらの重篤な軟部組織感染症を一括して壊死性軟部組織感染症（necrotizing soft tissue infection）とも呼ぶ
- 数時間～半日ほどの経過で拡大し重篤化する化膿性レンサ球菌（A群β溶血性レンサ球菌：溶連菌）による劇症型の壊死性筋膜炎が有名であるが，実臨床の場では糖尿病や肝硬変患者で数日～1週間ほどの経過で拡大し，グラム陽性球菌や陰性桿菌などの混合感染が原因となる亜急性型の壊死性筋膜炎の方が多い印象がある
- 39℃以上の発熱とともに，**強い疼痛を伴う腫脹とその上にややぼんやりとした紅斑・紫斑・水疱・血疱などが混在してみられる**．筋膜部の炎症により皮膚へ向かう血管が閉塞していくため，病変の中心では熱感を欠く
- 来院時にすでに**敗血症性ショック**を呈していることもあり，血圧の低下や低酸素血症，意識障害やせん妄，ときに低体温もみられる．症例44もこれにあたり，後日，血液と創部から*Escherichia. coli*が検出された．末梢動脈の攣縮のために熱感を欠くこともある

■ 診断のパターンはこれだ！　～診断の考え方・進め方

> 発熱 ＋ 疼痛・腫脹・紫斑・血（水）疱 ＋ 様子のおかしさ
> ⇒ 採血 ＋ CT ＋ 試験切開 ⇔ 壊死性筋膜炎

- 重症蜂窩織炎との鑑別が最も問題となる．蜂窩織炎に比べ，疼痛は強いことが多い
- 腫脹部に水疱，血疱が混じている場合は特に疑わしいが，ときに重症蜂窩織炎でもみる
- **普段に比べ受け答えが悪い，話がかみ合わないなどの軽い意識障害は壊死性筋膜炎の際によく**

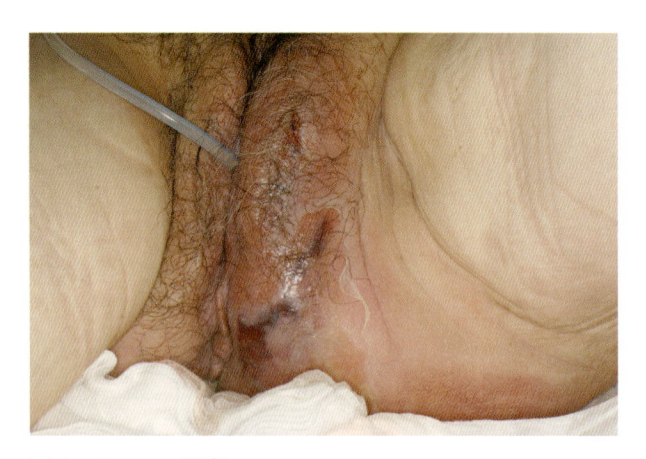

図1　Fournier壊疽
コントロール不良の糖尿病の合併あり

みる．しかし，普段の状態がわからないと参考にならないこともある
- 1つの目安だが，WBC 20,000/μL以上，CRP 20 mg/dL以上は要注意である[1]．ただし劇症型の発症間もない病初期や，高齢者や肝硬変などの基礎疾患のある患者ではWBC，CRPがそこまで高値にならないこともある．CKは参考にはするが，あまりあてにならない．CK 1,000 U/L以上の高値を示す丹毒の報告もある[2]
- 血液生化学検査データを利用したLRINEC（Laboratory Risk Indicator for Necrotizing Fasciitis）score（表）が補助的診断ツールとして利用されている[3]．CKは評価項目に含まれていない．6～7点がmoderate risk（壊死性筋膜炎を疑う），8点以上がhigh risk（壊死性筋膜炎の可能性が非常に高い）である（症例44では9点であった）
- 画像検査は，撮影範囲が広いことと検査時間が短いことから，CTが最も有用である．肺炎や肝膿瘍など他の感染症を否定する意味でも全身造影CTを行うのがよい（腎障害があれば単純CTとする）．筋膜上に十分に液体が貯留していたり，ガス像があれば画像のみで診断可能な場合もあるが，壊死性筋膜炎であっても筋膜周囲の三日月型の浮腫性変化程度しか所見がないことが多い．試験切開すべき場所の検索と，広範囲デブリードマンが必要となった際のおおよその範囲を把握するためのものであると理解した方がよい
- **少しでも壊死性筋膜炎を疑うのであれば，躊躇なく局所麻酔での試験切開（図2）を行う**．部位は水疱や血疱などがある最も臨床症状の激しい場所，もしくはCTで最も筋膜周囲の腫脹の強い場所とする
- 典型例では浅筋膜まで達した途端に，米のとぎ汁様の濁った滲出液がダラダラと外へ出てくる．浅筋膜も灰色や黄色がかった混濁した色を呈している．筋膜上に沿って指を入れ，抵抗なく指が入るようならfinger test陽性で，壊死性筋膜炎である．滲出液を細菌培養検査へ提出し，可能ならグラム染色での塗抹検査を行う．また滲出液で小児の咽頭検査で用いられる溶連菌迅速検査も提出する．病変が筋膜下に広がっていることもあるため，筋膜上はっきりしなければ筋膜も切開し，観察してみる
- 診察＋採血データまでで疑わしければCTの前に専門医へ診察を依頼してよい．CTを行ってもよいが，ガス像などの明らかな異常像がない限り画像のみでの判断は難しい．試験切開は結果

表　LRINEC（Laboratory Risk Indicator for Necrotizing Fasciitis）score

検査項目	スコア	検査項目	スコア
CRP（mg/dL）		Na（mEq/L）	
<15	0	≧135	0
>15	4	<135	2
WBC（/μL）		Cre（mg/dL）	
<15,000	0	≦1.6	0
15,000～25,000	1	>1.6	2
>25,000	2	Glu（mg/dL）	
Hb（g/dL）		≦180	0
>13.5	0	>180	1
11～13.5	1	壊死性筋膜炎の可能性 Low risk（≦5）：50％以下 Moderate risk（6～7）：50～75％ High risk（≧8）：75％以上	
<11	2		

文献3，4より

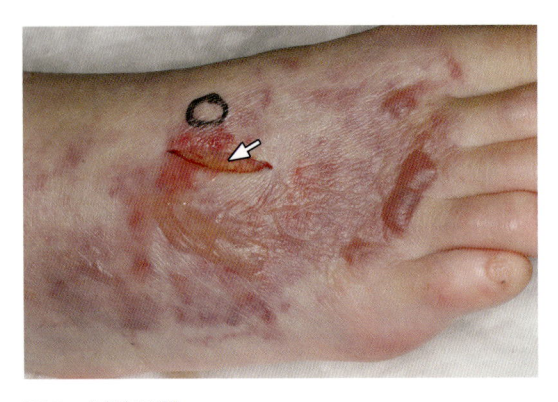

図2 試験切開
筋膜上で容易に指が入る．下床に白濁した筋膜（⇨）を認める

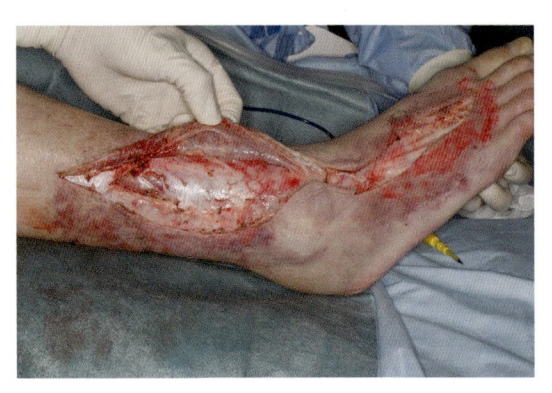

図3 デブリードマン
全身麻酔下で施行している

の判断が難しいことがあり，その経験のある医師とともに行うのが望ましい

■ 治療のパターンはこれだ！ ～治療の考え方・進め方

> 壊死性筋膜炎 ⇒ デブリードマン ＋ 広域の抗菌薬（カルバペネム系 ＋ クリンダマイシン）の全身投与 ＋ 連日の洗浄処置

- 病歴聴取や診察で，時間単位で悪化，拡大している場合はできるだけすみやかに，そうでない場合も一両日中には必要な範囲のデブリードマン（図3）を行う
- 最初から状態の悪い患者はもちろんだが，術前にバイタルサインが正常でも術中や術後に血圧低下や成人性呼吸窮迫症候群などで状態が悪化することがあり，集中治療室での管理が必要になることが多い
- 最初は広域に効く抗菌薬〔通常はカルバペネム系＋クリンダマイシン（ダラシン®S）〕で開始し，当初からMRSA感染も疑われる場合にはこれにテイコプラニンやバンコマイシンも加える．数日後の培養結果や感受性をみて抗菌薬を変更・修正する．溶連菌迅速検査が陽性の場合にはペニシリン大量投与＋ダラシン®Sとする
- 術後の創部は開放のまま毎日洗浄処置を行い，創部培養陰性を確認後（デブリードマンから約2～4週間後）に再縫合や植皮などで閉創する
- 救命のためにやむを得ず四肢の切断を余儀なくされることもある．症例44も，初回デブリードマン2日後に壊死範囲が拡大したため患肢を切断し救命し得た

■ ここが落とし穴！

- ワルファリン（ワーファリン）などの抗凝固療法中の患者に生じる皮下出血は，ときに壊死性筋膜炎の臨床像と紛らわしいことがある（図4）．もちろん，全身状態は良好であり高熱もなく炎症反応も軽度である

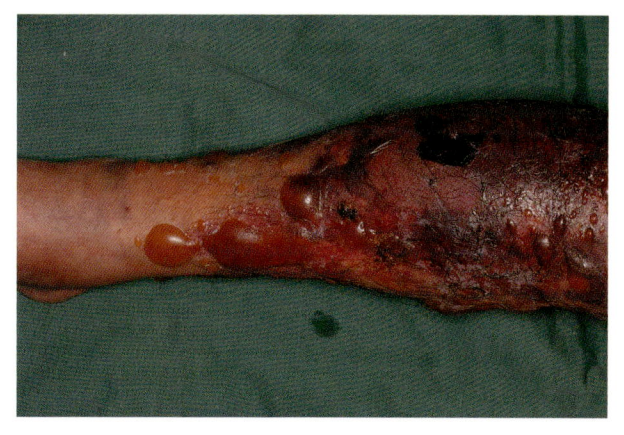

図4 ワーファリン内服中の広範囲皮下出血
疼痛・腫脹・水疱・血疱はあるが熱感は乏しく，派手な臨床像の割に本人の重症感はない

■ より深い話（Advanced Lecture）

- 進行スピードの緩やかな壊死性筋膜炎で，ある程度限局した範囲内のものに関しては全身状態が悪くなければ局所麻酔での小切開と洗浄にとどめ，抗菌薬で治療し1〜2週間後に壊死範囲がはっきりとしてからデブリードマンをするという例もある[3]．もちろん範囲が拡大したり，下熱しない場合などでは，躊躇なく広範囲のデブリードマンに踏み切る
- 実臨床では重症蜂窩織炎と壊死性筋膜炎の中間のような例も決して珍しくない．WBC 20,000 /μL以上，CRP 20 mg/dL以上の蜂窩織炎ももちろんあるので，試験切開ではっきりしないなら抗菌薬の反応をみてよい
- 化膿性レンサ球菌以外に *Vibrio vulnificus* や *Aeromonas hydrophilia* などの特殊な起因菌も，急激な経過をとり予後もきわめて悪い

> **龍のひとこと**
> 壊死性筋膜炎の臨床像 ＋ 低体温・低血圧 ⇔ 敗血症性ショック

引用文献

1) 沢田泰之：緊急対応が必要な皮膚感染症．日皮会誌，124：1725-1734, 2014
2) 松立吉弘，他：横紋筋融解症を伴った丹毒−自施設症例の解析を含めて．皮膚科の臨床，57：939-942, 2012
3) Wong CH, et al：The LRINEC（Laboratory Risk Indicator for Necrotizing Fasciitis）score：a tool for distinguishing necrotizing fasciitis from other soft tissue infections. Crit Care Med, 32：1535-1541, 2004
4) 田里大輔，他：皮膚・軟部組織感染症①．レジデントノート，13：2832-2837, 2012
5) 大原國章：壊死性筋膜炎の外科的治療―デブリードマンについて．Visual Dermatology, 12：238-241, 2013

（伊藤周作）

参考文献一覧
～もっと学びたい人にオススメ～

総論：皮膚科医の頭のなかはこんな感じ！～皮膚科病変の記載から治療まで～　梅林芳弘
1) 「皮膚科医の「見る技術」！一瞬で見抜く疾患100」（梅林芳弘/編・著），学研メディカル秀潤社，2014
2) 「あらゆる診療科で役立つ皮膚科の薬 症状からの治療パターン60」（梅林芳弘/著），羊土社，2013
3) 梅林芳弘：ざっくりわかる，皮膚外用薬の選び方．日本医事新報社，4760：19-44，2015
　↑1は本特集より専門医向けの疾患を集めた皮膚科診断学の本．2，3は一般医向けに，特にリスクに留意しながら皮膚科治療学を解説したもの．

症例1：四肢の痒い発疹（蕁麻疹）　梅林芳弘
1) 梅林芳弘：蕁麻疹．治療，93臨増：124-125，2011

症例3：全身の痒い発疹（アトピー性皮膚炎）　梅林芳弘
1) 一般社団法人日本アレルギー学会アトピー性皮膚炎ガイドライン専門部会：アトピー性皮膚炎の診断．「アトピー性皮膚炎診療ガイドライン2015」，協和企画，2015
2) 特集 いまどうなっている？アトピー性皮膚炎．Mebio，32：2015
3) 梅林芳弘：アトピー性皮膚炎．Medical Practice，32：1317-1324，2015

症例6：体幹の痒い発疹（接触皮膚炎）　古田淳一
1) 高山かおる，他：接触皮膚炎診療ガイドライン．日皮会誌，119：1757-1793，2009
　↑どんなときにどんなものの接触皮膚炎を考えるか，どうやって調べるか，の全体像を学ぶためにまず読むべき．
2) 高山かおる：パッチテスト・プリックテスト．MB Derma，216：1-8，2014
　↑パッチテストの実際のやり方を勉強できる．

症例7：顔面の発疹（脂漏性皮膚炎）　井上多恵
1) 那須めい，他：顔面の紅斑，落屑．「内科で役立つ一発診断から迫る皮膚疾患の鑑別診断」（出光俊郎/編），pp58-63，羊土社，2013

症例8：陰部の発疹（おむつ皮膚炎）　井上多恵
1) 松村由美，他：おむつ皮膚炎，伝染性膿痂疹，伝染性軟属腫．小児科診療，67：813-817，2004
2) 馬場直子：小児の皮膚の診察法・病変の記載のしかた．小児科診療，72：1941-1951，2009

症例9：頭部の脱毛斑（円形脱毛症）　井上多恵
1) 梅林芳弘：女性の髪が抜ける！「あらゆる診療科で役立つ皮膚科の薬 症状からの治療パターン60」，pp77-78，羊土社，2013
2) 山田朋子：円形脱毛症．「内科で出会う見た目で探す皮膚疾患アトラス」（出光俊郎/編），pp25-36，羊土社，2012

症例11：顔面の色素斑（肝斑） 井上多恵
1) 船坂陽子：シミ治療（肝斑）．MB Derma，144：129-134，2008
2) 葛西健一郎：肝斑は「こすりすぎ」が原因．「WHAT'S NEW in 臨床皮膚科学 Dermatology Year Book 2010-2011」（宮地良樹/編），pp180-181，メディカルレビュー社，2010

症例14：顔面に多発する丘疹（尋常性痤瘡） 井上多恵
1) 福田英三：統計　薬剤によるにきび様皮疹の統計—薬剤性ざ瘡．皮膚病診療，25：1042-1045，2003
2) 林 伸和：痤瘡治療．MB Derma，144：140-146，2008

症例17：上背部の紅色腫瘤（苺状血管腫） 神﨑美玲
1) 神人正寿：血管腫．MB Derma，202：40-46，2013
2) 戸田さゆり，他：乳児血管腫に対するプロプラノロール療法．臨床皮膚科，68：111-116，2014

症例20：臀部の発疹（帯状疱疹） 田口詩路麻
1) 「神経障害性疼痛薬物療法ガイドライン」（日本ペインクリニック学会神経障害性疼痛薬物療法ガイドライン作成ワーキンググループ/編），真興交易（株）医書出版部，2011
↑特に慢性疼痛である帯状疱疹後神経痛について，痛みの発症機序，そしてその対応・薬物選択について，詳しく解説してある．1つの読み物としてオススメである．神経障害性疼痛を理解するにはこの一冊で必要十分．

症例21：体幹に多発する小結節（伝染性軟属腫） 田口詩路麻
1) 「カラーアトラス疣贅治療考—いぼ/コンジローマ/みずいぼ」（江川清文/編・著），医歯薬出版，2005
2) 江川清文/編：疣贅治療now．MB Derma，193：2012
↑言わずと知れた，皮膚科界のイボ仙人　江川先生の良書である．2冊とも，作者のイボに対する情熱が伝わってくるが，1)はアトラスで写真がメインであるため，皮膚科以外の診療科の医師や研修医が読みやすい．自然科学の読み物としての一面がある．2)は難治な「いぼ」に対する具体的な対応のしかた，治療法が記載されており，皮膚科医が困ったときの手引書となり得る．

症例22：鼻と口唇の発疹（伝染性膿痂疹） 田口詩路麻
1) 「皮膚科の臨床」編集委員会/編：特集 小児を診る！皮膚科医の心得．皮膚科の臨床，57：2015
↑皮膚感染症にとどまらず，多くの小児皮膚疾患の臨床写真を網羅したアトラス．カラー写真がきれいで，わかりやすい．同じ皮膚疾患でも，成人と異なる表現型を示すことがよくわかる．小児診療に従事するものとしては，必携の一冊である．

症例27：下腿の難治性潰瘍（鬱滞性潰瘍） 井上多恵
1) 黒川正人，他：メピテル®ワン局所陰圧閉鎖処置を用いた植皮．新薬と臨牀，61：1338-1343，2012
2) 中村泰大，他：皮膚科医が下肢静脈瘤の治療を始めるにあたって．MB Derma，89：7-13，2004

症例29：耳前部の鱗屑を伴う紅斑（日光角化症） 中村泰大
1) 並川健二郎：皮膚科セミナリウム第81回　癌前駆症　1．日光角化症．日皮会誌，122：17-21，2012

症例30：大腿の鱗屑を伴う紅色局面（Bowen病〈ボーエン〉）　寺本由紀子

症例31：外陰部のびらんを伴う紅色局面（乳房外Paget病〈パジェット〉）　中村泰大

症例32：頤部〈おとがい〉の黒色結節（基底細胞癌）　中村泰大

症例33：頬部の紅色結節（有棘細胞癌）　寺本由紀子

症例35：足底の黒色斑と黒色腫瘤（悪性黒色腫）　寺本由紀子
1) 「皮膚科サブスペシャリティーシリーズ　1冊でわかる皮膚がん」（斎田俊明/編），文光堂，2011
2) 「診る・わかる・治す　皮膚科臨床アセット17　皮膚の悪性腫瘍　実践に役立つ最新の診断・治療」（古江増隆，他/編），中山書店，2014
3) 「科学的根拠に基づく皮膚悪性腫瘍診療ガイドライン 第2版」（日本皮膚科学会，日本皮膚悪性腫瘍学会/編），金原出版，2015
4) 「ダーモスコピーのすべて　皮膚科の新しい診断法」（斎田俊明/編），南江堂，2012

症例36：上肢に多発する紅色丘疹（毛虫皮膚炎）　伊藤周作
1) 「Dr. 夏秋の臨床図鑑　虫と皮膚炎」（夏秋　優/著），学研メディカル秀潤社，2013
↑大の虫好きの著者が，美しい虫の写真と自らも虫に刺され観察した臨床写真が多数掲載されている．

症例38：爪の肥厚と白濁（爪白癬（直接鏡検で真菌陽性なら））　能登　舞
1) 「水虫最前線」（渡辺晋一，宮地良樹/編），メディカルレビュー社，2007

症例39：頭部の著しく痒い発疹（Celsus禿瘡〈ケルスス〉）　井上多恵
1) 比留間政太郎：皮膚糸状菌症（白癬）の臨床面．日本医真菌学会雑誌，48：116-119，2007
2) 山田朋子：頭部白癬．「内科で出会う見ためで探す皮膚疾患アトラス」（出光俊郎/編），pp34-36，羊土社，2012
3) 小川祐美：トンズランス感染症．MB Derma，183：59-64，2011

症例42：全身の潮紅とびらん（ブドウ球菌性熱傷様皮膚症候群）　神﨑美玲
1) 山崎　修：小児の皮膚細菌感染症．日皮会誌，122：1743-1746，2012
↑小児に多い皮膚感染症について概説されている．

症例44：下肢の疼痛，腫脹，紫斑，水疱（壊死性筋膜炎）　伊藤周作
1) 中村晃一郎/編：全身性細菌性感染症−壊死性筋膜炎の診断・治療を中心に．Visual Dermatology，12：2013
↑1冊の雑誌内にさまざまな壊死性軟部組織感染症が掲載されており，その経過や治療も非常に興味深いものがあります．

疾患名一覧（Answer）

第1章　基本編 虎の巻

症例	Answer	ページ
1	蕁麻疹	19
2	皮脂欠乏性皮膚炎	23
3	アトピー性皮膚炎	27
4	手湿疹	31
5	結節性痒疹	35
6	接触皮膚炎	39
7	脂漏性皮膚炎	43
8	おむつ皮膚炎	47
9	円形脱毛症	51
10	尋常性白斑	55
11	肝斑	59
12	陥入爪	63
13	褥瘡	67
14	尋常性痤瘡	71
15	脂漏性角化症	75
16	粉瘤	79
17	苺状血管腫	83
18	足白癬（直接鏡検で真菌陽性なら）	87
19	尋常性疣贅	91
20	帯状疱疹	95
21	伝染性軟属腫	99
22	伝染性膿痂疹	103

第2章　上級編 龍の巻

症例	Answer	ページ
23	スティーブンス・ジョンソン Stevens-Johnson症候群	107
24	薬剤性過敏症症候群	111
25	水疱性類天疱瘡	115
26	尋常性乾癬	119
27	鬱滞性潰瘍	123
28	ケロイド	127
29	日光角化症	131
30	ボーエン Bowen病	135
31	パジェット 乳房外Paget病	139
32	基底細胞癌	143
33	有棘細胞癌	147
34	悪性黒子	151
35	悪性黒色腫	155
36	毛虫皮膚炎	159
37	疥癬	163
38	爪白癬（直接鏡検で真菌陽性なら）	167
39	ケルスス Celsus禿瘡	171
40	水痘	175
41	カポジ Kaposi水痘様発疹症	179
42	ブドウ球菌性熱傷様皮膚症症候群	183
43	丹毒	187
44	壊死性筋膜炎	191

索引 Index

欧文

A〜K

ABCDE rule	156
Aeromonas hydrophilia	195
A群β溶血性レンサ球菌	188
blue–whitish veil	157
Bowen病	136
BRAF阻害薬	157
Celsus禿瘡	172
Clark分類	156
DESIGN-R®	69
eczema craquelé	24
finger test	193
Fournier壊疽	192
Hutchinson徴候	98
Kaposi水痘様発疹症	101, 180

L〜V

Leser–Trélat徴候	78
LRINEC score	193
Milian's ear sign	188
molluscum body	100
NCCNガイドライン	149
parallel ridge pattern	157
peripheral arterial disease	66
PHN	98
pox virus	100
Ramsay Hunt症候群	98
Stevens–Johnson症候群	108
toxic shock syndrome	17
toxic shock–like syndrome	17
Tzanckテスト	97, 178
Vibrio vulnificus	195

和文

あ行

悪性黒子	152
悪性黒子型黒色腫	152
悪性黒色腫	156
アシクロビル	177, 181
足白癬	88
アダパレン	73
圧迫療法	124
アトピー性皮膚炎	28, 32, 180
アナフィラキシーショック	17
アポクリン汗腺	140
アミロイド苔癬	37
アルゴリズム法	13
アンカーテーピング法	64
異汗性湿疹	34
萎縮	12
異常核分裂像	137
苺状血管腫	84, 85
イトラコナゾール	173
イベルメクチン	165
イミキモド	133
イラガ類	161
陰部カンジダ症	49
鬱滞性潰瘍	124
鬱滞性症候群	124
エキシマレーザー／ライト治療	57
壊死性筋膜炎	70, 189, 192
壊死性軟部組織感染症	192
円形脱毛症	52
炎症性粉瘤	80
黄色ブドウ球菌	104, 184
おむつ皮膚炎	48

か行

外陰部	140
疥癬	164
疥癬トンネル	164
潰瘍	11
角化型疥癬	166
仮説演繹法	13, 14
ガター法	65
下腿潰瘍	124
化膿性レンサ球菌	104, 188
痂皮	12
痂皮性膿痂疹	104
貨幣状皮膚炎	24
乾癬性関節炎	121
陥入爪	64
肝斑	60
汗疱	34
基底細胞癌	144
基底細胞母斑症候群	146
丘疹	11
局面	11
亀裂	12
くり抜き法	81
鶏眼	92, 93, 94
結節	11
結節性痒疹	36
ゲフィチニブ	150
毛虫皮膚炎	160
ケロイド	128
抗CTCL-4抗体	157
抗PD-1抗体	157
抗悪性腫瘍外用薬	150
厚硬爪甲	169
後天性反応性穿孔性膠原線維症	37
紅斑	11
紅皮症	12
抗ヒスタミン薬	20, 21, 28, 37
高齢者	132
個細胞角化	137
混合軟膏	26

さ行

紫外線	61
色素斑	11
シクロスポリン	28
試験切開	193
脂性鱗屑	44
自然退縮	84, 85
紫斑	11
腫瘤	11
掌蹠膿疱症	33, 90
静脈還流障害	124
褥瘡	68, 70
脂漏性角化症	76
脂漏性皮膚炎	44
脂漏部位	44
進行性指掌角皮症	34
尋常性乾癬	120

尋常性痤瘡	72	
尋常性天疱瘡	116	
尋常性白斑	56	
尋常性疣贅	92, 93, 94	
蕁麻疹	20, 21	
水痘	176	
水痘・帯状疱疹ウイルス	96	
水痘ワクチン	178	
水疱	11	
水疱性膿痂疹	104	
水疱性類天疱瘡	116	
ステロイド外用薬	16, 28, 37, 38	
生物学的製剤	121	
セツキシマブ	150	
接触皮膚炎	40, 189	
センチネルリンパ節生検	157	
爪甲鉤彎症	169	
瘙痒症	12	
足底疣贅	92	

た行

ダーモスコピー	144, 154, 165
帯状疱疹	96
帯状疱疹後神経痛	98
苔癬	11
苔癬化	11
タオルメラノーシス	26
多核異常角化細胞（clumping cell）	137
タクロリムス	28
丹毒	188
丹毒様癌	189
中毒性表皮壊死症	108
直接鏡検	88, 168
爪乾癬	169
爪の切り方	64
爪白癬	168
手足口病	101
ディフェリン®	30
手湿疹	32
徹底的検討法	13
手白癬	33
デブリードマン	194
テルビナフィン	173
伝染性軟属腫	100
伝染性膿痂疹	30, 101, 104
凍結療法	138, 150

毒蛾皮膚炎	160
毒棘	161
毒針毛	160
トリコスコピー	53
トリコチロマニア	53

な行

ナローバンドUVB照射療法	57
軟属腫小体	100
二期的手術	150
日光角化症	132, 149
日光黒子	76, 153
日光紫外線	132
乳児多発性感染膿瘍	101
乳房外Paget病	140
妊娠	60
妊娠性痒疹	37
妊婦	38
ネオーラル®	28
ネコノミ刺症	162
膿痂疹性湿疹	106
嚢腫	11, 12
膿疱	11
膿疱性乾癬（汎発型）	122
膿瘍	11

は行

敗血症性ショック	195
白癬	140
白斑	11
パターン認識	13, 14
パッチテスト	41
バラシクロビル	177, 181
斑	11
瘢痕	72
肥厚性瘢痕	128
皮脂欠乏性皮膚炎	24
皮疹	10
鼻唇溝	190
ヒゼンダニ	164
非典型的なターゲット状多形紅斑	108
ヒトヘルペスウイルス6型	112
皮膚筋炎	29
皮膚糸状菌	88
皮膚病変	10
皮膚リンパ腫	29
表在性皮膚真菌症	88

表皮ケラチノサイト	148
表皮内有棘細胞癌	136
表皮剥脱毒素	184
表皮剥離	11
びらん	11
フェノトリン	166
ブドウ球菌性熱傷様皮膚症候群	101, 184
プライムチェックHSV	181
プロスタンディン®	30
プロトピック®	28, 29, 30
粉瘤	12, 80
閉塞性動脈硬化症	70
胼胝	92, 93, 94
蜂窩織炎	189, 192
放射線治療	138
疱疹	11
膨疹	11, 20
疱疹性湿疹	180
保湿薬	28
発疹	10

ま行

末梢動脈疾患	66
慢性砒素中毒	138
密封療法	37
メラノサイト	156
免疫チェックポイント阻害薬	157
免疫抑制薬	28
面皰	72
面皰様黒点	80
モーズペースト	150

や行

薬剤性過敏症症候群	112
有棘細胞癌	66, 148
痒疹	36, 38
溶連菌迅速検査	193

ら行

落葉状天疱瘡	116
鱗屑	12
老人性色素斑	76
老人性疣贅	76
露光部	132
肋間神経痛	98

編者プロフィール

梅林芳弘（Yoshihiro Umebayashi）

【所属】東京医科大学皮膚科学分野

【経歴】
1987 年　筑波大学医学専門学群卒業
1993 年　筑波大学臨床医学系助手
1996 年　日立総合病院主任医長
2002 年　筑波大学臨床医学系講師
2004 年　秋田大学医学部助（准）教授
2015 年　東京医科大学准教授

【所属学会】
日本皮膚科学会，日本アレルギー学会

研修医や一般医の先生方に向けた，わかりやすさと実践しやすさ，読みやすさと面白さを心掛けた皮膚科診療の解説を執筆しています．本書を気に入っていただけた方は，皮膚科の診断については「皮膚科医の『見る技術』！ 一瞬で見抜く疾患100」（学研メディカル秀潤社），治療については「あらゆる診療科で役立つ皮膚科の薬　症状からの治療パターン60」（羊土社），外用薬に関しては「特集 ざっくりわかる，皮膚外用薬の選び方」（日本医事新報，4760, 2015）もご参照いただければ幸いです．

執筆者プロフィール（掲載順）

古田淳一（Junichi Furuta）
筑波大学医学医療系皮膚科
問診や検査をする前に相当なところまでわかってしまう，でも見る人が見ないとわからない皮膚科の特性に惹かれて皮膚科医になりました．専門はアレルギー性皮膚疾患，乾癬ですが，趣味は医局長と病院の医療の質向上支援です．筑波大学皮膚科ホームページ，Facebookもぜひ覗いてください．

井上多恵（Tae Inoue）
さいたま赤十字病院皮膚科
専門：皮膚悪性腫瘍のシグナル伝達，皮膚外科，美容皮膚科
最近は総合病院の皮膚科医として他科との連携によって診断・治療にかかわっていく分野（癌，血管病変，薬疹など）に興味があります．五感を駆使する皮膚科診療は，専門性はもちろん，守備範囲の広さから総合診療科的な要素もあるように思えます．知って損はないと思いますので，どんどん挑戦してみてください！

伊藤周作（Shusaku Ito）
（株）日立製作所日立総合病院皮膚科　主任医長
皮膚外科好きな皮膚科医ですが，田舎の病院なので皮膚科全般に何でも楽しく診察してます．皮膚科における外科的手技の会得は，一般病院での皮膚科診療の幅を大きく広げます．後輩たちに皮膚外科的ノウハウ含め，皮膚科の楽しさを日々伝授しているつもりです．

野口奈津子（Natsuko Noguchi）
秋田大学大学院医学系研究科皮膚科学・形成外科学講座

赤間智範（Tomonori Akama）
秋田大学大学院医学系研究科皮膚科学・形成外科学講座
最近，自分の皮膚にも脂漏性角化症があることに気がつきました．

神﨑美玲（Mirei Kanzaki）
水戸済生会総合病院皮膚科　主任部長
2002年山梨医科大学卒業．山梨大学医学部皮膚科，米国留学を経て2012年より現職．皮膚アレルギー疾患と小児皮膚科を得意とする．皮膚のエキスパートとして活躍できる女性医師をめざして日々研鑽中．

能登　舞（Mai Noto）
秋田大学大学院医学系研究科皮膚科学・形成外科学講座

田口詩路麻（Shijima Taguchi）
筑波大学附属病院水戸地域医療教育センター総合病院水戸協同病院皮膚科　部長
皮膚科プライマリケアを学びたい研修医募集中！水戸協同病院では，「皮疹に強いレジデント」育成中です．毎月，ミニレクチャー「皮疹伝診」行っています．今，ふるさと納税にハマっています．

中村泰大（Yasuhiro Nakamura）
埼玉医科大学国際医療センター皮膚腫瘍科・皮膚科
皮膚悪性腫瘍の治療全般，特に外科治療（切除・再建・リンパ節関連の手術）を専門として診療を行っています．最近はいかにシンプルでわかりやすい講演を行うかというプレゼンテーション学？に興味をもって，日々勉強しながら各種講演に臨んでいます．

寺本由紀子（Yukiko Teramoto）
埼玉医科大学国際医療センター皮膚腫瘍科・皮膚科
悪性黒色腫の治療は，今最も進歩を遂げています．これまで進行期の悪性黒色腫の患者さんには手の施しようがなく，患者さんも私たちも悔しい思いをしてきました．最近では日本でもいくつかの新しい薬剤が使用可能となり，少しでも良くなるのではないかという期待を胸に新しい治療を患者さんに提供できる喜びを感じながら診療を行っています．

佐藤さゆり（Sayuri Sato）
札幌医科大学附属病院皮膚科学講座

医学とバイオサイエンスの **羊土社**

羊土社 臨床医学系書籍ページ　http://www.yodosha.co.jp/medical/

- 羊土社では，診療技術向上に役立つ様々なマニュアル書から臨床現場ですぐに役立つ書籍，また基礎医学の書籍まで，幅広い医学書を出版しています．
- 羊土社のWEBサイト"羊土社 臨床医学系書籍ページ"は，診療科別分類のほか目的別分類を設けるなど書籍が探しやすいよう工夫しております．また，書籍の内容見本・目次などもご覧いただけます．ぜひご活用ください．

▼ メールマガジン「羊土社メディカルON-LINE」にご登録ください ▼

- メディカルON-LINE（MOL）では，羊土社の新刊情報をはじめ，お得なキャンペーン，学会・フェア情報など皆様に役立つ情報をいち早くお届けしています．
- 登録・配信は無料です．登録は，上記の"羊土社 臨床医学系書籍ページ"からお願いいたします．

レジデントノート　Vol.17　No.14（増刊）

皮膚診療ができる！　診断と治療の公式44
外来でも病棟でも一瞬で答えにたどりつく，虎の巻・龍の巻！

編集／梅林芳弘

レジデントノート 増刊

Vol. 17　No. 14　2015〔通巻216号〕
2015年12月10日発行　第17巻　第14号
ISBN978-4-7581-1561-2
定価　本体4,500円＋税（送料実費別途）

年間購読料
　24,000円＋税（通常号12冊，送料弊社負担）
　51,000円＋税（通常号12冊，増刊6冊，送料弊社負担）
郵便振替　00130-3-38674

© YODOSHA CO., LTD. 2015
Printed in Japan

発行人　一戸裕子
発行所　株式会社 羊　土　社
　　　　〒101-0052
　　　　東京都千代田区神田小川町2-5-1
　　　　TEL　　03（5282）1211
　　　　FAX　　03（5282）1212
　　　　E-mail　eigyo@yodosha.co.jp
　　　　URL　　http://www.yodosha.co.jp/

装幀　野崎一人
印刷所　広研印刷株式会社
広告申込　羊土社営業部までお問い合わせ下さい．

本誌に掲載する著作物の複製権・上映権・譲渡権・公衆送信権（送信可能化権を含む）は（株）羊土社が保有します．
本誌を無断で複製する行為（コピー，スキャン，デジタルデータ化など）は，著作権法上での限られた例外（「私的使用のための複製」など）を除き禁じられています．研究活動，診療を含む業務上使用する目的で上記の行為を行うことは大学，病院，企業などにおける内部的な利用であっても，私的使用には該当せず，違法です．また私的使用のためであっても，代行業者等の第三者に依頼して上記の行為を行うことは違法となります．

JCOPY　<（社）出版者著作権管理機構 委託出版物>
本誌の無断複写は著作権法上での例外を除き禁じられています．複写される場合は，そのつど事前に，（社）出版者著作権管理機構（TEL 03-3513-6969，FAX 03-3513-6979，e-mail：info@jcopy.or.jp）の許諾を得てください．

プライマリケアと救急を中心とした総合誌

レジデントノート

☐ 年間定期購読料（送料サービス）
- 月刊のみ　12冊
  定価（本体24,000円＋税）
- 月刊＋増刊　12冊＋6冊
  定価（本体51,000円＋税）

月刊　毎月1日発行　B5判　定価（本体2,000円＋税）

日常診療を徹底サポート！

医療現場での実践に役立つ研修医のための必読誌！

特徴
1 医師となって**最初に必要となる"基本"や"困ること"**をとりあげ、ていねいに解説！
2 **画像診断, 手技, 薬の使い方**など, すぐに使える内容！日常の疑問を解決できる
3 先輩の経験や進路選択に役立つ情報も読める！

詳細はコチラ ▶ http://www.yodosha.co.jp/rnote/

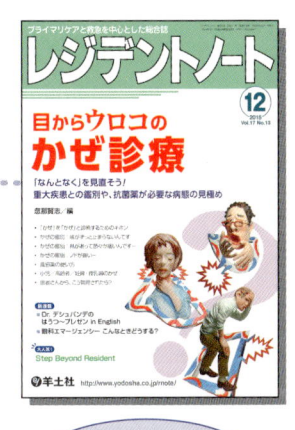

研修医指導にも役立つ！

患者を診る　地域を診る　まるごと診る
総合診療の Gノート
General Practice

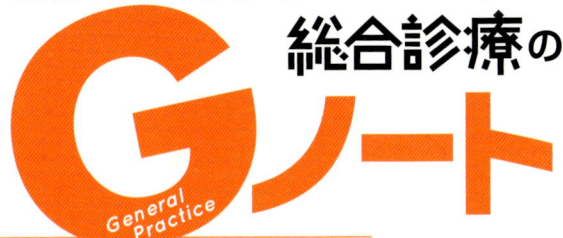

☐ 年間定期購読料（送料サービス）
隔月刊　年6冊
定価（本体15,000円＋税）

隔月刊　偶数月1日発行　B5判　定価（本体2,500円＋税）

あらゆる 疾患・患者さんを まるごと診たい！

そんな医師のための **「総合診療」の実践雑誌です**

- **現場目線の具体的な解説**だから、かゆいところまで手が届く
- 多職種連携, 社会の動き, 関連制度なども含めた**幅広い内容**
- 忙しい日常診療のなかでも、**バランスよく知識をアップデート**

詳細はコチラ ▶ http://www.yodosha.co.jp/gnote/

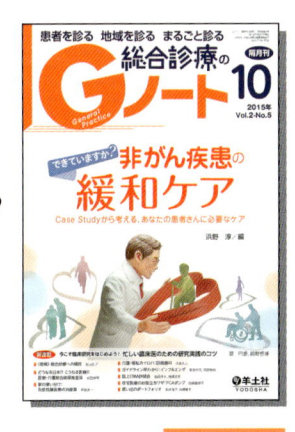

2014年4月 創刊

発行　羊土社 YODOSHA
〒101-0052　東京都千代田区神田小川町2-5-1　TEL 03(5282)1211　FAX 03(5282)1212
E-mail：eigyo@yodosha.co.jp
URL：http://www.yodosha.co.jp/

ご注文は最寄りの書店, または小社営業部まで

増刊 レジデントノート バックナンバー

Vol.17 No.11 増刊（2015年10月発行）
整形外科の基本
救急での診察・処置に自信がつく！

外傷性・非外傷性の各疾患を厳選して解説！具体的な病歴聴取のコツ，読影や処置のポイントを掴み，豊富な症例で現場の動きもバッチリわかる！「ここまではできるようになりたい」が詰まった1冊！

編集／高橋正明

- 定価（本体4,500円＋税）
- 203頁
- ISBN978-4-7581-1558-2

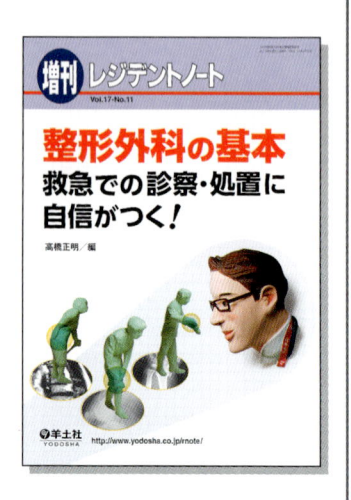

Vol.17 No.8 増刊（2015年8月発行）
呼吸器診療の疑問、これでスッキリ解決！

みんなが困る検査・手技、鑑別診断、治療のコツを教えます

編集／羽白 高

- 定価（本体4,500円＋税）
- 244頁
- ISBN978-4-7581-1555-1

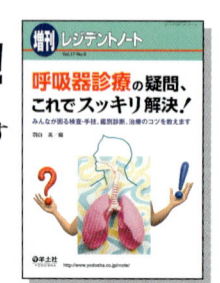

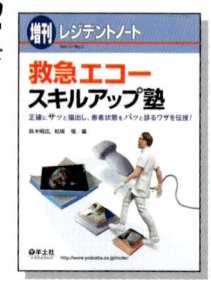

Vol.17 No.5 増刊（2015年6月発行）
救急エコースキルアップ塾

正確にサッと描出し、患者状態をパッと診るワザを伝授！

編集／鈴木昭広，松坂 俊

- 定価（本体4,500円＋税）
- 228頁
- ISBN978-4-7581-1552-0

Vol.17 No.2 増刊（2015年4月発行）
新・日常診療での薬の選び方・使い方

日頃の疑問をズバッと解決！

編集／本村和久，徳田安春，岸本暢将，堀之内秀仁，本田 仁

- 定価（本体4,500円＋税）
- 308頁
- ISBN978-4-7581-1549-0

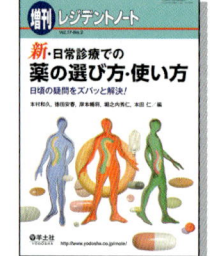

Vol.16 No.17 増刊（2015年2月発行）
糖尿病診療でみんなが困る疑問を集めました。

血糖コントロールがうまくいくコツ

編集／坂根直樹

- 定価（本体4,500円＋税）
- 245頁
- ISBN978-4-7581-1546-9

発行　羊土社 YODOSHA
〒101-0052　東京都千代田区神田小川町2-5-1　TEL 03(5282)1211　FAX 03(5282)1212
E-mail：eigyo@yodosha.co.jp
URL：http://www.yodosha.co.jp/

ご注文は最寄りの書店，または小社営業部まで

今の研修科にぴったりな1冊がみつかります！

1つのテーマをより広くより深く

☐ 年6冊発行　☐ B5判

Vol.16 No.14　増刊（2014年12月発行）
90疾患の臨床推論！
診断の決め手を各科専門医が教えます
編集／大西弘高，福士元春，木村琢磨
☐ 定価（本体4,500円＋税）
☐ ISBN978-4-7581-1543-8

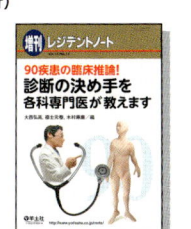

Vol.16 No.11　増刊（2014年10月発行）
知らないままでいいですか？
眼・耳鼻のど・皮膚・泌尿器疾患の診かた
救急・外来・病棟でよく出会う症例にもう困らない！ 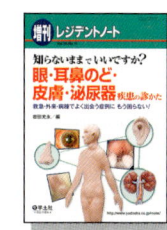
編集／岩田充永
☐ 定価（本体4,500円＋税）
☐ ISBN978-4-7581-1540-7

Vol.16 No.8　増刊（2014年8月発行）
わずかな異常も見逃さない！
救急での頭部画像の読み方
解剖をふまえた読影の手順からMRI適応の判断まで
編集／山田　恵
☐ 定価（本体4,500円＋税）
☐ ISBN978-4-7581-1537-7

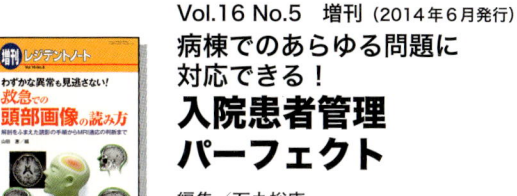

Vol.16 No.5　増刊（2014年6月発行）
病棟でのあらゆる問題に対応できる！
入院患者管理パーフェクト
編集／石丸裕康
☐ 定価（本体4,500円＋税）
☐ ISBN978-4-7581-1534-6

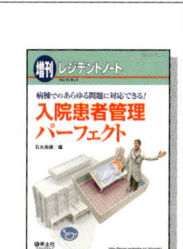

Vol.16 No.2　増刊（2014年4月発行）
疾患の全体像「ゲシュタルト」をとらえる
感染症の診断術
臨床像の核心とその周辺がみえてくる！ 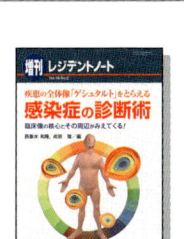
編集／西垂水和隆，成田　雅
☐ 定価（本体4,500円＋税）
☐ ISBN978-4-7581-0565-1

Vol.15 No.17　増刊（2014年2月発行）
見逃さない！
救急CTの読み方
急性腹症や頭部疾患などで誰もが悩む症例から学ぶ
編集／早川克己
☐ 定価（本体4,500円＋税）
☐ ISBN978-4-7581-0562-0

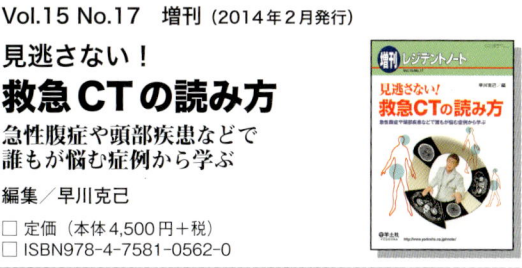

Vol.15 No.14　増刊（2013年12月発行）
意外と知らない！？
日常診療薬の基本と新常識
編集／仲里信彦
☐ 定価（本体4,500円＋税）
☐ ISBN978-4-7581-0559-0

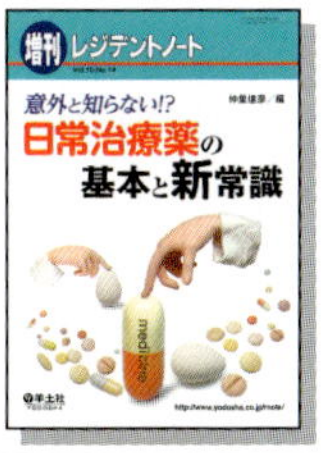

Vol.15 No.11　増刊（2013年10月発行）
担当医が絶対知っておきたい
がん診療のキホン
がん患者の診かた・支え方，化学療法の副作用対策や緩和医療，緊急事態への対応がわかる 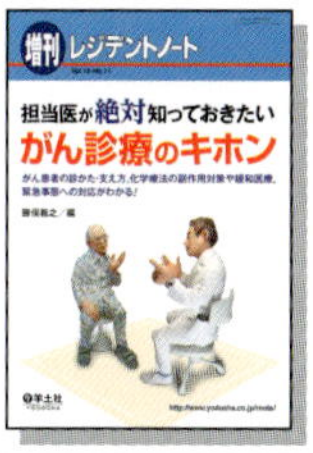
編集／勝俣範之
☐ 定価（本体4,500円＋税）
☐ ISBN978-4-7581-0556-9

Vol.15 No.8　増刊（2013年8月発行）
消化器診療の疑問，これで納得！
外来・病棟・当直での初期対応や鑑別診断から検査・画像・薬物治療まで，よくある悩みに答えます 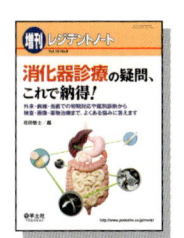
編集／花田敬士
☐ 定価（本体4,500円＋税）
☐ ISBN978-4-7581-0553-8

Vol.15 No.5　増刊（2013年6月発行）
あらゆる科で役立つ！
麻酔科で学びたい技術
手にとるようにわかる，麻酔の基本概念と手技・周術期管理のポイント，知っておくべき病態の知識 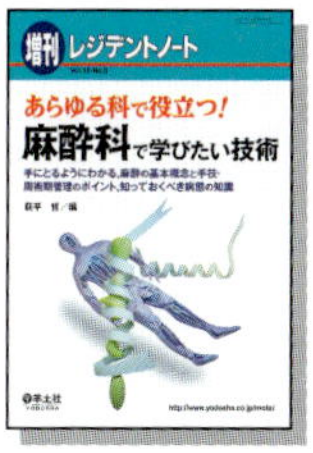
編集／萩平　哲
☐ 定価（本体4,500円＋税）
☐ ISBN978-4-7581-0550-7

発行　羊土社 YODOSHA

〒101-0052　東京都千代田区神田小川町2-5-1　TEL 03(5282)1211　FAX 03(5282)1212
E-mail：eigyo@yodosha.co.jp
URL：http://www.yodosha.co.jp/

ご注文は最寄りの書店，または小社営業部まで

羊土社のオススメ書籍

あらゆる診療科で役立つ 皮膚科の薬 症状からの治療パターン60
これだけは知っておきたい！

梅林芳弘／著

あらゆる診療科でよく出会う60の皮膚症例を厳選し，症状ごとの治療パターンを伝授！診断のポイントとなるキーワードを導き出し，診断につなげるワザも紹介．落とし穴，専門医への紹介など，すぐ役立つコツが満載！

- 定価（本体3,800円＋税）
- A5判　158頁
- ISBN 978-4-7581-1741-8

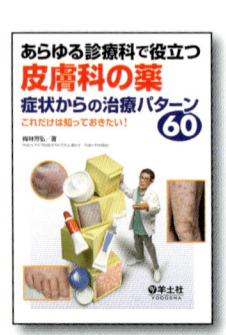

内科で役立つ 一発診断から迫る 皮膚疾患の鑑別診断

出光俊郎／編

日常診療で出会う，診断に迷いがちな皮膚疾患の鑑別法を，"一発診断"を切り口に解説．ケーススタディを通して，第一印象から確定診断にたどり着く皮膚科医の目のつけどころと考え方を学べます！

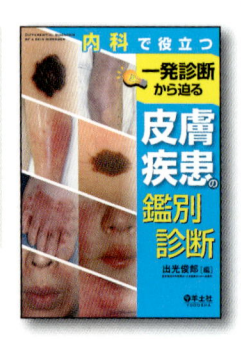

- 定価（本体5,800円＋税）
- B5判　293頁
- ISBN 978-4-7581-1737-1

目で見る感染症
見ためでここまで診断できる！感染症の画像アトラス

原永修作，藤田次郎／編

感染症を"見ため"で掴んで診断するコツを伝授！正しい診断に導くための炎症所見・検査所見の見かたを解説．さらに確定診断までのアプローチもわかる！感染症の診断力を磨きたいすべての方，必携！

- 定価（本体 4,200円＋税）
- B5判　167頁
- ISBN 978-4-7581-1774-6

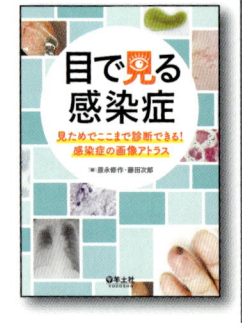

主訴から攻める心電図
異常波形を予測し、緊急症例の診断に迫る！

渡瀬剛人／編，EM Alliance教育班／著

どのような主訴・症状の患者さんに心電図をとるべきか？どのような所見を予想して心電図を読むのか？患者さんを前にした医師に必要な思考プロセスを解説．豊富な症例で，多様なパターンの心電図を読む力が身につく！

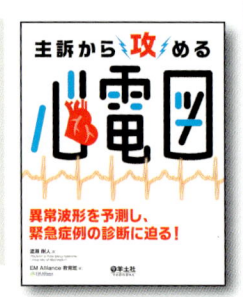

- 定価（本体 3,800円＋税）
- A4変型判　198頁
- ISBN 978-4-7581-0755-6

発行　羊土社 YODOSHA
〒101-0052　東京都千代田区神田小川町2-5-1　TEL 03(5282)1211　FAX 03(5282)1212
E-mail : eigyo@yodosha.co.jp
URL : http://www.yodosha.co.jp/

ご注文は最寄りの書店、または小社営業部まで